T0245750

SANOS, VITALES Y LONGEVOS

ROSE ANNE KENNY

Sanos, vitales y longevos

Claves y hábitos
para vivir más y mejor

Urano

Argentina – Chile – Colombia – España
Estados Unidos – México – Perú – Uruguay

Título original: *Age Proof*
Editor original: Bonnier Books UK
Traducción: Natalia Carolina Barry

1.ª edición Marzo 2024

© 2022 *by* Rose Anne Kenny
Originally published in the English language in the UK by Lagom, an imprint of Bonnier Books UK limited. All Rights Reserved
© de la traducción, 2024 *by* Natalia Carolina Barry
© 2024 *by* Urano World Spain, S.A.U.
Plaza de los Reyes Magos, 8, piso 1.º C y D – 28007 Madrid
www.edicionesurano.com

ISBN: 978-84-18714-44-3
E-ISBN: 978-84-19936-48-6
Depósito legal: M-419-2024

Fotocomposición: Ediciones Urano, S.A.U.

Impreso por: Rodesa, S.A. – Polígono Industrial San Miguel
Parcelas E7-E8 – 31132 Villatuerta (Navarra)

Impreso en España – *Printed in Spain*

Índice

Prefacio

Era una noche oscura y lluviosa de enero de 2018. Yo iba abriéndome paso entre los charcos de agua acumulados en una carretera negra hacia un pueblo en algún lugar de Irlanda donde daría una conferencia para sus habitantes. El tema: envejecimiento y salud. A medida que avanzaba en ese espantoso viaje, me sentía más desanimada y con cada vez menos esperanzas de que el público asistiera en una noche como aquella. El evento era en un hotel frío, que mayormente acogía funerales y casamientos. Estaba anunciada como «la primera conferencia de un recorrido por toda Irlanda para conocer las últimas investigaciones de una académica del Trinity College».

El salón era frío y grande y estaba totalmente vacío; tenía un pequeño atril solitario que parecía fuera de lugar, enfrentando la masa de sillas vacías también, de esas doradas que se usan para los casamientos. El proyector era demasiado viejo e incompatible con nuestra versión de *Power Point*, así que mi asistente tuvo que salir en medio de la noche en busca de tecnología alternativa. Yo me quedé esperando, murmurando para mis adentros que debía estar loca por estar allí, y de pronto me encontré con el gerente del hotel, un hombre tímido que completó ese panorama pesimista cuando se disculpó porque en la calle de enfrente había otro evento que competiría con el nuestro: la «Misión». Hacía tanto que no oía ese término. La Misión es una tradición irlandesa de gran antigüedad, un evento anual en que la iglesia católica local invita a oradores y predicadores de otras órdenes religiosas. Me sentí invadida por la tristeza: en el ámbito rural irlandés, competir con la Misión era una lucha injusta y desigual.

Sin embargo, la sala empezó a llenarse poco a poco. Personas de todas las edades iban llegando y entraban con entusiasmo: madres treintañeras con sus niños, hombres y mujeres de cincuenta, sesenta o setenta años. En un momento, llegaron dos autobuses que aparcaron en la entrada y de los cuales emergió un ruidoso grupo de vecinos de campos y pueblos cercanos. Luego, entraron los residentes de un hogar de ancianos, acompañados por un amable voluntario local de la policía, vestido de uniforme. El espacio empezó a caldearse con el sonido creciente de charlas, risas cada vez más estridentes y el tintineo de la vajilla de porcelana. El equipo de fútbol local servía té, café y tortas a los asistentes, y en una vitrina se exponían dos de los trofeos más preciados de Irlanda: las copas Sam Maguire y Liam McCarthy, lo cual provocaba fotos y más ruido por parte de una muchedumbre en aumento. La banda de música local compuesta por niños se acomodó con sus instrumentos, el público tomó asiento y, al ritmo de las alegres danzas folclóricas, empecé a sentirme a gusto con la idea de dar la primera de las que serían muchas conferencias como esa.

Al terminar, me encontré con el público, que me llenó de preguntas y comentarios. Me sorprendió mucho escuchar que algunos de los presentes no habían asistido nunca a una conferencia, «fuera del sermón de los domingos» (algo que me resulta muy irónico teniendo en cuenta la Misión que se estaban perdiendo en la acera de enfrente). Era realmente aleccionador. Varias personas me preguntaron si había escrito algún libro acerca de los temas de la conferencia y plantaron así la semilla de esta publicación. Este libro es una síntesis de aquellas conferencias y un homenaje al enorme placer que sentí de compartir mi conocimiento y experiencia de vida, en un viaje de película que no olvidaré.

◆

Escucho continuamente por parte de mis pacientes, colegas y amigos que la idea de envejecer les causa pavor. Hay personas de cuarenta y cincuenta años que intentan no pensar en ello porque los lleva a un estado de negatividad. Y, sin embargo, la gran cantidad de investigaciones científicas en este campo avanza a toda velocidad. Cuando era joven y empezaba a ejercer la medicina, este campo casi no existía, pero ahora, en los últimos veinte años, ha explotado y sigue evolucionando a buen ritmo. Cada vez hay más pruebas fehacientes de que «el último tramo», como lo llama uno de mis pacientes, puede ser ciertamente el período más relajante, valioso y agradable de nuestra vida; en especial si nos preparamos para él.

Parte de esa preparación consiste en comprender cuáles son los factores que determinan el envejecimiento, qué podemos hacer respecto a este proceso, y hacerlo a tiempo. ¿Te has llegado a preguntar por qué cada vez vivimos más tiempo? Un bebé que nace hoy vivirá en promedio tres meses más que su hermana que nació el año pasado. En el 1800, la expectativa de vida no iba más allá de los cuarenta; en la actualidad, esta cifra es al menos el doble, y es frecuente que una persona viva hasta los ochenta y cinco años o más. Cuando empecé mi carrera médica, no era habitual encontrarse con un paciente de cien años o más en el hospital, y todos nos acercábamos porque era una rareza. Hoy en día es muy común.

La primera vez que me sentí atraída hacia el tema del envejecimiento desde un punto de vista médico fue cuando cursaba mis prácticas, y mi fascinación sobre por qué envejecemos sigue acompañándome hasta hoy, motiva mis investigaciones y me genera una curiosidad continua. Tanto entonces como ahora, atender pacientes y conocer sus historias de vida me orienta hacia las respuestas y soluciones que necesito, y hace surgir las preguntas evidentes sobre por qué algunas personas parecen resilientes al envejecimiento, mientras que otras «envejecen pronto».

En las llamadas Zonas Azules se esconden muchos de los secretos que pueden ayudar a responder estas preguntas. Son cinco lugares del mundo, todos junto al mar, donde se registran los niveles más altos del mundo de personas centenarias: Cerdeña, Italia; Okinawa, Japón; California, Estados Unidos; Nicoya, Costa Rica e Icaria, Grecia. Los habitantes de las Zonas Azules viven más tiempo, pero además tienen

mejor estado de salud, son más fuertes y presentan menor probabilidad de enfermar en la vejez y mayor probabilidad de vivir una vida
saludable y físicamente activa después de los cien años.

En este libro, me he basado en el conocimiento adquirido durante años de estudio de las Zonas Azules para compartir los avances
científicos que caracterizan el envejecimiento saludable. Los pilares
fundamentales de la longevidad en las Zonas Azules son un compen-
dio de cuestiones esencialmente divertidas: tener un propósito en la
vida, mantenerse curioso, hacer muchas actividades diferentes, reír,
tener amigos, y disfrutar de un sentimiento de pertenencia y de unos
vínculos fuertes y estrechos con amigos y familia, lo que incluye comidas en compañía, buen vino y demás. Desde que se descubrieron
estas zonas y los factores que determinan la longevidad saludable de
sus habitantes, existe cantidad de investigaciones sobre por qué estas
cuestiones afectan al envejecimiento y cuáles son las razones biológicas por las cuales las personas de las Zonas Azules viven tanto y tan
bien. ¿Cómo puede ser que algo como tener un propósito en la vida
nos afecte biológicamente de modo que se ralentice el envejecimiento celular? ¿Y por qué hemos evolucionado hasta el punto de nece-
sitar tener un propósito para sobrevivir? Ahora que sabemos esto,
¿cómo podemos asegurarnos de mantener ese propósito todos los días
de nuestra vida? Estas son algunas de las preguntas que exploraremos
en estas páginas.

Mi libro hace un recorrido rápido por los principales aprendizajes
obtenidos de las experiencias que fui acumulando como médica clínica e investigadora en el campo de la vejez. Lo que lo hace único y
singular es la síntesis de investigaciones de vanguardia extraídas de
uno de los estudios multidimensionales más completos del mundo (el
cual coordino), junto a más de treinta y cinco años de experiencia
clínica en medicina del envejecimiento, ilustrado por todo tipo de
historias de mis pacientes a lo largo de los años.

He tenido el privilegio de consolidar y dirigir un estudio revolucionario sobre envejecimiento, que comprendió casi nueve mil adultos de cincuenta años o más. Desde 2009, el Estudio Longitudinal

Irlandés sobre el Envejecimiento (estudio TILDA) ha generado más de cuatrocientas publicaciones científicas. El estudio abarca todos los aspectos de la vida, desde la sexualidad hasta la alimentación, pasando por la salud física y cerebral, la genética, las experiencias de la infancia, las expectativas, las amistades, las finanzas y mucho más. Su objetivo es explicar cómo y por qué envejecemos. No hay un único aspecto que determine el envejecimiento; es una combinación de factores, muchos de los cuales podemos manipular.

Basándome en el estudio TILDA y otros tantos, me he asegurado de que la información aquí vertida estuviera rigurosamente verificada; lejos de posibles *"fake news"*. No puedo estar más segura acerca de la solidez de las pruebas que respaldan la información que presento, alejándome de cualquier tipo de conjeturas. Subrayo esto porque, hace poco, una buena amiga de Estados Unidos me recomendó un libro (un *best-seller*) sobre salud y bienestar. Lo hizo de buena fe, pensando que sería una «inspiración» para mí. Empecé a leerlo, pero nunca llegué al final porque muchas afirmaciones tajantes que allí se exponían se basaban en suposiciones, en lugar de pruebas. En verdad me sorprendió que mi amiga, una persona leída y culta, fuera tan cándida en este aspecto.

Existe otra razón por la que he escrito este libro. A lo largo de mi carrera como médica e investigadora, he podido ser testigo de una grata transición de las expectativas y curiosidades de los pacientes. La gente está mucho más informada y, por tanto, más comprometida con el proceso de diagnóstico y tratamiento. Tanto médicos como pacientes avanzan lenta pero firmemente hacia una toma de decisiones compartida, y una consciencia más profunda de que existe un enfoque holístico de la salud y del envejecimiento. En el intercambio con pacientes, la profesión médica incorpora cada vez más la «calidad de vida» y los factores determinantes del bienestar en general. La profesión ha ido alejándose del encasillamiento en las cuestiones clínicas y ha aprendido a analizar experiencias vitales más amplias que contribuyen a las enfermedades y a los procesos relacionados con la edad. En mis inicios como médica, la medicina era mucho más didáctica:

el médico «nos decía lo que teníamos que hacer». Parte del cambio cultural proviene de compartir un conocimiento más amplio de todos los componentes que conforman respuestas exitosas al tratamiento, como el estilo de vida, las relaciones y las actitudes.

Todavía conservo el recuerdo de una experiencia dura que tuve durante los primeros años de mi formación. Era una mañana en la que realizábamos una de esas eternas rondas de guardia repletas de gente, con el médico clínico a cargo, una enfermera, tres adjuntos y dos residentes. Todos estábamos alrededor de la cama de una paciente, a quien ya rodeaban otras dieciséis personas ingresadas: un espectáculo abrumador para cualquiera. El médico que presentaba el informe estaba de pie en la cabecera de la cama, de espaldas a la paciente, que había tenido un derrame cerebral. Hablaba y hablaba, con tono acalorado, fascinado con tanta atención, y explicaba que «la paciente» tenía parálisis completa del lado izquierdo (brazo y pierna), que era improbable que se recuperara y que sus capacidades mentales se verían afectadas debido a lo extendido de las lesiones; y que todo esto él lo había interpretado a partir de los resultados de la tomografía cerebral. Continuó su exposición diciendo que ya no podría vivir sola y que lo más probable era que tuviera que trasladarse a un hogar de ancianos. En ese momento, la paciente se incorporó y comenzó a retarlo por hablar como si no estuviera presente. «Estoy aquí a su lado, así que por favor dirija sus comentarios hacia mí. Ayer empecé a mover el brazo izquierdo y hoy di cuatro pasos con ayuda de la enfermera. Tengo una gran familia que me brinda mucho apoyo y he decidido irme a casa, donde ya están haciendo los cambios necesarios para mi llegada. Soy una artista de éxito y no hay duda de que volveré a pintar.»

Cuando recuerdo el espíritu y la energía de esa paciente, siento ganas de dar saltos de alegría y me desborda el entusiasmo como si hubiera pasado ayer. En la actualidad, es común que las personas se involucren en cada paso de su atención médica y la cantidad de información disponible en Internet lo posibilita. Los médicos están mucho mejor formados con respecto a la comunicación con el paciente.

Cuando presentamos opciones para un tratamiento y les brindamos el panorama completo de información a estos, logramos un entendimiento más profundo por su parte, qué es importante para cada persona, por qué, y cuáles son las expectativas y experiencias vitales que han dado forma a nuestra presentación, nuestras decisiones y, por lo tanto, el enfoque que adoptaremos con su consentimiento. Cada vez más pacientes desean saber por qué se produce una enfermedad o alteración, desean entender el fundamento científico sobre qué pudo haber fallado en su biología y usar esta información para tomar decisiones. Por eso, en este libro, he aunado los desórdenes clínicos que aparecen a medida que envejecemos con el conocimiento de base biológica que lleva a esos cambios.

Jamás le pregunto la edad a un paciente sino más bien tomo decisiones basadas en una evaluación de la edad biológica, que elaboro a partir de un examen físico tradicional y los antecedentes personales. No hay dos personas iguales de ochenta y tres años: puede que uno sea capaz de correr una maratón y el otro viva una vida frágil en un hogar de ancianos. Los criterios para un tratamiento clínico son muy diferentes para cada uno y no tienen que ver solamente con los números. Nuestras experiencias y circunstancias durante la niñez contribuyen a nuestra biología desde que entramos en la edad adulta en adelante.

En realidad, el envejecimiento biológico empieza bastante temprano, a los treinta años ya está establecido en las células. Después de leer este libro, descubrirás tu alcance del envejecimiento biológico y cómo este difiere de la edad cronológica. La edad biológica puede medirse por «relojes biológicos» internos. Hay un estudio que demuestra que hay una diferencia de veinte años entre los relojes de envejecimiento biológico de los adultos no mayores de treinta y ocho. Por lo tanto, la edad no es un número. Lo que cuenta es nuestro cambio biológico, y la buena noticia es que está en nuestras manos modificar y mejorar la mayoría de los factores que hacen que nuestros relojes avancen: controlamos el ochenta por ciento de nuestra biología a medida que envejece. Al final del libro, he incluido algunos de los cuestionarios que usamos en el estudio TILDA, junto con los resultados esperados en el rango normal para cada edad y sexo, de modo que puedas completar las preguntas y ver tus resultados respecto a mediciones que sabemos que influyen en el ritmo del envejecimiento.

En este libro, busco explorar y detallar una búsqueda que la humanidad persigue desde hace siglos y es la búsqueda del elixir de la vida, la eterna juventud. Me entusiasma compartir pruebas científicas sólidas que sustentan que realmente *somos* tan jóvenes como nos sentimos, que hay una gran cantidad de cosas que podemos hacer para facilitar el disfrute en este «último tramo» y asegurar nuestra satisfacción, curiosidad y placer a lo largo de toda la vida.

1. Eres tan joven como te sientes: la edad no es un número

Durante toda mi vida profesional, siempre me he sentido fascinada por cómo influye la actitud de las personas en el modo en que envejecen y en su salud. Hace poco, atendí a una paciente de ochenta y cinco años por una leve infección pulmonar. La señora estaba ansiosa por recuperarse cuanto antes porque ayudaba a diario a quien ella llamaba «su vecina anciana». Más tarde, durante una conversación, descubrí que la vecina tenía setenta y cuatro años, pero debido a su frágil estado de salud dependía de mi paciente, a quien le gustaba cuidarla. A mí me causó gracia su forma de describir como «anciana» a la vecina once años menor, cuando ella claramente no se percibía a sí misma de ese modo. Es un caso como el de tantas otras personas que «no se sienten de la edad que tienen», quienes se sienten más jóvenes que los años que tienen, el «número cronológico». Para ellas, el conocido mantra de que los setenta de ahora son los sesenta de antes es una obviedad, y su actitud va en línea con lo que demuestran las últimas investigaciones.

Otro ejemplo es Eileen Ash. En el momento en que escribo estas páginas, es una de las mujeres más viejas de Gran Bretaña y, con ciento cinco años, todavía conduce; habiendo pasado el examen de conducir ochenta años atrás. Cuando leí sobre el caso de Eileen, me impactó su actitud positiva y el hecho de que siempre había tenido una vida activa y variada. Aunque tiene más de cien años, sigue haciendo enérgicas caminatas a diario y practica yoga, actividad que comenzó cuando tenía noventa, edad en que la mayoría de las personas eligen bajar el ritmo. «Algunos días tengo ganas de hacer el gato y otros días, el gato y el perro», relata Eileen, «me va bien para el cuerpo y hace que mis músculos sigan en movimiento». Eileen tiene una actitud positiva y optimista, llena de valentía y autoconfianza, lo cual la ha empoderado para aceptar desafíos nuevos en cada etapa de la vida sin que la edad la inhiba. No es que «simule otra edad» sino que sigue viviendo una vida plena y con entusiasmo; su edad cronológica no interfiere con sus ambiciones y con el enfoque que tiene de la vida.

Eileen es la prueba viviente de que la actitud de uno hacia la edad afecta la velocidad en la que ocurre el envejecimiento biológico. Hay pruebas científicas de que esa actitud que ella presenta contribuye a ralentizar el envejecimiento tanto físico como cognitivo. Con mi grupo de investigación hemos llevado a cabo un trabajo interesante en esta área y pudimos demostrar la relación entre cuán jóvenes o viejos nos sentimos y el modo en que esto influye en la velocidad en la que envejecemos. Dicho de otro modo, los procesos celulares que caracterizan el envejecimiento pueden controlarse mediante la actitud y las percepciones.

Ya sea la anciana de ciento cinco años que practica yoga, o la persona de cuarenta a quien correr un kilómetro le supone todo un reto, todos conocemos a alguien que parece sorprendentemente joven o viejo para su edad. Podemos distinguir entre dos formas de la edad que permiten explicar esta discrepancia: la edad cronológica se mide desde el nacimiento hasta determinada fecha. La edad biológica, también llamada edad fisiológica, es una medición de si el cuerpo está funcionando bien o mal en relación con la edad cronológica.

Nacemos con una cantidad de genes determinada, nuestro ADN, pero algunos de nuestros genes pueden estar activos o inactivos según factores como la alimentación, el ejercicio físico y el abordaje psicológico y la actitud ante la vida. A este proceso de los genes de estar activos o no, se le llama epigenética. La edad biológica está determinada por la epigenética, que ocurre en todas las edades, y estos cambios en el funcionamiento de los genes acelera o ralentiza el envejecimiento celular. Esto explica las diferencias entre el envejecimiento biológico y el cronológico; y explica casos como el de Eileen, que con ciento cinco años parece «más joven» que otras personas de menor edad cronológica y puede comportarse acorde a ello. Gracias a su actitud positiva y a que no ha dejado de hacer ejercicio en toda su vida, Eileen tiene genes protectores activos que ralentizan el ritmo de su envejecimiento celular. La epigenética también explica por qué dos gemelos, con los mismos genes, pero diferentes experiencias de vida y comportamientos respecto de la salud envejecen a ritmos diferentes. Las células se vuelven más vulnerables o protegidas ante daños y amenazas en función de los genes que se activen.

La epigenética puede medirse mediante muestras de sangre, y los resultados nos permiten entender mejor por qué hay personas como Eileen que viven vidas más largas y saludables que otras. Por ejemplo, nuestra investigación demostró que las experiencias adversas durante la niñez, como puede ser el alcoholismo de los padres o una vida de pobreza, y los problemas de salud mental como la depresión, la alimentación insuficiente o el mal rendimiento educativo, aparecen en nuestros genes y se relacionan con problemas de salud posteriores durante la vida adulta. La medición de la epigenética implica que podemos ver cómo los cambios de nuestros genes tienen su origen en factores vitales modificables, factores en los que podemos influir como individuos y como sociedad para controlar nuestro envejecimiento biológico y, por lo tanto, nuestra longevidad. En otras palabras, la epigenética explica la relación entre la actitud hacia la edad de un individuo y el envejecimiento celular real. Para sumergirnos más a fondo en el trasfondo científico de esto y revelar algunos de los secretos de un envejecimiento saludable, antes estudiaremos uno de los descubrimientos de la ciencia reciente más importantes a nivel mundial: el genoma humano.

◆

En junio de 2020 se celebraron veinte años del lanzamiento del Proyecto Genoma Humano. Gracias a esas investigaciones, podemos entender mejor los cambios genéticos que determinan la longevidad de Eileen. En ocasión de su lanzamiento, Tony Blair calificó el Proyecto Genoma Humano como «una revolución para la ciencia médica, con implicaciones que superan incluso el descubrimiento de los antibióticos». Más tarde, el presidente Bill Clinton afirmó en un tono aún más drástico, «estamos aprendiendo el lenguaje con el que Dios creó la vida». Fue una apuesta científica revolucionaria de alcances y escalas descomunales.

Cada persona tiene en cada una de las células de su cuerpo unos dos metros de ADN y tenemos treinta billones de células. El ADN está formado por veintitrés pares de cromosomas, cada uno de los cuales está constituido por tres miles de millones de «letras» con información genética. El Proyecto Genoma Humano se diseñó para leer todas esas letras. No hay índice de contenidos, ni anotaciones, ni ninguna otra forma sencilla de discernir cómo transitar por ese abecedario oscuro. Para saber más sobre estas letras, se requirió de miles de científicos de todo el mundo, trabajando en equipo y compartiendo información cada vez que realizaban un estudio, durante un periodo de siete años. Fue un proceso lento, laborioso y complejo. Pero finalmente, después de cuatro miles de millones de años de evolución, hubo un organismo —nosotros, el ser humano— que pudo descifrar su propio código de instrucciones. Esto ha contribuido enormemente no solo a diagnosticar trastornos genéticos sino también a comprender los genes que favorecen la longevidad. Es más, ahora disponemos de mucho conocimiento sobre genes activos e inactivos, y sobre cómo es posible controlar la epigenética según nuestro comportamiento ante la salud y otros factores externos.

Hasta el momento, de entre los genes que influyen en el proceso de envejecimiento, uno de los más importantes es el *daf2*. Su actividad, es decir si está activo o inactivo, controla muchos de los circuitos que rigen el envejecimiento de las células. También en el reino animal hay ejemplos del rol que cumple este gen. Su manipulación en animales —inadecuado en seres humanos en la actualidad— nos permite estudiar el modo en que ciertos pequeños cambios en el funcionamiento genético, y la epigenética, afectan el envejecimiento celular y la duración de la vida.

En especies como los gusanos, un pequeño cambio del gen *daf2* duplica la duración de la vida. Debido a que tenemos gran cantidad de genes en común con el gusano, es probable que suceda lo mismo con los humanos. El gen *daf2* también controla la insulina y la hormona del crecimiento, y ambas tienen roles centrales en el crecimiento de todos los tejidos y en cómo metabolizamos el azúcar y la producción de energía, dos procesos fundamentales para la supervivencia de todas las células. Es más, las personas que viven hasta los noventa años o más presentan diferencias en el gen *daf2* comparadas con las que no viven hasta esa edad. Ciertos factores externos como la alimentación, la obesidad, el ejercicio y las restricciones en calorías influyen en el funcionamiento de este gen, y esto podría explicar por qué estos factores disminuyen el ritmo del envejecimiento y extienden la duración de la vida. Es una puerta que se nos abre que nos permite acceder a información vital para tener mayor control sobre el envejecimiento.

El reloj de la epigenética surgió del trabajo sobre el Proyecto Genoma Humano y es una extensión de lo que sabemos sobre ella. Cuando decimos que un gen está activo o inactivo, en realidad nos estamos refiriendo a «la metilación del ADN», es decir la unión de un grupo metilo a la cadena de ADN (un grupo metilo es una combinación del átomo de carbono con tres de hidrógeno). Este proceso sucede constantemente por todo el cuerpo y ayuda a mantener estable la cadena de ADN. La cantidad de cambios en la metilación permite determinar la edad de los tejidos. Mediante un mapeo de estos cambios a lo largo de la vida, hemos creado el reloj epigenético como modo de medición de la edad biológica. Este descubrimiento científico es todavía incipiente y siguen descubriéndose «relojes» nuevos que usan diferentes combinaciones para las medidas de la metilación; todos ellos están aún en etapa de pruebas y todavía no existe uno tan preciso que permita medir con total claridad la edad biológica de un individuo, pero cada vez nos acercamos más a este grado de precisión. No falta demasiado para que podamos determinar la edad biológica exacta de una persona.

Por lo tanto, esencialmente, el reloj epigenético permite calcular la diferencia entre la edad cronológica y la biológica, o el ritmo del envejecimiento. Hace poco hubo cierto revuelo publicitario sobre esto y hoy existen productos en el mercado que dicen poder determinar la edad biológica con total exactitud. Al momento que escribo este libro, desde mi punto de vista estos anuncios deben tomarse con cierta cautela. Nuestras investigaciones demuestran que, hasta el momento, los métodos actuales no tienen la sensibilidad suficiente ni son tan específicos para dar una estimación precisa de la edad biológica de un individuo, ni tampoco toman en consideración toda la trama compleja de factores que influye en el proceso de envejecimiento. Pero se trata de un área de investigación que evoluciona con rapidez y sin duda llegará muy pronto el día en que se realicen pruebas más precisas de la edad biológica.

En los últimos años, hemos aprendido mucho más sobre los tantos factores que afectan los relojes epigenéticos. Los factores adversos a nuestros relojes son las enfermedades, los comportamientos perjudiciales para la salud (como fumar o tener sobrepeso) y las experiencias de vida estresantes. El aumento del ritmo de envejecimiento se produce cuando nuestros relojes se aceleran como consecuencia de estos eventos o comportamientos. Otra área que influye en el envejecimiento biológico es el ánimo. El cantautor canadiense Justin Bieber duerme en una cámara hiperbárica que supuestamente le alivia los estados de ansiedad. Esto tal vez no sea tan extravagante como parece. El estrés persistente y los cambios de humor, como la depresión y la ansiedad, pueden causar daños a largo plazo debido a la sobreexposición a las hormonas del estrés y al estado fisiológico adverso que crean. Un estudio prestigioso realizado en Nueva Zelanda, el estudio

Dunedin, hizo un seguimiento de mil participantes, todos nacidos entre abril de 1972 y marzo de 1973, a quienes se les realizaron pruebas a intervalos regulares desde su nacimiento. A ciertas edades específicas (los veintiséis, treinta y dos y treinta y ocho años) se llevaron a cabo controles de salud detallados y análisis de sangre para medir el envejecimiento biológico. Esta información se cruzó con ciertos detalles sobre las percepciones de los participantes respecto de cómo iban envejeciendo, es decir, sus actitudes ante el envejecimiento. David Belsky y Terrie Moffitt, coordinadores del estudio, informaron que algunos de los pacientes de treinta y ocho años tenían la edad biológica epigenética de una persona de veintiocho años, mientras que otros tenían la edad biológica de una de cuarenta y ocho.

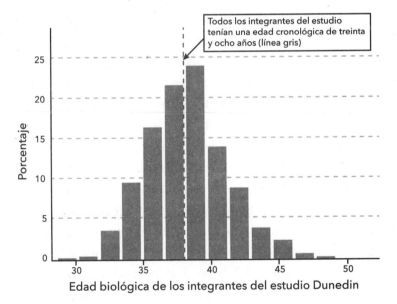

En los participantes del estudio Dunedin con una edad cronológica de treinta y ocho años se demuestra la amplitud de edades biológicas entre los veintiocho y los cincuenta años.

¿A qué se debe esta variación de casi veintidós años en el envejecimiento biológico, y tan temprana que puede darse ya desde los treinta y ocho? El estudio determinó que la causa principal era un estado de ánimo decaído y padecer factores de estrés, particularmente durante la infancia, pero también a los veinte y treinta años.

Más aún, Belsky y Moffit comprobaron la hipótesis de que aquellas personas de edad biológica mayor que su edad cronológica de treinta y ocho seguían envejeciendo más rápidamente que sus pares de la misma edad cronológica con una fisiología «más joven». Descubrieron que un individuo de treinta y ocho años con una edad biológica de cuarenta envejecía 1,2 años más rápido a lo largo de un período de doce años, frente a un par del mismo grupo cuya edad cronológica y biológica coincidiera en treinta y ocho años. Es decir que los individuos que presentaban una edad biológica mayor al primer momento de recolección de datos continuaban envejeciendo a una velocidad mayor que sus pares durante los años siguientes. Es más, el ritmo de deterioro fisiológico se evidenciaba en múltiples sistemas corporales: los pulmones, la boca, las encías y los dientes, la frecuencia cardíaca y la presión sanguínea, los riñones, el hígado, los ojos, la función inmune, los huesos, los lípidos sanguíneos, los marcadores diabéticos, el índice de masa corporal, la grasa corporal y el cerebro. En quienes envejecían más rápidamente, todos sus órganos también lo hacían; el envejecimiento acelerado no quedaba limitado a un solo sistema, sino que era universal. Esto sugiere que para explicar el envejecimiento biológico hay un mecanismo común. Si lográramos identificar este mecanismo, obtendríamos la llave de la eterna juventud.

Ya antes de llegar a los cuarenta, los adultos jóvenes que envejecían más rápidamente también presentaban menor capacidad física. Por ejemplo, tenían peor manejo del equilibrio, no eran capaces de mantenerse a la pata coja por el mismo periodo de tiempo que quienes envejecían más lentamente, tenían peor motricidad fina (según pruebas que consistían en insertar pequeños objetos por los agujeros de un tablero) y también tenían menos fuerza para sostener objetos.

Aunque los adultos jóvenes participantes no presentaban ninguna enfermedad al momento de iniciarse el estudio, los resultados de las pruebas mostraron problemas en sistemas orgánicos que con el tiempo conducirían a enfermedades relacionadas con la edad, por ejemplo, en los ojos. El ojo es la ventana al cerebro. Hay pequeños vasos sanguíneos en el ojo que se originan en el mismo punto que los que llegan al cerebro. Este punto de partida común nos permite sacar conclusiones sobre los vasos sanguíneos cerebrales a partir de los oculares en adultos. Los cambios detectados en las fotografías de retina son predictivos de derrame cerebral y demencia vascular en el futuro. Los adultos jóvenes que participaron en el estudio Dunedin y cuya edad biológica era mayor tenían vasos oculares significativamente «más viejos», lo cual sugiere que es posible que esos individuos tengan mayor riesgo de derrame cerebral y demencia en el futuro.

En un estudio paralelo, se recurrió a algunos estudiantes de medicina que no conocían a los participantes ni sabían de sus antecedentes médicos, para que clasificaran algunas fotografías de estos. Los estudiantes pudieron identificar con precisión las diferencias del envejecimiento facial que reflejaban el envejecimiento biológico entre los miembros del estudio: identificaron a los individuos que envejecían más rápido como quienes aparentaban ser «más viejos». También estos participantes refirieron sentirse más viejos y percibirse en un estado de salud más frágil.

Estos descubrimientos arrojan algunos datos importantes, por ejemplo, el hecho de que el envejecimiento comienza pronto y afecta a la mayoría de los sistemas orgánicos al mismo tiempo. ¿A qué se debe que hubiera algunos individuos de treinta y ocho años que actuaran, aparentaran y se sintieran como si fueran más viejos? La diferencia de casi doce años respecto a la edad biológica se debía, principalmente, a haber vivido experiencias adversas durante la juventud. Sin embargo, no todo el panorama es triste y desolador. Todos los factores que aceleran el reloj epigenético son modificables, es decir, están bajo nuestro control y si hacemos algo acerca de las circunstancias que desencadenan el envejecimiento epigenético, podemos influir sobre él en todas las etapas de la vida. Nunca es demasiado tarde para un cambio, si bien cuanto antes lo hagamos, mejor. Lo que es más, no todos los adultos de treinta y ocho años que expresaron padecer estrés o tener estados de ánimo bajos registraron envejecimiento acelerado. Muchos eran resilientes a los factores psicológicos que afectan el cambio biológico. Llama la atención que, en su mayoría, estos participantes resilientes tenían percepciones y actitudes positivas, y optimismo generalizado, más allá de las circunstancias adversas.

La percepción de la vejez, el sentimiento de tener las cosas bajo control y la respuesta emocional ante el proceso de envejecimiento son todos factores importantes. Esto nos lleva de vuelta al inicio de este capítulo, a mi paciente de ochenta y cinco años y a Eileen Ash: ambas tenían percepciones y actitudes positivas ante la vida, y un buen nivel de autoestima y optimismo. Un contrargumento frecuente es que la percepción afecta a cómo envejecemos porque las personas que «se sienten de la edad que tienen» padecen enfermedades o trastornos que aceleran el envejecimiento y tiñen sus percepciones. Pero una serie de estudios de nuestro grupo, así como otras investigaciones, confirma que somos «tan jóvenes como nos sentimos», más allá de la presencia o no de enfermedades. En otras palabras, la percepción supera otros factores que, de otro modo, podrían limitar el envejecimiento físico. Con solo sentirse más joven que la edad cronológica que uno tiene, ya se ralentiza el ritmo del envejecimiento, tanto si existe alguna enfermedad o trastorno como si no. Esto se debe a que una actitud positiva hacia el envejecimiento cambia la química celular para bien, posiblemente al reducir la inflamación dentro de la célula, y así cambiar el estatus de la metilación y la epigenética en ella. Uno de nuestros estudios demostró que las personas que se sienten de su edad cronológica, o también si se sienten cercanas a ella, tienen mayor probabilidad de desarrollar un estado físico y una salud cerebral más débiles en los años venideros, en comparación con quienes declaran sentirse más jóvenes que su edad cronológica. También era así en el momento en que ajustamos los análisis para que se tomara en consideración cualquier enfermedad o trastorno al inicio del estudio. Las personas que presentan percepciones negativas tienen como consecuencia niveles bajos de autoconfianza y autoestima, y un menor grado de satisfacción con la vida, así como peores estados de salud física y mental. Las percepciones negativas hacen que sea más probable padecer enfermedades de tipo cardíaco o tener un infarto, así como, simplemente, morirse antes.

Esto me lleva a la importante influencia de los medios, las actitudes de los amigos, la familia y la sociedad en general; el modo en que influye en cómo nos percibimos a nosotros mismos y lo difícil que puede ser mantener la resiliencia frente a los estereotipos negativos. Si algo o alguien nos dice continuamente que somos viejos, es difícil no sentirse así.

Un grupo de investigadores de la Universidad de Yale demostró que las percepciones de la vejez cambian muy rápido la fisiología de un individuo, y analizó el modo en que los cambios se internalizan y se vuelven crónicos al quedar expuesta la persona a reiterados estereotipos negativos. En el experimento realizado, se expuso a personas adultas a una serie de palabras que describen el envejecimiento. Para los estereotipos positivos, había términos como «logro», «consejo», «alerta», «astuto», «creativo», «iluminado», «guía», «sabio», «esclarecedor» y «erudito». Entre los estereotipos negativos, estaban «Alzheimer», «confundido», «decaído», «decrépito», «demencia», «dependiente», «enfermedad», «convaleciente», «olvido», «incompetente», «extravío» y «senil». Se realizaron una serie de pruebas matemáticas y de vocabulario en los participantes, lo cual los llevaba a un estado de estrés después de exponerse a los estereotipos, mientras que también se realizaron análisis fisiológicos para medir el impacto biológico de estas pruebas matemáticas y de vocabulario.

Los individuos expuestos a los estereotipos negativos mostraron gran cantidad de respuestas fisiológicas indeseables: presión alta, aumento de la frecuencia cardíaca y disminución del flujo sanguíneo en la piel, lo cual demuestra que los estereotipos negativos sobre el envejecimiento hacen que los participantes presenten menos capacidad para mitigar la respuesta ante situaciones de estrés. En cambio, la influencia de los estereotipos positivos sobre el envejecimiento, producían respuestas fisiológicas más moderadas frente al estrés. En otras palabras, los estereotipos positivos les permitían a los participantes lidiar con el estrés.

En otro estudio realizado por nuestro grupo, se solicitó a un grupo de adultos de cincuenta años o más que respondieran si estaban de acuerdo con diecisiete afirmaciones y en qué medida. Por ejemplo: «No tengo control sobre cómo envejezco y esto afecta mi vida social», «Cuanto más viejo soy, participo de menos actividades», «Cuánto más viejo soy, más sabio me vuelvo», «Cuanto más viejo me vuelvo, hay muchas cosas que puedo hacer para seguir siendo independiente». En estas personas de edad avanzada, pudo verificarse que cuanto más de acuerdo estaban con afirmaciones negativas como las dos primeras, menos lo estaban con las positivas como las dos últimas; y en esos casos, peores eran sus actitudes hacia el envejecimiento y más probable se volvía que experimentaran una aceleración en los procesos físicos y cognitivos de la vejez en los años siguientes. Por ejemplo, las actitudes negativas derivaban en un paso más lento al caminar, peores estados de la memoria y un desempeño general más pobre en otras pruebas cerebrales. Esto se verificaba aun cuando teníamos en cuenta otros factores de confusión, como el estado general de salud, las medicaciones que toma la persona, su estado de ánimo o sus circunstancias vitales, entre otros. Es decir que las percepciones ejercían una influencia sobre la velocidad del envejecimiento en la salud física y mental, que era independiente de ella.

Asimismo, las investigaciones demostraron que las actitudes negativas afectaban la interacción entre diferentes condiciones de salud. Los participantes más débiles que expresaban actitudes negativas tenían menos capacidades mentales que aquellos sin un estado de salud de esas características. Sin embargo, las personas en ese estado de salud, pero con actitudes positivas, tenían el mismo grado de habilidad mental que sus pares de salud frágil. Entonces, una vez más, las actitudes y percepciones positivas ejercen un efecto protector, lo cual vuelve a resaltar que realmente somos tan jóvenes como nos sentimos. Incluso cuando tenemos problemas de salud, la actitud sigue siendo un factor dominante.

Al compartir estos hallazgos con un prestigioso médico cardiólogo ya retirado, me expresó su convencimiento del efecto de la mente «por encima del corazón», y de cómo el estrés y las percepciones influyen hasta en casos de infarto. Este médico me contó una historia:

«Una tarde del año 1980, vino a verme un paciente a mi consulta privada. Tenía una angina grave. Le realicé algunas pruebas y encontré que había una obstrucción del flujo sanguíneo al músculo cardíaco. Entonces, le indiqué que lo recomendable sería una angiografía coronaria para definir la anatomía de los capilares al corazón. De golpe parecía molesto, expresó que no quería que le hicieran ningún procedimiento invasivo, y tuve que dedicar un tiempo considerable para convencerle de que era necesario. Finalmente, aceptó y le conseguí cama en un hospital escuela londinense, en el sector privado donde, en ese momento, no realizaban monitoreos cardíacos de rutina. A las siete de la mañana del día siguiente, me llamaron para decirme que lo habían encontrado muerto en la cama. Por supuesto que pudo deberse a la progresión natural de la enfermedad, pero a mí me impactó el grado de negatividad de este paciente y siento que eso pudo haber contribuido a su muerte súbita.»

En otro orden, y en términos más livianos quizás, tiende a subestimarse el grado en que la actividad sexual se relaciona con la percepción del envejecimiento. La sexualidad es una parte importante de la vida de la mayoría de las parejas e incide fuertemente en la calidad de vida: las personas sexualmente activas tienen mejor calidad de vida, incluso en la vejez. En nuestra investigación, los adultos que tenían vida sexual activa presentaban percepciones positivas, menor probabilidad de considerarse viejos y de creer que la vejez tiene consecuencias negativas. Todos estos factores actitudinales contribuyen a una mejor calidad de vida y a una edad biológica más joven en las parejas sexualmente activas.

Como se ve en el paciente de mi colega cardiólogo, los adultos mayores que tienen actitudes negativas hacia la vejez viven 7,5 años menos que quienes expresan actitudes positivas, principalmente debido a las tasas más altas de cardiopatías. Nuestra investigación confirma que hay una relación entre la percepción del envejecimiento y la muerte. Gracias a que en nuestro estudio compilamos detalles de muchos aspectos de la vida y de la salud de las personas, estamos en condiciones de demostrar que las percepciones afectan la muerte temprana de forma independiente. Por lo tanto, nuestras propias percepciones sobre el envejecimiento y la influencia social sobre ellas son muy importantes, extienden la vida y la hacen más saludable: el modo en que nos percibimos a medida que envejecemos se vuelve, literalmente, cuestión de vida o muerte.

Nunca es tarde, la película de 1951 protagonizada por Marilyn Monroe, es una comedia cuyo título en inglés era «*As Young as You Feel*» (Tan joven como te sientas). La película cuenta la historia de un hombre, John R. Hodges (Monty Woolley), que trabaja en una imprenta hasta que, por política de la empresa, se ve obligado a jubilarse a los sesenta y cinco años. Pero él decide tomar cartas en el asunto: se tiñe el pelo de negro y se hace pasar por Harold P. Cleveland, presidente de la casa matriz, y realiza una inspección del lugar secundado por el grupo de ejecutivos, que lo siguen nerviosos y desconcertados. Al terminar, Hodge se queja por la falta de empleados con experiencia y edad avanzada, lo cual hace que el presidente de la compañía, Louis McKinley (Albert Dekker), cambie la política empresarial. Hodges pronuncia un discurso conmovedor sobre las virtudes de los empleados más viejos y recibe una ovación; los periódicos lo elogian y hasta suben las acciones de la bolsa debido al optimismo generalizado que genera. Finalmente, el engaño sale a la luz, pero Hodges ha tenido tanto éxito en cambiar la empresa que Cleveland le ofrece trabajo en el área de relaciones públicas. Hodges no acepta. Con el cambio en las actitudes discriminatorias de la empresa hacia las personas mayores encuentra que ha cumplido su objetivo y está satisfecho.

Las políticas de este tipo, como la jubilación obligatoria, permiten que los empleadores exijan a los empleados retirarse a determinada edad, por lo general, a los sesenta y cinco años. La jubilación obligatoria era muy común en los Estados Unidos en las décadas de 1960 y

1970, y todavía es frecuente en muchos países europeos. El congreso estadounidense firmó una extensión de la Ley contra la Discriminación por la Edad en el Empleo y prohibió la jubilación obligatoria antes de los setenta años en 1978. Algunos años más tarde, en 1986, la prohibió por completo. El concepto de la jubilación se redefinió. Ya no se trataba de un pasaje del «modo trabajo» al «modo no trabajo» a determinada edad, como quien aprieta un botón; más bien se volvía un alejamiento de la población activa a la edad que mejor se adecuaba al individuo, según sus capacidades, intereses y planes laborales. Ojalá este modo de ver la jubilación fuera más conocido.

Hay muchos países europeos que todavía mantienen la jubilación obligatoria para trabajadores del sector público, a pesar de que gran parte de estos trabajadores quieren más flexibilidad a la hora de jubilarse. En Japón, el cuarenta y tres por ciento de quienes trabajan aspiran a seguir haciéndolo después de la edad de jubilación, mientras que, en Francia, lo considera solo el quince por ciento. Dos tercios de la ciudadanía europea expresa preferencia por combinar un trabajo de media jornada con una jubilación parcial, antes que una completa. En parte, es posible que el motivo de la disparidad en la preferencia por distinto grado de flexibilidad en distintos países se deba a que hay diseños variados en los sistemas de pensión. El nivel de pensiones disponibles a las diferentes edades jubilatorias y la ganancia en función del tiempo trabajado son dos factores de influencia que dan forma a las actitudes de los trabajadores hacia el grado de flexibilidad. Por ejemplo, si se ponen límites a las posibles ganancias antes de que se corten los beneficios jubilatorios, se reduce el incentivo a que las personas trabajen más allá de la edad oficial de jubilación. Aun así, los individuos no se ven motivados a trabajar más solo por cuestiones de mayor ingreso económico, también los motiva una mayor satisfacción en la vida. Se realizaron encuestas en varios países europeos y en Estados Unidos que demostraron que los trabajadores de más de cuarenta y cinco años experimentan, de media, menos estrés y más satisfacción en la vida que los más jóvenes. Esto aplica a quienes trabajan a jornada completa, media jornada y por cuenta propia.

La posibilidad de decidir cuándo dejar de trabajar es un elemento importante y afecta tanto el grado de satisfacción en la vida como la percepción del envejecimiento. He podido presenciar la tristeza que sienten algunos colegas, que disfrutaban de un trabajo que les reportaba gran satisfacción, y de pronto se ven forzados a jubilarse. Esto no solo es angustiante para los individuos afectados, sino que constituye una gran pérdida para las instituciones a las que pertenecen y para la sociedad. En mi opinión, la jubilación obligatoria es edadista y discriminatoria, y una política más equitativa sería la posibilidad de elegir cómo trabajar con flexibilidad.

Desafortunadamente, la jubilación obligatoria va en línea con otras actitudes sociales negativas hacia el envejecimiento. Los estereotipos relacionados con la edad que más se ven en la literatura y los medios de comunicación representan a los adultos mayores como personas de físico débil, mente olvidadiza, personalidad testaruda y egoísta; y existe un consenso generalizado hacia estos atributos a lo largo de diversas culturas y generaciones. Aun así, según la Organización Mundial de la Salud, no existe evidencia médica o psicológica suficiente para sustentar estas «verdades» comúnmente aceptadas sobre la vejez. Solo una pequeña minoría de adultos mayores presentan deficiencias físicas, cognitivas o mentales. La mayoría son personas independientes, que disfrutan de una buena calidad de vida, que mejora aún más después de los cincuenta años. Es más, las actitudes negativas hacia el envejecimiento traen consecuencias en forma de desigualdad social.

«Me dijo que yo era demasiado viejo para eso»; «Supuso que no le entendía por mi edad»; «No me eligieron para el puesto debido a mi edad»: son solo algunos ejemplos del edadismo cotidiano que el setenta y siete por ciento de la población de adultos mayores experimenta, según informaron en una encuesta realizada en el Reino Unido. Estas actitudes negativas se extienden al círculo social. Un artículo de 2018 sobre la Encuesta Social Europea, que tomaba en cuenta las actitudes de cincuenta y cinco mil personas de veintiocho países, demostró que el Reino Unido está fragmentado por divisiones intergeneracionales: la mitad de los encuestados del rango de adultos jóvenes y de mediana edad admite no tener ni un amigo mayor de setenta. Solo un tercio de los encuestados de Portugal, Suiza y Alemania afirmó tener amigos mayores que ellos.

En consecuencia, en las sociedades edadistas, los adultos mayores son más propensos a quedar excluidos de situaciones sociales y a tener proyecciones laborales menos prometedoras que sus pares más jóvenes. Esta nebulosa de actitudes negativas hace que les sea más difícil tener una percepción vital y juvenil de sí mismos. También preocupa el hecho de que, en algunas situaciones médicas, los adultos mayores tienen menor probabilidad de recibir el mismo tratamiento que otras personas, y esto simplemente por su condición de mayores.

Así quedó claramente demostrado durante la pandemia de la COVID-19 cuando, anticipándose a la necesidad apremiante de respiradores y camas de cuidados intensivos, algunos países introdujeron políticas por las cuales los pacientes por encima de determinada edad (en su mayoría, los setenta años) no recibirían cuidado intensivo; mientras que en otros países esta decisión se basó adecuadamente según la probabilidad de supervivencia y de «muerte biológica». Este último es un enfoque responsable.

En el Reino Unido, el enfoque fue ambiguo. Según la Ley de Igualdad de este país, es ilegal negar a una persona mayor el acceso a los cuidados de salud por razones de edad. Pero se realizó una prueba de selección en todos los centros del sistema de salud del país, y se utilizó la variable «fragilidad» con el fin de determinar el grupo a quien se ofrecía un tratamiento más agresivo. En esta prueba, la edad conformaba el cincuenta por ciento de la puntuación, por lo cual la medición quedaba sesgada en detrimento de los pacientes mayores. Dave Archard, profesor emérito de la *Queen's University* de Belfast argumentó que «el hecho de tener un servicio sobrecargado no puede ser excusa para ejercer discriminación contra las personas mayores; una actitud discriminatoria según la edad de los pacientes a la hora de proveer servicios de salud es como enviar un mensaje sobre el valor de las personas y es una expresión pública de una visión que se hace entre personas más viejas porque valen menos o tienen menos importancia que las jóvenes; esto las estigmatiza como ciudadanos de segunda clase». Catherine Foot, directora de pruebas científicas en la fundación inglesa denominada *Centre for Aging Better* (Centro para Envejecer Mejor), expresó su total acuerdo con esta postura: «La edad cronológica no debe ser nunca el factor principal que determine el derecho a la atención médica de una persona. En términos médicos, es un factor en contra de las capacidades de alguien para responder bien al cuidado intensivo y recuperarse.»

El modo en que pensamos el envejecimiento y cómo hablamos y escribimos sobre el tema tiene un efecto directo en la salud. Pregúntate por un momento si tú mismo eres una persona edadista. ¿Acaso alguno de los estereotipos mencionados hasta aquí te suenan? Todos llegaremos a viejos y, si tenemos actitudes negativas hacia la vejez a lo largo de la vida, esto tendrá efectos nocivos mesurables en el modo en que envejecen otras personas y *nosotros* mismos. Si deseamos vivir en una sociedad más equitativa ahora y en el futuro, nos corresponde a todos asegurarnos de no tener actitudes edadistas tanto hacia nuestro propio envejecimiento como hacia el de los demás.

Todos los sectores de la sociedad deberían ser conscientes del peligro que implica apoyar actitudes negativas. Los medios de comunicación pueden contribuir si se proponen no usar lenguaje sesgado al hablar de la vejez. Los médicos deberían revisar si sus estrategias de tratamiento presentan algún sesgo. Los investigadores y responsables de políticas deben trabajar en conjunto para alentar formas novedosas de reforzar las actitudes positivas. Pero no todo son malas noticias. Se avecinan cambios futuros porque hay gran número de personas que están entrando en la vejez y reclaman igualdad social. Entre ellas, la generación de los *baby boomers*, cuya actitud hacia el envejecimiento es diferente a la de sus predecesores.

Este término describe a las generaciones nacidas entre 1946 y 1964, que conforman gran parte de la población mundial en la actualidad, especialmente en los países desarrollados. Al terminar la Segunda Guerra Mundial, se dispararon las tasas de natalidad en todo el mundo y a este fenómeno explosivo se lo conoció como *baby boom*. Solo en los Estados Unidos, nacieron unos setenta y siete millones de bebés. Los primeros *baby boomers* vivieron hasta los sesenta y tres años y se espera que los de generaciones siguientes vivan hasta los setenta y nueve. Esta cantidad de nacimientos, junto con la extensión natural de la expectativa de vida, hace que las generaciones del *baby boom* representen un grupo influyente en el aumento del envejecimiento. Un alto porcentaje de ellas vivirá hasta veinticinco años más de lo que vivieron sus padres. Las personas que se jubilen a los sesenta años aún vivirán al menos veinticinco años más. Es la generación de Woodstock, del *flower power*, los *hippies*, el acceso a la educación generalizada y los movimientos liberales y los géneros musicales nuevos. Sus voces se harán oír. Son personas con grandes expectativas, disponen de mejores ingresos, mejor salud y más energía; y sus hijos ya son adultos. Es más probable que los *baby boomers* se puedan permitir viajes soñados y todo aquello que les haya quedado por hacer durante su jubilación. Cuando lleguen a esa edad, es muy posible que estas generaciones tengan una salud que les permita correr maratones, construirse casas y hasta comenzar negocios nuevos.

◆

Si vamos a analizar el enfoque de países y culturas diferentes hacia el envejecimiento, basta con ver la situación de Dinamarca y detenerse ahí. Como sociedad, nos insta a mantenernos conscientes de que las actitudes edadistas se infiltran en nuestra biología, así como las circunstancias de la niñez condicionan nuestra salud en la edad adulta y pueden traer consecuencias a largo plazo. Por lo tanto, toda sociedad que se proponga llegar a ser más igualitaria dará prioridad a los niños y los ancianos. Dinamarca es un ejemplo de una sociedad de este tipo.

El Índice de Progreso Social es un índice que evalúa la capacidad de una sociedad de satisfacer las necesidades básicas de sus ciudadanos. Se basa en un índice social y en indicadores ambientales que determinan la calidad de vida para ese país. En resumen, calcula el bienestar humano de modo muy general. Comprende datos de ciento veintiocho países sobre cincuenta indicadores y, asombrosamente, Dinamarca ocupa sistemáticamente el primer lugar de los *rankings* europeos de felicidad de los últimos cuarenta años. La sociedad danesa hace que sea sencillo vivir una vida interesante y plena, donde se respeta la vejez.

Los daneses gastan más dinero per cápita en niños y ancianos que casi ninguna otra nación. Los jóvenes reciben excelente educación y servicios de salud; armados con una fuerte educación liberal y artística, los daneses crecen para convertirse en empleados productivos. Los adultos pasan poco tiempo preocupándose por la jubilación y se concentran más en conseguir los trabajos de sus sueños, para disfrutarlos al final de la vida con la certeza de que tienen sus necesidades cubiertas. Es un círculo virtuoso.

La sociedad danesa tiene la política de «envejecer en casa». Durante los últimos treinta años, han empezado a cerrar hogares de ancianos y a redirigir los fondos y recursos humanos de modo que les permita a estos quedarse en casa y disponer del apoyo necesario para sus necesidades de salud. De este modo, la cantidad de residentes en dichos hogares es diez veces menor a la de Irlanda, por ejemplo, teniendo en cuenta que la diferencia en número de habitantes entre ambos países es 5,3 millones contra 4,4 millones. Los hogares, por otra parte, tienen la forma de casas de cuatro o cinco «apartamentos» y un salón de enfermería central donde se imparten los cuidados a las pocas personas que viven allí. Las parejas permanecen juntas y, si uno de los integrantes fallece, el otro permanece en el apartamento asignado; es realmente su «hogar».

Hay una categoría de felicidad tipificada en la manera de vivir danesa. Al igual que todas las formas de felicidad, presupone que las necesidades básicas están cubiertas de modo que las personas puedan responder a su pasión en el trabajo y el tiempo libre sin importar su edad. Los académicos la llaman felicidad eudaimónica, término proveniente de la palabra griega para «felicidad». La encuestadora global Gallup mide el grado de esta felicidad mediante la pregunta «¿aprendió o realizó usted algo interesante ayer?». Fue Aristóteles quien popularizó el concepto, quien creía que la felicidad verdadera solo proviene de lograr una vida plena de sentido, de hacer lo que uno siente que vale la pena en la vida.

Dinamarca tiene inviernos largos y oscuros; en noviembre ya es de noche a las 4:45 de la tarde. Para compensar, los daneses crean ambientes acogedores con velas, la calidez de la chimenea y encuentros con amigos de todas las edades. El edadismo no es nada frecuente, al igual que la discriminación en cualquier nivel. Los daneses son la muestra de que es posible llegar a tener una sociedad más igualitaria mediante la felicidad eudaimónica en cada fase de la vida. En consecuencia, la expectativa de vida es una de las más altas del mundo y sigue en aumento regular año tras año, a un ritmo anual de 0,18 %. En la actualidad, alcanza los 81,11 años.

Este enfoque igualitario también aparece en las Zonas Azules del mundo, donde las generaciones se respetan entre sí y las amistades trascienden la edad, la posición social y el placer. La amistad y la felicidad son importantes para todos, sin que importe la edad de nadie.

———◆———

También el lenguaje que usamos tiene importancia, y el edadismo aparece con ejemplos concretos en las palabras y la terminología. Hay algunas palabras desafortunadas como «senil», «demente» y «envejecido», que por suerte están desapareciendo. Sin embargo, todavía hay un término frecuente que tiene que desaparecer: «anciano». Hay palabras que por más convenientes que suenen, promueven los estereotipos por el grado de generalización y la falta de especificidad que presentan. Por lo tanto, que el término «anciano» pueda usarse tanto para una persona fuerte e independiente como para alguien frágil y dependiente, dice muy poco del individuo en cuestión, y resulta una descripción inexacta y engañosa.

Pensemos por un momento sobre la reciente crisis de la CO-VID-19 y cuántas veces oímos hablar de personas «ancianas» o de «los ancianos». Son términos edadistas. La discriminación por edad, al igual que el racismo y el sexismo, son formas de hablar sesgadas o prejuiciosas que condicionan la percepción. El edadismo menosprecia a los adultos mayores; sin embargo, está ampliamente extendido, incluso en los sectores de atención médica, donde el estereotipo de las personas mayores corresponde a gente enferma, de salud frágil y físicamente dependiente. La consecuencia del edadismo generalizado es una atención menos presente, menos dedicada y de resultado más negativo.

A los adultos mayores no les gusta que se refieran a ellos con el término «anciano», incluso para referirse a otra persona, como el caso de mi paciente de ochenta y cinco que hablaba de su vecina como alguien «anciano», ¡y tenía setenta y cuatro años! En una encuesta europea, los individuos de edades más avanzadas mostraron preferencia por términos como «mayor» o «viejo» y rechazaron enérgicamente términos como «entrado en años», «envejecido» y, con más desagrado aún, «anciano». En 1995, el Comité de las Naciones Unidas sobre los Derechos Económicos, Sociales y Culturales de las Personas Mayores rechazó el término «anciano» y expresó su preferencia por «personas mayores». Además, se emitió una guía para los medios a cargo del Centro Internacional de Longevidad, donde se recomendaba el término «adultos mayores» por sobre «viejos» y «ancianos». El informe afirmaba: «A fin de cuentas, no nos referimos a las personas menores de cincuenta años como "ciudadanos menores"». Ya es hora de hacer madurar nuestro uso del lenguaje: tenemos que empezar a usar términos precisos, exactos, libres de juicios de valor y aquellos que los adultos mayores prefieran.

◆

Para cerrar el capítulo, me gustaría volver al inicio y hablar de la ciencia que hay detrás de las actitudes positivas y del envejecimiento saludable. El Estudio de las Monjas es un buen ejemplo del modo en que las actitudes pueden acabar influyendo a largo de la vida.

¿Puedes imaginar qué dirías si te propusieran participar en un estudio en que los investigadores no solo quieren realizarte análisis minuciosos regularmente sino también someter tu cerebro a disecciones detalladas después de tu muerte? Esto fue exactamente lo que se les propuso a las 678 monjas Hermanas de la Escuela de Notre Dame, ubicada al norte de los Estados Unidos, que aceptaron participar del estudio longitudinal a cargo de David Snowdon en el año 1991. Las hermanas fueron sometidas a repetidos estudios de salud y psicológicos hasta el momento de su muerte. Todas consintieron en que se les realizaran análisis patológicos de cerebro *post mortem*. De este modo, se mapeó la influencia en el cerebro de las cuestiones de salud y el estilo de vida de una persona, durante todos sus años de vida.

El Estudio de las Monjas fue lo más cercano a un experimento de largo plazo en humanos. Cuando se realizan estudios así, es importante controlar la mayor cantidad de factores posible, de modo de investigar mejor el elemento que nos interesa: en este caso, la salud cerebral y la demencia. En ese sentido, las monjas eran perfectas: todas tenían el mismo estado civil y ninguna tenía hijos, y casi todas habían sido maestras durante toda la vida. Tenían ingresos y estatus socioeconómicos similares, su alimentación era regular, vivían todas juntas en un entorno parecido, no fumaban ni bebían y todas tenían acceso a los mismos servicios preventivos de salud, atención y cuidados. Se levantaban e iban a dormir a la misma hora. En otras palabras, los antecedentes físicos y las condiciones que normalmente confunden y complican la interpretación de los datos tenían aquí un grado máximo de control.

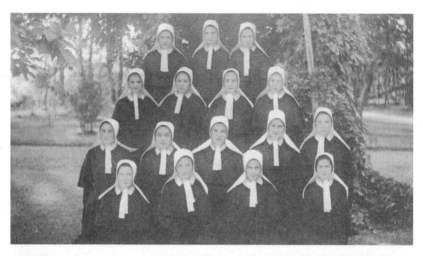

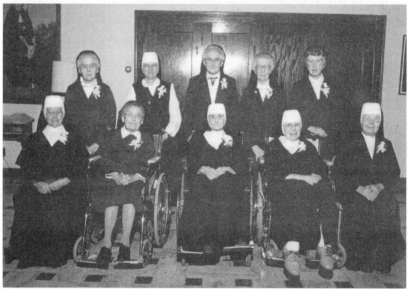

Fotografías de archivo del Convento de las Hermanas de la Escuela de Notre Dame. Esta es la foto de la clase 1927, que participó del estudio y, a continuación, podemos ver a las sobrevivientes sesenta años más tarde.

El estudio registró algunos factores inesperados que tenían influencia en cuanto a si las monjas desarrollaban demencia o no en la vejez; por ejemplo, la actitud en los primeros años de vida y su temperamento. Una información que entusiasmaba a los investigadores era tener acceso a la carta que todas las monjas escriben a los veinte años, posterior al año que pasan como postulantes, y antes de tomar los votos finales. Esta carta les permitía analizar de cerca la actitud de las monjas y cómo afectaba el proceso de envejecimiento sesenta años después.

El temperamento determina la capacidad de las personas para manejar el estrés y los desafíos de la vida. Como demostró el estudio Dunedin, los mecanismos que nos permiten sobrellevar situaciones en general son los mismos que nos permiten manejar el estrés, como la actitud positiva y el buen temperamento. Las actitudes positivas también son una especie de vacuna contra las patologías del cerebro. A continuación, hay dos ejemplos de diferentes actitudes que aparecen en las cartas de las monjas postulantes:

Hermana 1 (bajo nivel de emoción positiva): *Nací el 26 de septiembre de 1909 y soy la mayor de siete hermanos, cinco mujeres y dos varones. Pasé mi año de postulante en la Casa Madre de la congregación, donde enseñaba Química y Latín de segundo año en el Instituto Notre Dame. Con la gracia de Dios, mi intención es dar lo mejor para nuestra Orden, para difundir la religión, y para mi santificación personal.*

Hermana 2 (nivel alto de emoción positiva): *Dios hizo que mi vida empezara de la mejor manera al concederme un regalo de vida de inestimable valor. El último año que he pasado como postulante en el Instituto Notre Dame ha sido muy feliz. Ahora anhelo recibir los santos hábitos y vivir una vida de unión con el Amor Divino.*

En resumen, las monjas que expresaban más emociones positivas vivían un promedio de diez años más que sus pares menos optimistas y además presentaban menor probabilidad de padecer demencia. Al llegar a los ochenta años, el sesenta por ciento de las monjas menos felices había fallecido. La probabilidad de supervivencia estaba sistemáticamente a favor de las monjas con mayor actitud positiva.

En conclusión, el modo en que nos percibimos a nosotros mismos influye en el ritmo biológico del envejecimiento. Las percepciones pueden verse influidas por las actitudes sociales, el edadismo y las experiencias de vida. Cuanto más optimistas y positivas sean nuestras percepciones, más probabilidad hay de que vivamos una vida más larga, saludable y feliz. Esto se explica por los cambios en el envejecimiento biológico, como lo demuestra la metilación del ADN en las células de todo el cuerpo. Espero que esta toma de consciencia empodere a la gente para que pueda envejecer de la manera más exitosa posible e incluso, que haga que nuestros últimos años sean los mejores de nuestra vida.

2. ¿Por qué envejecemos?

Dentro de veinticinco años, una de cada cuatro personas en Europa y Norteamérica tendrá sesenta y cinco años o más. El incremento más grande será en la franja de edad que supera los ochenta años. Las proyecciones indican que se triplicará el número de personas de ochenta años o más y pasarán de ser ciento cuarenta y tres millones en 2019, a ser cuatrocientos veintiséis en 2050. En el año 2018, por primera vez en la historia se registró que la cantidad de personas de sesenta y cinco años o más superó a la cantidad de niños menores de cinco años, a nivel mundial.

Existen ciertas regiones en el mundo donde tanto hombres como mujeres viven una vida extremadamente larga y donde se registran los índices más altos del mundo de cantidad de personas que viven hasta los cien años o más. Estas regiones se conocen como las Zonas Azules.

El concepto surgió a partir de unos estudios publicados en 2004, en los que dos biólogos sociales, Gianni Pes y Michel Poulain, identificaron una provincia de Cerdeña como la región del mundo que concentraba la mayor cantidad de personas centenarias. Para identificar en el mapa el conjunto de ciudades donde se presentaban las tasas de longevidad más altas, los investigadores dibujaron círculos concéntricos azules de trazo grueso y comenzaron a referirse al área dentro de ellos como la «Zona Azul». De este modo, establecieron el nombre en el mundo científico y el público general. El periodista Dan

Buettner se interesó por los estudios de Poulain sobre estas zonas, si bien no tenía experiencia puntual en el campo científico o gerontológico. Con el apoyo de Pes y Poulain, Buettner extendió el uso del término «Zona Azul» y lo aplicó a otras regiones de longevidad verificada: Okinawa, una isla japonesa en el Océano Pacífico; la comunidad adventista de la Iglesia del Séptimo Día en Loma Linda, San Bernardino, California; Nicoya, una península en la cosa del Pacífico de Costa Rica e Icaria, una isla griega y también pequeño archipiélago en el Mar Egeo. La revista *National Geographic* publicó sobre el concepto amplio en 2005 y ese artículo se convirtió en uno de los más citados en la historia de la revista. A partir de los datos de campo y las observaciones de primera mano sobre la vida en dichas zonas, los científicos comenzaron a buscar explicaciones sobre la razón por la cual estas poblaciones vivían vidas más largas y saludables. Esos estudios forman la base de lo que sabemos sobre la longevidad hasta el día de hoy.

Llama la atención que todas las personas de las Zonas Azules comparten un estilo de vida de características similares, a pesar de que estas zonas son tan distantes entre sí hasta el punto de estar en otros continentes. El factor que reviste la mayor importancia es que realizan gran cantidad de actividad física diaria, como caminar, la jardinería o las tareas del hogar, como parte de su actividad cotidiana. Para las personas centenarias de las Zonas Azules, el ejercicio no es una acción deliberada como ir al gimnasio o ir a clase sino más bien algo que se proponen hacer cada vez que pueden. En una conferencia a la que asistí hace poco, Poulain mostró un video impactante de una mujer de más de noventa y cinco años que cortaba leña para el fuego, como lo había hecho todos los días de su vida adulta.

Otra característica de las personas centenarias de las Zonas Azules es que tienen un propósito en la vida. Los okinawenses disponen de un nombre especial para el «propósito» y es *ikigai*; mientras que los nicoyanos lo llaman «plan de vida», es decir, saber cada mañana cuáles serán tus planes y los logros que te propones ese día.

Las investigaciones posteriores pudieron establecer que el tener un propósito en la vida nos hace más saludables y felices; y que puede llegar a sumarnos hasta siete años de vida. Algo que contribuye a este sentido de propósito en la vida es tener sentimientos de pertenencia y relaciones familiares fuertes y cercanas con cónyuges, padres, abuelos y nietos: algo en común en las historias de vida de las personas centenarias de las Zonas Azules. En el caso de los adventistas, su «propósito» es formar parte de una comunidad basada en la fe, lo cual les suma entre cuatro y catorce años de expectativa de vida.

Si bien para todos nosotros el estrés forma parte de la vida diaria, a algunos nos cuesta más que a otros lidiar con él. En las Zonas Azules, las personas de cien años tienen rituales antiquísimos de liberación del estrés y están integrados en la rutina diaria. Los icarianos hacen la siesta por la tarde; los habitantes de Cerdeña se juntan después del trabajo a tomar un vino y conversar con amigos y familia; los adventistas se reúnen para rezar en comunidad: todas estas actividades son «de descanso» y liberan del estado de estrés. La relajación, la socialización, la risa, la amistad y la meditación son muchos de los rituales que estas personas realizan durante toda la vida. En otro apartado explico de qué manera las actividades de descanso benefician al sistema nervioso y cardiovascular y ralentizan el proceso biológico de envejecimiento.

La alimentación es otro factor importante que contribuye a la longevidad. Sé por experiencia propia que las personas se molestan cuando una profesional habla de la dieta y la alimentación. Recuerdo una entrevista que me hicieron por la radio y, al tocar el tema, el entrevistador exclamó: «¡Ay, no! ¡Otra vez con esa lata!». Muchos científicos afirman que la alimentación es la clave para un buen proceso de envejecimiento. Algo especial que caracteriza las Zonas Azules es que tienen una dieta similar entre sí, a pesar de que la distancia física y cultural entre sus comunidades es muy grande. Es una alimentación principalmente a base de plantas: las legumbres son la base fundamental, seguida de fruta y verdura, junto con grano integral, y carne, solo en porciones pequeñas. Para las comidas, las personas centenarias de las Zonas Azules aplican una regla del ochenta por ciento: es decir, dejan de comer cuando el estómago está lleno en esa proporción y toman su comida más frugal por la noche, temprano. ¡Qué alejado de la cantinela que hemos escuchado tantos de nosotros en la infancia: «a terminar todo lo que está en el plato que mucha gente se muere de hambre en el mundo»! Ya de niña, para mí esa frase no tenía sentido.

Esta es una lista de comportamientos del estilo de vida que comparten las personas centenarias de las Zonas Azules y que aseguran una vida más larga y saludable:

1. Tener un propósito en la vida
2. Reducción del nivel de estrés
3. Consumo de calorías moderado
4. Alimentación basada en plantas, semi-vegetariana
5. Consumo moderado de alcohol, en especial, de vino
6. Participación en actividades espirituales o religiosas
7. Vida familiar activa
8. Vida social activa
9. Actividad física regular

Vale la pena señalar que los adultos mayores de estas zonas no solo presentan una longevidad extendida en el tiempo, sino que también muy buena salud y durante la vejez enferman menos que las personas de cualquier otra parte del mundo. Así, los habitantes de las Zonas Azules tienen la situación ideal: un mejor estado de salud y una vida más larga. Esto se atribuye al delicado equilibrio que existe entre el estilo de vida tradicional que todavía se practica en estas áreas y la presencia de cierta modernidad, por ejemplo, en el nivel económico más alto y la atención médica mejorada. Pero otro factor clave es la felicidad. En reglas generales, las personas centenarias de las Zonas Azules son un conjunto de seres felices con predisposición positiva.

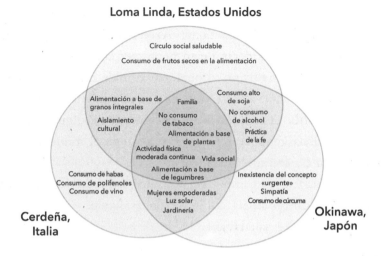

Superposición de comportamientos saludables en tres de las Zonas Azules.

Es fácil imaginar que uno de los desafíos de la investigación en las regiones y áreas donde se observa la longevidad es la verificación de la edad de las personas que presumiblemente han vivido «una larga vida». A fin de cuentas, posiblemente todos hayamos mentido alguna vez sobre nuestra edad. ¿Cómo estar seguros de la edad que alguien dice tener, aun si pueden consultarse «registros» de nacimientos? De hecho, es posible falsificar registros. Este relato es un ejemplo de ese tipo de desafíos.

En el número de enero de 1973 de la revista *National Geographic*, el médico Alexander Leaf relataba con detalle sus viajes a distintas comunidades donde las personas supuestamente vivían muchos años: los hunza de Pakistán, los abjasios de la Unión Soviética y los ecuatorianos de Vilcabamba. Según Leaf, había diez veces más personas centenarias en estas comunidades que en la mayoría de los países occidentales. Y esto a pesar de que, como señalaba el investigador, se trataba de países donde los sistemas sanitarios eran deficientes, había enfermedades infecciosas, alta mortalidad infantil, analfabetismo y falta de atención médica moderna. Todo esto hacía aún más extraordinaria la longevidad extrema de sus habitantes. Sin embargo, unos años después sucedió algo desafortunado, especialmente para Leaf que sin duda actuaba de buena fe, ya que se verificó que las personas habían «exagerado» su edad, principalmente en Vilcabamba, donde se encontró que muchas personas lo habían hecho a fin de mejorar su estatus social o promover el turismo local. Con el tiempo, Leaf reconoció que no había pruebas sustanciales objetivas suficientes de longevidad en el pueblo de Vilcabamba. Los estudios posteriores confirmaron que ninguna de las tres áreas superaba un escrutinio minucioso. A la luz de estos hechos, Poulain y su equipo realizaron monitoreos rigurosos y estudios de validación en las Zonas Azules, y lograron confirmar que allí las personas llegaban a viejas con buena salud y menores niveles de artritis, enfermedades cardíacas, demencia y depresión, en porcentajes mayores que en cualquier otra parte del mundo. Así, las observaciones y los análisis detallados de las Zonas Azules superaron un escrutinio minucioso.

Al momento de la escritura de este libro, la persona con el récord de longevidad para la especie humana tenía ciento veintidós años y ciento sesenta y cuatro días de vida, y era la francesa Jeanne Louise Calment. A mí personalmente me gusta mucho su historia de vida porque para mí representa todos los elementos que llevan a un envejecimiento saludable. Calment nació en Arles, Bocas del Ródano, Provenza, el 21 de febrero de 1875. Su padre era constructor naval y vivió hasta los noventa y tres años; su madre, hasta los ochenta y seis y su hermano mayor, François, hasta los noventa y siete. Toda la familia tenía antecedentes longevos. A los veintiún años, se casó con el heredero de un comercio de textiles y se mudaron a un apartamento espacioso situado encima del negocio familiar, en Arles. Calment no tuvo que trabajar nunca, tenía servicio doméstico y llevaba un estilo de vida sin exigencias en el estrato más alto de la sociedad. Disfrutaba de pasatiempos como andar en bicicleta, jugar al tenis, hacer esgrima, nadar, patinar, tocar el piano y componer música con amigos. En el verano, la pareja hacía montañismo. Calment disfrutaba de una vida idílica, prácticamente libre de situaciones de estrés y llena de diversión; no tenía problemas económicos y contaba con gran variedad de actividades placenteras y ejercicio físico. La pareja tuvo una hija que falleció de un derrame pleural a los treinta y seis años. El esposo de Calment falleció a los setenta y tres, según se informó, por una intoxicación alimentaria con cerezas.

En 1965, con noventa años de edad y sin herederos, Calment firmó un contrato de propiedad vitalicia para su departamento y lo vendió a André-François Raffray, quien abonaría el derecho de ocupación y un importe mensual de dos mil quinientos francos (trescientos ochenta euros) hasta la muerte de su antigua propietaria.

Raffray falleció treinta años después, para cuando Calment ya había recibido más del doble del valor del apartamento. Además, la familia debió seguir abonándole el importe mensual. Acerca de esta situación, Calment dijo «A veces en la vida se toman malas decisiones». En 1985, se mudó a un hogar de ancianos, después de vivir sola hasta los ciento diez años.

En dicho hogar, inicialmente llevaba una rutina rigurosa. La despertaban a las 6:45 y ella empezaba el día rezando largo tiempo frente a la ventana, agradeciendo a Dios por estar viva y por ese hermoso día, lo cual resalta su actitud y mirada positivas ante la vida. Sentada en su sillón, hacía gimnasia escuchando música con auriculares. Principalmente hacía ejercicios de flexión y extensión de brazos, de manos y luego piernas. Las enfermeras señalaban que Calment se movía más rápido que otros residentes treinta años menores que ella. Está ampliamente demostrado que la velocidad al caminar de un individuo es predictiva de un estado de salud que lleva a la longevidad. El desayuno de Calment consistía en café con leche y bizcochos.

Se cuidaba de su propia higiene sin ayuda con un paño de franela y no se duchaba. Se limpiaba el rostro con jabón, luego aceite de oliva y después, talco. Se lavaba su propio vaso y cubiertos antes de ir a almorzar. Se preparaba ensalada de frutas de plátanos y naranjas todos los días ella sola. Le gustaba el chocolate y, después de comer, fumaba un cigarro Dunhill y bebía una copita de oporto. En este punto, me gustaría mencionar que mi esposo, partidario tanto del oporto como del cigarro, con frecuencia cita a Calment como ejemplo de por qué su hábito puede ser beneficioso; ¡y en general lo hace para interrumpir mi reprimenda antitabaco! Por las tardes, Calment dormía una siesta de dos horas y luego visitaba a sus vecinos del hogar y les contaba las últimas noticias que había escuchado en la radio. Al caer la noche, cenaba rápido, volvía a su habitación, escuchaba música (tenía problemas de visión debido a las cataratas que no quiso operarse, lo cual le impedía hacer crucigramas, un pasatiempo del que solía disfrutar), fumaba un último cigarrillo y se acostaba a las 10:00 p. m. Los domingos iba a la misa regularmente y los viernes, a la misa de vísperas.

A veces tomaba una aspirina para los dolores de cabeza, pero, fuera de eso, ninguna otra medicación, ni siquiera un té de hierbas. No tenía hipertensión ni diabetes y sus análisis de sangre de los últimos años estaban en el rango normal. Desafortunadamente, a los ciento catorce años, tuvo una caída que le produjo una fractura de cadera y, desde entonces, tuvo que andar en silla de ruedas. Aun así, vivió casi nueve años más. Calment se mantuvo «lúcida mentalmente» hasta sus últimos días. En 1995, se estrenó un documental sobre su vida titulado *Au-delà de 120 ans avec Jeanne Calment* (Más allá de los ciento veinte años con Jeanne Calment).

Pero esta historia tampoco escapó al escrutinio y cuestionamiento de la comunidad científica. En diciembre de 2018, el gerontólogo ruso Valery Novoselov, profesor ayudante (en la primera línea académica) de la Universidad de Moscú, junto con Nikolay Zak, técnico de laboratorio, cuestionaron el récord de longevidad de Calment. El artículo en que expresaban su escepticismo se publicó en una página web, no en una revista científica que estuviera sometida a la supervisión de expertos, y también en un artículo publicado en ResearchGate.net. En él, expresaban la posibilidad de que hubiera existido una conspiración fraudulenta por parte de la familia por la cual madre e hija intercambiaron identidades. Más aún, los investigadores postularon que era matemáticamente imposible vivir hasta la edad de Jeanne Calment. A pesar de tratarse de postulados que carecen de validación por completo y de que no había supervisión alguna del artículo por parte de un comité de expertos, se creó un revuelo en los medios y en la comunidad de gerontólogos. Recuerdo que estuve en una cena con un reconocido gerontólogo del Reino Unido la noche antes de que el artículo saliera a la luz. El hombre me relataba con gran entusiasmo que al día siguiente se publicaría una historia que «rompería con tantos preconceptos y desacreditaría y difamaría a Jeanne Louise Calment y a toda su familia». ¡Ni siquiera él pensó en cuestionarse la validez de este artículo!

Pero los postulados del artículo no eran correctos y, al año siguiente, le siguió una refutación verificada en una presentación que confirmaba la edad de Jeanne Calment en un artículo adecuadamente supervisado por un comité de expertos, lo cual desacreditaba a Zak y Novoselov.

La vida de Calment ejemplifica muchas de las características del estilo de vida de las Zonas Azules y contempla todos los secretos de un envejecimiento saludable. Jeanne tuvo seguridad económica, prácticamente no vivió situaciones de estrés, tuvo una vida variada y plena, con cantidad de actividades al aire libre, con una curiosidad continua, cantidad de amistades y vida social; comió siempre alimentos de buena calidad y practicó rutinas y rituales saludables hasta el final de sus días. Si André-François Raffray hubiese sabido que los antecedentes de esta familia y su estilo de vida contribuían a una vida tan larga y saludable, tal vez hubiera rechazado el acuerdo de propiedad que firmó en 1965; ¡y que le costó tanto! La mayoría de quienes leemos la historia de Calment atribuimos su longevidad a que tuviera «muy buenos genes», pero hay otras teorías que vale la pena mencionar.

En unas investigaciones iniciales se llegó a la conclusión de que el proceso de envejecimiento se relaciona con la fertilidad. En otras palabras, se pensaba que la mortalidad aumenta en proporción a la reducción de la fertilidad, y que toda la biología depende de esta relación. Si bien hay muchas especies, como la humana, que muestran trayectorias de mortalidad que condicen con esta teoría, hay unas cuantas excepciones. En algunas especies, como la tortuga del desierto, la mortalidad se reduce con la edad, mientras que, en otras, como el pequeño organismo de agua dulce conocido como «hydra» o «hidra», se mantiene constante. Es así que la fertilidad no explica por qué envejecen los animales. Más aún, es sorprendente que el gráfico de la trayectoria de mortalidad no esté fuertemente asociado con el período de vida de las especies. Dicho de otro modo, tanto en especies de corta como de larga vida se observan tasas de mortalidad crecientes, decrecientes o constantes. Por ejemplo, en los humanos y otros mamíferos, se observa la mayor probabilidad de muerte a medida que aumenta la edad, mientras que en las plantas, este factor presenta una gran variabilidad.

La longevidad puede manipularse. Probablemente uno de los grandes descubrimientos en este campo hasta la actualidad consiste en la manipulación genética y, así, de la longevidad y su plasticidad; es decir, la posibilidad de acelerar o ralentizar el envejecimiento. Sabemos, por ejemplo, que la manipulación de los sistemas de reparación del ADN en ratones a veces acelera el envejecimiento. Por otra parte, es posible desactivar un único gen, como el gen receptor de la hormona de crecimiento, y extender significativamente la vida de un ratón. Se ha invertido cantidad de investigación en esta posibilidad de que un gen esté «activo o inactivo» a fin de reducir la presencia de enfermedades y ralentizar el proceso de envejecimiento. Hasta el día de hoy, estos estudios se han realizado únicamente en animales y todavía no se consideran seguros para realizarse en humanos. Pero existen otras teorías sobre por qué envejecemos, fuera de los genes. Si podemos conocer sobre las distintas teorías podremos entender qué podemos hacer como individuos para ralentizar el envejecimiento y lograr una expectativa de vida saludable que se acerque a la de las personas de las Zonas Azules.

◆

Hay cantidad de explicaciones posibles, además de las genéticas, de por qué las células envejecen, pero ninguna de ellas está por encima de las demás. Una teoría afirma que la acumulación de toxinas, radicales libres y proteínas malas va aumentando dentro de la célula y produce daños que finalmente la matan. Otra explicación consiste en que el envejecimiento está programado, es decir, por medio de un reloj interno, y les permite vivir hasta determinada edad. Hay una teoría más reciente y bastante popular que afirma que el sistema inmune va alterándose a medida que envejecemos, entonces «nos ataca» y finalmente nos mata.

Quisiera analizar cada una de estas teorías porque brindarán información para las recomendaciones para un envejecimiento saludable que daré en los capítulos que siguen. He tratado de simplificar la explicación científica y hacerla lo más breve y directa posible.

Comenzaré por los genes ya que, en mi experiencia, es la teoría más arraigada en la creencia popular. Los genes son responsables del treinta por ciento de la duración de nuestra vida hasta los ochenta años de edad, y de ahí en adelante juegan un papel todavía más importante en la longevidad. Es más, hace poco, conseguí convencer paulatinamente a un paciente en contra de su fuerte convicción de que «los genes lo son todo» y que no tenía de qué preocuparse porque su padre hubiera muerto a los noventa y cuatro años y su madre, a los ochenta y siete. Entonces él me aseguraba que a sus sesenta y ocho años, aunque fumaba veinte cigarrillos al día, tenía sobrepeso y consumía regularmente media botella de vino diaria, nada de esto afectaría su salud. Después de todo, me dijo con una sonrisa, «tengo unos genes fantásticos». Sus afirmaciones no son enteramente correctas. El envejecimiento está determinado por los genes que heredamos solo parcialmente.

Tenemos dos copias de cada gen: una que heredamos de cada uno de nuestros progenitores. La mayoría de los genes son iguales en todos nosotros, pero hay un pequeño número (menos del uno por ciento) que varía ligeramente entre una persona y otra. En total tenemos entre veinte mil y veinticinco mil genes. A las variaciones de un mismo gen con ligeras diferencias en el ADN se las denomina alelos. Estas pequeñas diferencias constituyen nuestros rasgos físicos individuales.

«Las investigaciones sobre gemelos y mellizos» nos han enseñado mucho sobre los genes y el envejecimiento. Los gemelos proporcionan un «experimento natural» porque tienen los mismos genes de nacimiento y por lo tanto están «programados genéticamente» para envejecer del mismo modo. Sin embargo, ¡no es esto lo que sucede! Esto se debe a que las experiencias de vida y los factores ambientales como los comportamientos del estilo de vida (como lo es para mi paciente, fumar, beber y el consumo excesivo de alimentos) tienen efectos importantes en la velocidad en que envejecemos y determinan primordialmente cuánto vivimos.

Un estudio inicial sobre 2872 gemelos daneses comparaba la contribución relativa de la genética y otros factores «ambientales». Estos gemelos habían nacido entre 1870 y 1900 y en el estudio se observó que la influencia genética en ellos era mínima hasta la edad adulta tardía, pero se volvía más fuerte pasada esta edad. En otras palabras, las experiencias de la niñez, las circunstancias sociales y económicas, el estado civil, la alimentación, el sueño, el consumo de tabaco y alcohol, la depresión, el estrés y la actividad física eran factores de una influencia predominante en las primeras décadas de vida, mientras que los genes solo se volvían una influencia más dominante en años posteriores. En estudios que siguieron a este, se confirmó que los genes contribuyen solo entre un veinte y un treinta por ciento a la variación en la supervivencia hasta los ochenta años, y los factores genéticos influyen mucho más para que vivamos o no después de esta edad. El porcentaje restante, entre el setenta y el ochenta por ciento de la variación en la supervivencia hasta los ochenta años se debe a factores externos o ambientales. Entonces, si mi paciente logra vivir hasta los ochenta años, es posible que no estuviera equivocado en su hipótesis de que los genes lo protegen. Pero lo más probable es que sucumba a los problemas derivados de su estilo de vida mucho antes de esa edad.

Entonces, los genes tienen un rol predominante en la longevidad excepcional, es decir, en llegar hasta los cien años o más. Pero no es frecuente alcanzar este grado de longevidad. Por ejemplo, en un estudio estadounidense realizado sobre una muestra de cinco mil personas, se registró que solo una de ellas llegará a los cien años; y solo una de siete millones llegará a ser súper centenaria (ciento diez años o más). Un dato impactante: los hermanos de personas centenarias tienen más probabilidad de vivir cien años que otras personas nacidas en el mismo año. Por lo tanto, los genes juegan un papel central en la súper longevidad y ya hemos identificado algunos, como el gen *daf2*. Muchos de los genes asociados a la longevidad excepcional también están involucrados en la regulación del azúcar en sangre y el metabolismo de los alimentos, así como en la producción energética de la célula y el índice metabólico. El entusiasmo por entender si es posible manipular esos genes para reducir la frecuencia de los problemas de salud en todos nosotros es más que comprensible.

Pero volvamos a los factores «ambientales» y el envejecimiento. Así como existe la expresión «tener el corazón en un puño», pues bien, en lo que refiere al envejecimiento, «tenemos la edad en el rostro». Las señales de envejecimiento del rostro son representativas de la edad de nuestras células. Las células y los tejidos de la piel del rostro exhiben todas las marcas distintivas del envejecimiento y están bien a la vista. Mi madre tenía la creencia de que podías saber si una persona fumaba por cómo tenía la piel, porque el hábito del cigarrillo acelera el ritmo de envejecimiento cutáneo. Otro experimento reciente realizado en gemelos comprobó que ella tenía razón. Un grupo de investigadores de Ohio, reclutó a casi doscientos pares de hermanos gemelos que asistían a un festival sobre el tema. Mediante fotografías de los hermanos, los investigadores le pedían a un panel de personas que no los conocían que les otorgaran una puntuación según su apariencia y que decidieran si uno de los gemelos parecía más viejo que el otro, y que adivinaran sus edades. La investigación reveló que hay varios factores que influyen en la apariencia y el envejecimiento facial, como fumar y exponerse demasiado al sol. A un hermano gemelo que hubiera fumado durante diez años, se le agregaban dos años y medio adicionales por lo que se observaba en su rostro, en comparación con un hermano gemelo que no fumara.

El estrés también influía en la interpretación de las fotos de las personas del panel: los gemelos que se habían divorciado parecían de media dos años mayores que los casados o viudos. Los gemelos que tomaban antidepresivos también parecían más viejos: posiblemente porque la depresión en sí incrementa el envejecimiento facial, o porque el uso de medicamentos antidepresivos relaja los músculos faciales de modo que se hace más notoria la apariencia de envejecimiento. El envejecimiento facial y el peso corporal también se relacionan. Un mayor peso corporal antes de los cuarenta se asociaba con una apariencia de mayor vejez. Sin embargo, en las mujeres de más de cuarenta, un mayor peso corporal se asociaba a una apariencia más juvenil, en comparación con una gemela más delgada. Recuerdo haber visto una entrevista a la actriz Kathleen Turner hace más de diez años en que declaró que «después de cierta edad», debemos sacrificar un poco las caderas en beneficio del rostro. Su punto de vista se ve fundamentado por esta investigación. En conclusión, hay cantidad de factores externos que contribuyen al hecho de tener una apariencia más envejecida, más allá de los genes.

◆

Cada célula tiene un núcleo que es su «biblioteca» y da instrucciones para todas las demás actividades de la célula, incluso para todo lo que regula el envejecimiento. El núcleo hospeda nuestros cromosomas, que hospedan a nuestros genes y, por lo tanto, a nuestro ADN, que dictamina todo lo que somos. El ADN es responsable de la división de nuestras células a lo largo de la vida. Cada célula tiene cuarenta y seis cromosomas, formados por proteína y una única molécula de ADN. Las células del hígado solo utilizan el «ADN hepático» y el resto está inactivo. Nuestros ojos solo utilizan el «ADN ocular», y así sucesivamente.

Cada cromosoma tiene en el extremo un telómero, que con frecuencia es comparado con esa pieza de plástico en el extremo del cordón del zapato. Los telómeros suelen ser un tema de especial interés en la ciencia gerontológica porque protegen los cromosomas, evitan que se desarmen, que se peguen entre sí o que cambien de forma. Los cromosomas dañados no pueden enviar mensajes eficazmente desde el núcleo hasta otras estructuras celulares. Cada vez que una célula se divide (réplica), el ADN se separa para que pueda copiarse la información genética. Cuando esto ocurre, se duplica el código del ADN, excepto por el telómero, que no se copia. Cuando la copia se completa, se separa del original desde el telómero. Por eso, con cada división celular, el telómero se vuelve más corto y más corto hasta que ya no puede proteger al cromosoma. En este punto la célula muere. El largo del telómero nos permite determinar la edad de la célula y cuántas divisiones le quedan. De ahí el interés de los gerontólogos por los telómeros.

El envejecimiento se caracteriza por la rotura de algunas secciones del cromosoma en el núcleo, lo cual impide la transferencia de información de vital importancia desde el núcleo o «biblioteca» al resto de la célula. Entonces, se producen fallos en las instrucciones que salen del núcleo. Algunos ejemplos de estas instrucciones pueden ser información sobre la réplica de la célula, producción de energía y eliminación de desechos. La información defectuosa trae como consecuencia un funcionamiento lento e ineficiente y, finalmente, la muerte de la célula.

A fin de cuentas, nuestras células son «mortales» a excepción de un tipo de células: las cancerígenas. A diferencia de las normales, las células cancerígenas no llegan a una muerte celular programada, sino que siguen multiplicándose hasta el final. Es por eso que, con el tiempo, predominan sobre cualquier otra célula y órgano del cuerpo, en lo que conocemos como metástasis. Las células cancerígenas no tienen el acortamiento del telómero y bien puede ser esta la razón por la cual sobreviven. Llegar a comprender mejor la supervivencia del telómero en las células cancerígenas puede ayudarnos a manipular el acortamiento del telómero en células normales y así retrasar el envejecimiento. Actualmente, no podemos manipular los genes humanos ni la longitud de los telómeros humanos. Pero si hablamos de los genes de ratones, eso ya es otra historia.

En el caso de los ratones, los científicos han logrado manipular la separación de los cromosomas hasta rejuvenecer la célula. Por este descubrimiento, Shinya Yamanaka recibió el Premio Nobel de Fisiología o Medicina en el año 2012. Este investigador transformó células maduras en células jóvenes que además presentaban la posibilidad de cambiar a muchos tipos de células diferentes, las llamadas células pluripotentes (o células madre). El embrión humano está compuesto principalmente de ellas, las cuales posteriormente se convertirán en células nerviosas, de la piel, del corazón o del hígado, iniciando desde ese momento el crecimiento de ese sistema orgánico. Shunya Yamanaka logró identificar un pequeño número de genes en los ratones que regula la transición de las células, de maduras a pluripotentes. Cuando se «activaban» estos genes, se podían reprogramar las células de la piel para que fueran células pluripotentes inmaduras, lo que significa que podrían hacer crecer el tipo celular que eligiera el investigador. Este descubrimiento fundamental tiene enorme potencial para la manipulación del envejecimiento en el futuro, y también para el desarrollo de nuevos enfoques en cuanto al trasplante de órganos.

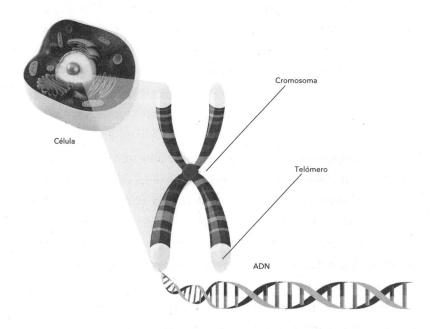

Célula

Cromosoma

Telómero

ADN

Las proteínas funcionan como camiones de reciclaje que recogen los desechos y toxinas del interior de la célula y los llevan hasta centros de reciclaje tanto dentro como fuera de ella. También las proteínas están activas o inactivas según las instrucciones del núcleo. En los animales manipulados con ingeniería genética para producir niveles más altos de proteína, la duración de la vida crece en un treinta por ciento. Esto es realmente impactante. El varón occidental vive, de media, hasta los ochenta años. Si encontráramos la forma de manipular estas proteínas «recicladoras», la expectativa de vida podría extenderse hasta un promedio de ciento cinco años. el hombre más viejo en el Reino Unido tiene ciento once años: de lograrse esta manipulación, llegaría a los ciento cuarenta y uno.

Muchas enfermedades relacionadas con la edad como la artritis, las enfermedades del corazón, el cáncer y la demencia ocurren porque estos recicladores son incapaces de limpiar los desechos con la rapidez necesaria a través de la célula. El proceso de limpieza por el cual se destruye y recicla el desecho celular se conoce como autofagia. Por sus investigaciones en este campo, el biólogo celular Yoshinori Ohsumi recibió el Premio Nobel de Fisiología o Medicina. Ohsumi descubrió cómo funciona la autofagia y su importancia en el proceso de envejecimiento. Actualmente, se desarrollan estudios destinados a manipular la autofagia para poder extender la expectativa de vida.

———◆———

Otra teoría consiste en que estamos programados para envejecer, que cada uno de nosotros tiene una programación de nacimiento que indica a qué edad vamos a morir y esto se debe a los genes que heredamos. Algo que fundamenta esta teoría es el hecho de que la expectativa de vida no varía demasiado dentro de una misma especie. Los elefantes mueren alrededor de los setenta años, los monos araña mueren cerca de los veinticinco y los humanos, de los ochenta.

Técnicamente, no hay una razón por la cual el cuerpo humano deba envejecer siempre y cuando pueda repararse y renovarse. Si así fuera, los individuos de nuestra especie seguirían viviendo hasta que los matara un accidente u otro tipo de evento externo. Sin embargo, a medida que envejecemos, los humanos experimentamos cambios en casi todas las funciones fisiológicas: la hormonal, el sistema inmune, la muscular, la cardíaca, la pulmonar, los sistemas sanguíneos y la función cerebral. Entonces, el causante del envejecimiento debe ser algo más allá del tiempo. La teoría del envejecimiento programado afirma que envejecer es un proceso intencional, es decir, que estamos preprogramados para envejecer y morir.

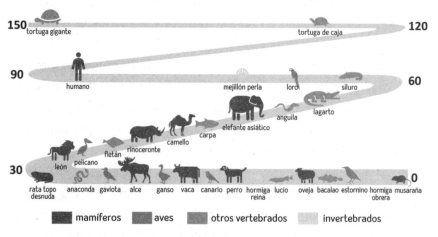

Este diagrama ilustra la diferencia en la esperanza de vida de diferentes animales. Se reproduce con autorización de Silvin Knight, 2020 (Tomado de Flower, S.S., The Duration of Life in Animals. En: Procedimientos de la London Zoological Society.)

La teoría de tasa de vida (*Rate of Living Theory*) postula que los humanos y otros organismos vivientes tienen una cantidad finita de respiraciones, latidos del corazón y otras medidas de este estilo, y que morirán una vez agotadas. Es una teoría atractiva y existen bastantes pruebas que la sustentan. En la mayoría de los animales, hay una relación clara entre la cantidad de latidos del corazón y la expectativa de vida. Los animales pequeños tienen mayor frecuencia cardíaca y una expectativa de vida más corta; los animales más grandes, frecuencia más lenta y expectativa más larga. Hasta hoy, no hay pruebas determinantes de que los humanos tengamos un número finito de latidos del corazón, sin embargo, las personas con frecuencias cardíacas en reposo más altas mueren antes.

La teoría de los radicales libres es una de las teorías del envejecimiento más conocidas y extendidas, en particular por parte de las corporaciones con especial interés en los suplementos. Cuando las células crean energía, producen moléculas de oxígeno inestables llamadas radicales libres. Estos elementos son unos de los productos «de desecho» a los que nos referimos anteriormente. La teoría propone que el exceso de radicales libres acelera el envejecimiento. Los antioxidantes, que se hallan en las plantas, absorben los radicales libres como esponjas.

Según diversos experimentos de laboratorio, un número alto de antioxidantes minimiza el daño de los radicales libres. Sin embargo, la mayoría de los estudios en humanos con suplementos antioxidantes realizados hasta la fecha no han mostrado estos efectos tan drásticos. No está del todo claro por qué es así pero analizaremos el tema con detalle más adelante.

La teoría de las uniones cruzadas (*Protein Cross-linking Theory*) atribuye el envejecimiento a una excesiva unión entre las proteínas de las células, lo cual forma estructuras rígidas similares a escaleras en su interior, y que causan los cambios estructurales y las tensiones características de los trastornos relacionados con la edad, como el endurecimiento de las arterias, las cataratas, las arrugas en la piel y la fibrosis pulmonar.

Por último, una teoría extendida sobre el envejecimiento es que se debe mayormente a las inflamaciones que ocurren por el mal funcionamiento de nuestro sistema inmune a medida que nos hacemos mayores. Nuestro sistema inmune combate las infecciones y cualquier otra modificación «ajena» al cuerpo. El nivel de efectividad de este sistema alcanza su pico máximo en la pubertad y va disminuyendo gradualmente desde ahí. Una respuesta inmune defectuosa tiene como consecuencia la inflamación de la célula y finalmente, la muerte celular.

Gracias al descomunal impacto mundial de la pandemia de la COVID-19, hemos tomado consciencia de cuán crítico es el sistema inmune y lo frágil que es, en particular en adultos mayores. Las personas viejas tienen el doble de probabilidad de tener una respuesta grave al COVID-19 ya que es más difícil para los sistemas inmunes envejecidos combatir la infección. El porcentaje de personas de veinte años que fallecieron a causa del COVID fue del uno por ciento, frente al veinte por ciento de personas de ochenta años o más. En términos generales, el ochenta por ciento de las muertes fueron de personas de más de sesenta y cinco años. En Italia, uno de los países del mundo con la población más envejecida, el promedio de edad de los casos de muerte por COVID era de ochenta y uno. Esto estableció una brecha de veinte años entre la edad promedio de las personas que daban positivo en una prueba del virus y quienes morían. Por lo tanto, la posibilidad de demorar o revertir los efectos del envejecimiento en el sistema inmune podrían tener beneficios significativos en infecciones presentes y futuras. En los últimos años, ha habido avances en cuanto a comprender los cambios celulares subyacentes a la disminución de la función inmune, y actualmente están en desarrollo cantidad de ensayos clínicos para evaluar diversos métodos que permitan fortalecer la inmunidad. Estos estudios tienen más prominencia desde la COVID-19.

◆

En resumidas cuentas, lo más probable es que todas las teorías hasta aquí expuestas contribuyan, de una forma u otra, al envejecimiento y a la muerte celular. Es improbable que el envejecimiento suceda por una única razón ya que es multifactorial. Sin embargo, la buena noticia es que las distintas intervenciones que discutiremos en las páginas venideras, como la alimentación, la hormesis, el ejercicio, el sexo, la risa, la amistad y el descanso, todos tienen efectos en el nivel celular por una o más de las vías involucradas en las teorías del envejecimiento.

Una porción significativa del presupuesto sanitario de los países occidentales se ve disminuido por cuestiones relacionadas con la edad. Hay quienes consideran que retrasar el envejecimiento supondría una ganancia aislada, para que posteriormente el sistema de salud se mantuviera en el mismo nivel de gastos. Pero las pruebas dicen lo contrario. Gracias a los experimentos en animales, sabemos que el envejecimiento retrasado produce una reducción real de las tasas de enfermedad y muerte. En otras palabras, si se ralentiza el envejecimiento celular, se reduce el período de tiempo al final de la vida durante el cual el animal experimenta enfermedades relacionadas con la edad. Por ejemplo, los animales expuestos a una dieta restringida en calorías no solo experimentan una reducción en el riesgo de muerte sino también una disminución en gran variedad de trastornos relacionados con la edad, como cataratas, enfermedades renales, artritis, demencia y muchos otros. Si esto se lograra en humanos, los beneficios en la salud y vitalidad empezarían de inmediato y el costoso período de fragilidad e invalidez al final de la vida sería un intervalo más breve antes de la muerte. Una compresión de este tipo en las enfermedades y la invalidez crearían ganancias económicas, no solo porque la población de adultos mayores tendría más años para contribuir más a la sociedad, sino también porque habría menos años en que las ayudas a la vejez y los programas de atención a la salud fueran necesarios.

La población envejece a distinto ritmo en las distintas partes del mundo. A Francia le llevó casi ciento cincuenta años adaptarse al aumento del diez al veinte por ciento en la proporción de personas mayores de sesenta años. Mientras que a Brasil, China e India esta adaptación les ha llevado un par de décadas. Esto hace que los sistemas de salud y seguridad social en esos países reciban una importante dosis de presión. Así, el mundo se enfrenta a grandes desafíos que requieren de los sistemas sociales y de salud para atender a los grupos demográficos de mayor edad.

Los países europeos en que los ciudadanos disfrutan de los índices más altos de buena salud después de los sesenta y cinco años son Suecia y Suiza. ¿Cuál es la razón? ¿Qué tienen de diferente estos países? La explicación radica en varios factores: mejor alimentación, buen cuidado de la salud, tasas altas de actividad física y el hecho de tratarse de sociedades igualitarias. Es decir que se trata de factores que están fácilmente bajo nuestro control como individuos y como sociedad. Llegar a comprender el proceso de envejecimiento no solo nos brindará información sobre lo que podemos hacer como individuos para asegurarnos de vivir vidas más largas y saludables, sino que también, como sociedad, nos indicará el modo en que podemos atender mejor a los ciudadanos a medida que envejecen, lo cual asegurará mayor igualdad.

Con una disminución de solo siete años en el proceso de envejecimiento, se podría reducir el índice de enfermedades a la mitad a cada una de las edades del ser humano; lo cual tendría un impacto descomunal en la expectativa de vida humana y los costos en la atención médica. Los hermanos Wright, creadores y pilotos de la primera aeronave que logró alzar el vuelo, observaron a las aves y pensaron: «Si los pájaros son más pesados que el aire y pueden volar, nosotros podemos construir un aeroplano». Y así lo hicieron. No hay una ley de la naturaleza que diga que el envejecimiento es inmutable. Seamos entonces optimistas sobre lo que podemos hacer por nuestra cuenta, tanto ahora mismo como a la luz de los nuevos descubrimientos que se nos presentan.

3. La amistad

Nuestras amistades y relaciones en general son algo concreto que nos mantiene con vida. Hasta Albert Einstein hablaba de cuánto influye la amistad en la vida: «por muy difícil de encontrar que sea el amor verdadero, una verdadera amistad todavía lo es más». Cuando empecé a estudiar la relación que existe entre los lazos familiares, la amistad y la salud en el estudio TILDA, me quedé sorprendida por las potentes consecuencias físicas que produce la amistad y de la enorme diferencia que supone, no solo en cuanto a placer y calidad de vida, sino también ante situaciones difíciles como una enfermedad del corazón. Tener buenas amistades influye hasta en cuándo morimos. Los buenos amigos nos dan años de vida.

Hace poco me contaron una bella historia de «un encuentro» inusual, que resalta la importancia de la amistad no solo para nosotros los humanos sino también para otros mamíferos. Es la historia de un macaco cangrejero rescatado y un gatito salvaje blanco y negro. El gatito, que andaba perdido, se metió en una reserva llamada *Wildlife Friends Foundation,* en Phetchaburi, Tailandia, y enseguida fue adoptado por uno de los residentes del lugar, el mono llamado Jojo. Este había llegado unos años antes, rescatado por gente de la fundación, que lo había encontrado en una jaula de un restaurante, donde vivía una vida cruel. Lo tenían solo, encerrado, y lo dejaban salir solo para que los clientes se sacaran fotos. Huelga decir que el aislamiento que Jojo vivió es particularmente doloroso para un animal social como lo es el macaco, dado que su especie, como los humanos, es gregaria, disfruta de la vida en comunidad y en grupos organizados. A pesar de eso, seis años después, Jojo es un ser enteramente nuevo; es el líder de un grupo de otros macacos rescatados en la reserva y adopta a este nuevo amigo, el gatito perdido. La peculiar pareja de amigos deja de lado las diferencias entre las especies y comparte la comida, posa para las fotos y hasta se quita los piojos entre sí. La historia es un ejemplo de cómo la amistad puede despertar vínculos inesperados y placeres que trascienden la diferencia entre especies.

En el año 2020, los gobiernos de todo el mundo respondieron a la crisis de la COVID-19 recomendando u ordenando a la población permanecer confinada por períodos de tiempo largos. No conocemos todavía la dimensión de las consecuencias que estas políticas tendrán a largo plazo, con un enfoque tan directamente contrario a nuestra naturaleza gregaria. En este capítulo, exploraremos hasta qué punto el confinamiento es contraintuitivo para los humanos y, tal como lo fue para Jojo, malo para la salud física y psicológica.

---◆---

Uno de los relatos más convincentes sobre la naturaleza y el poder de la amistad es el del orador romano Cicerón (106-43 a. C.) quien, en su tratado clásico *Sobre la Amistad (Laelius de amicitia)*, escribe:

> «Si se quitara del mundo el amor natural de la amistad, no habría ni casa, ni Estado ni ciudad que pudiera mantenerse en pie, incluso el cultivo del campo perecería. Si esto parece difícil de comprender, puede percibirse cuán grande es la fuerza de la amistad y del amor mediante sus opuestos, las disensiones y la discordia. Pues ¿qué casa es tan estable, qué constitución tan firme que no pueda ser derribada desde los cimientos por los odios y las divisiones? A partir de esto, puede juzgarse cuánto bien hay en la amistad.»

Cerca de la ciudad de nacimiento de Cicerón, Arpino, se encuentra la ciudad de Roseto Valoforte, una histórica ciudad entre colinas y el escenario de uno de los estudios más revolucionarios sobre la amistad y la salud, donde se estableció firmemente que el envejecimiento biológico se ve mejorado si hay amistad. Esta «comuna» se encuentra al pie de los Apeninos, en la provincia italiana de Foggia. La ciudad se organiza en torno de una gran plaza central y la iglesia. Hay gradas de escalones estrechos que suben por la ladera, a cuyos lados se extienden, amontonadas, hileras de casas de piedra de dos pisos con techos de tejas rojas. Durante siglos, los rosetanos trabajaron en las canteras de mármol de las colinas de los alrededores o en el cultivo de las terrazas de los campos del valle al cual daba la ciudad, y a donde para llegar debían caminar de seis a ocho kilómetros diarios: cuesta abajo por la mañana y cuesta arriba, al regresar por la noche. Era una vida dura. La gente del pueblo apenas estaba alfabetizada y eran pobres en extremo, casi no tenían esperanza de una mejora económica, hasta que, a fines del siglo XIX, llegó la noticia de una tierra de oportunidades al otro lado del océano.

En enero de 1882, un grupo de rosetanos zarpó en barco rumbo a Nueva York. Después de un tiempo, consiguieron trabajo en una cantera de laja cerca de Bangor, Pensilvania. Desde entonces, empezaron a llegar otras familias que se unían a sus compatriotas en la cantera. Estos inmigrantes, a su vez, mandaban noticias a Roseto y, para el año 1894, unos mil doscientos rosetanos habían aplicado para el pasaporte estadounidense. Esto hizo que calles enteras de su pueblo natal quedaran abandonadas, mientras que, al llegar a la tierra nueva, reconstruían su ciudad tal como la conocían: casas de dos y tres pisos del lado de la ladera y cultivos en zonas donde despejaban la tierra y plantaban cebollas, frijoles, patatas, melones y árboles frutales, generalmente en largos patios detrás de sus casas. La ciudad cobró vida. Los rosetanos comenzaron a criar cerdos y cultivar viñedos para hacer vino casero. Se construyeron escuelas, un parque, un convento y un cementerio. Se inauguraron pequeños comercios y pastelerías y restaurantes y bares.

Los habitantes de la ciudad vecina, Bangor, eran sobre todo galeses e ingleses, y la siguiente ciudad más cercana pertenecía mayoritariamente a la comunidad alemana. Esto llevó a que —dada la relación tensa entre ingleses y alemanes en esos años— la nueva Roseto se mantuviera estrictamente habitada por rosetanos. El preciso dialecto sureño *foggiano* era la lengua que se hablaba. Roseto, Pensilvania, era un pequeño mundo autosuficiente, conocido únicamente por la sociedad que lo habitaba, y bien podría haber seguido siendo así, de no ser por Stewart Wolf.

Wolf fue un pionero de la medicina psicosomática. Nació en 1914 en Baltimore, Estados Unidos y murió de Alzheimer en Oklahoma, en 2005, a los noventa y un años. Comenzó a estudiar a los habitantes de Roseto a principios de los años sesenta, después de que un médico del lugar le relatara que, en ese lugar, casi no veía casos de infartos en pacientes menores de cincuenta. Esto era lo diametralmente opuesto a lo observado en las ciudades vecinas y cualquier otro lugar de los Estados Unidos, donde el infarto entre hombres de cuarenta años tenía proporciones semejantes a la de una epidemia. La tasa de infartos en Roseto era la mitad que la de cualquier otro lugar de los Estados Unidos. Las estadísticas confirmaron que Roseto era un lugar muchísimo más saludable donde vivir, y nadie sabía por qué. Wolf pensó que debía de haber algo específico en el estilo de vida de los residentes de esa ciudad, en su mayoría inmigrantes italianos, que tenía un efecto beneficioso en su salud.

En sus publicaciones, describía Roseto como un poblado bonito pero modesto de casi dos mil habitantes. En 1962, llegó a la ciudad junto con un equipo de investigadores equipado para establecer a qué se debía esa diferencia tan marcada en la tasa de infartos. Después de dos años de trabajo —en los que se realizaron entrevistas generalizadas para conocer la historia clínica de las personas, exámenes físicos detallados y análisis de sangre—, todavía no lograban descubrir las causas. No era la genética, ya que había rosetanos de ciudades cercanas que no se libraban de esos infartos a edades tempranas; tampoco se debía a diferencias en la alimentación, tabaquismo, ejercicio físico o peso corporal. Era un misterio.

Entonces, sucedió que un domingo Wolf estaba sentado en la plaza, mirando a los rosetanos salir de la iglesia, yendo de aquí para allá charlando y riendo antes de volver a casa para un almuerzo largo con la familia y los amigos. De pronto se dio cuenta de que el secreto de Roseto eran los mismos rosetanos. Lo que era diferente eran las actitudes, las amistades, el respeto por la familia, el contacto social constante y la sensación de diversión que predominaba por todas partes. En 1964, Wolf y sus colegas publicaron un artículo en el *Journal of the American Medical Association*, donde analizaban el tema y concluían que ciertamente las interacciones sociales con amigos y familia eran las que explicaban la baja tasa de infartos en esta ciudad. Junto con su colaborador de siempre, el científico social John Bruhn, Wolf acuñó la frase «el efecto Roseto».

También observó que en general había tres generaciones viviendo en la misma casa, donde la familia tenía interacción constante, así como con los vecinos y la comunidad en general. Había veintidós sociedades civiles para una población de dos mil personas. Los rosetanos gozaban de lazos familiares fuertes y mantenían relaciones tradicionales de fuerte cohesión entre parientes y amigos. La tasa de delito era nula y había pocas solicitudes de asistencia social. La sociedad era igualitaria. Los rosetanos, sin importar nivel de ingreso y educación, vivían una vida social centrada en la familia. Había una total falta de ostentación por parte de los ricos, lo cual indica que quienes tenían más dinero no lo exhibían abiertamente. Existía un patrimonio casi exclusivo de los negocios locales, a pesar de que sí había comercios y tiendas más grandes en otras ciudades. Los italianos de Roseto se casaban solo con personas de otras regiones de Italia. Las familias estaban muy unidas, eran autosuficientes e independientes, pero también se apoyaban en la comunidad más amplia en los momentos malos, para darse asistencia formal y ayuda desde la amistad.

Nadie estaba solo en Roseto. Nadie parecía triste o estresado. Había ciudades cercanas con mayor índice de riqueza y presentaban índices de casi el doble de infartos, si bien las instalaciones médicas, la alimentación y los trabajos en esas ciudades eran mejores o al menos equivalentes a los de Roseto.

Wolf y Bruhn escribieron un libro que recomiendo mucho, *The Power of Clan: Influence of Human Relationships on Heart Disease (El poder del clan: la influencia de las relaciones humanas en las enfermedades cardiacas)*, donde relatan la historia de la ciudad entre 1935 y 1984. Destacan el modo en que los residentes no internalizaban las situaciones de estrés por el hecho de compartir recursos, preocupaciones y emociones. Pero a medida que los matrimonios entre italianos fueron disminuyendo en frecuencia, los lazos sociales entre familia y comunidad fueron desarmándose, los rosetanos más pudientes adoptaron hábitos de consumo ostentosos y también otros comportamientos modernos, y pudo observarse la correlación con el aumento de las enfermedades cardíacas. Con el tiempo, las tasas de infarto alcanzaron las de cualquier otra ciudad estadounidense. Roseto había permitido desenmascarar la base científica del efecto de la sociabilización en la buena salud y también su efecto contrario, es decir, el aislamiento social, la soledad y la muerte temprana.

◆

Los macacos como Jojo y los monos Rhesus ofrecen un caso especial para investigar las amistades y relaciones como la que Jojo tuvo con el gatito. El genoma del mono comparte el noventa y tres por ciento de sus características con el humano y numerosos aspectos de su anatomía, fisiología, neurología, endocrinología e inmunología son directamente paralelos a los de los humanos. Los macacos tienen una expectativa de vida que se mide en décadas y sus procesos de desarrollo, maduración y envejecimiento son similares a los de los humanos. La vejez del macaco es muy parecida a la nuestra, por ejemplo, en el encanecimiento del pelo, la redistribución de la grasa del cuerpo, la pérdida de tonalidad de la piel, la disminución del vigor y del tono muscular. Con la edad, aparecen enfermedades como las humanas: diabetes, cáncer, debilitamiento de la masa muscular (sarcopenia), atrofias en los huesos (osteoporosis), entre otras. Los monos también presentan patrones de alimentación y comportamiento frente al descanso similar a los nuestros. Estos factores comunes en cuanto a genética y comportamiento hacen que con frecuencia pueda trasladarse la investigación en monos a las observaciones y estudios en humanos; y resulta de gran valor extrapolar los resultados a nuestra especie.

Otra ventaja clave de la investigación en monos es que es posible controlar factores o variables difíciles de controlar en humanos. Por ejemplo, conducirlos a un mismo hábitat donde se les suministra la misma alimentación. Esto es casi imposible con humanos: no puede controlarse cada aspecto de la vida que podría afectar una enfermedad del corazón. Si el factor que se estudia es un alimento, por ejemplo, se puede suministrar a la mitad del grupo y a la otra, no, y mantener al mismo tiempo todos los demás elementos del hábitat y la dieta sin modificaciones. Esto se conoce como ensayo controlado aleatorio.

Cayo Santiago es una isla muy tranquila bordeada de palmeras en la costa de Puerto Rico. Tiene unas quince hectáreas de tamaño y es donde se investiga a unos mil monos Rhesus que viven en libertad en un centro que funciona con éxito hace ya años. Los individuos de esta colonia son descendientes directos de cuatrocientos nueve monos que se trajeron a la isla en 1938. El mantenimiento y la coordinación están a cargo del Centro Caribeño de Estudios con Primates y la Universidad de Puerto Rico.

El lugar parece el patio de una escuela. Los sociables macacos, en grupitos o parejas de mejores amigos, o trepando entre varios, son la prueba científica que permite vislumbrar el origen de nuestra tendencia a juntarnos y trabar amistades. Después de setenta años de trabajo de campo en el centro, los macacos están muy acostumbrados a la presencia humana. Dada la falta de depredadores y la abundancia de alimento, es un sistema perfecto para estudiar las relaciones sociales y las amistades entre nuestros primos cercanos del

camino evolutivo. Al igual que se demostró en humanos, la longevidad entre los macacos está asociada a tener relaciones sociales
fuertes, amigos con quienes pasar tiempo y lamerse y acicalarse, tal
como hacía Jojo con el gatito.

Los macacos de Cayo Santiago brindan una oportunidad perfecta para estudiar la amistad y las relaciones entre individuos en cuanto
a su impacto sobre el proceso de envejecimiento, y también de comprender cuándo comienzan estos efectos y en qué medida se producen las diferencias. En las macacas adultas, las parientes hembras son
posibles amistades. La cantidad de parientes cercanas o amigas cambia de acuerdo con la edad del individuo y está asociada a la necesidad
de protegerse. Las hembras que se encuentran en el pico de su actividad reproductiva (la edad de rendimiento máximo) tienen mayor
cantidad de amistades y mejores índices de supervivencia en comparación con las hembras de la misma edad, con menos amistades. Estas
amistades proporcionan protección. Sin embargo, las hembras mayores tienen más experiencia en cómo manejarse en el entorno social y
es menos frecuente que sean el blanco de agresiones, lo que excluye
la necesidad de gozar de tantas amistades. De aquí podemos concluir
que el apoyo social promueve la supervivencia, y que las estrategias
que se van aprendiendo a lo largo de la vida son importantes para los
animales ya que hacen que se requiera menos apoyo social para tener
«protección». Las relaciones no solo son importantes para los macacos, sino que también se asocian a una mayor expectativa de vida en
muchas otras especies sociables como los babuinos, los delfines y las
ratas, lo cual hace pensar en una base evolutiva común entre especies
hacia la amistad.

¿Y qué podría decirse de las relaciones sociales a lo largo de nuestra vida humana? Si bien la gran mayoría de los estudios hasta el
presente se han concentrado en la sociabilidad y la longevidad en
personas mayores, la ciencia se ha ido enfocando en determinar cuándo empieza a surgir esta asociación y cuánto dura. En los humanos,
en contraste con los macacos, el tamaño de la red social impacta en la
salud física tanto en los adultos jóvenes como mayores. Disponemos

de la «protección» que nos brinda la amistad tanto en los primeros años de la vida como en los últimos.

Mi amiga Lisa Berkman, conocida epidemióloga de la Universidad de Yale, publicó algunos de los primeros estudios que describen con detalle por qué las interacciones sociales son importantes y cuáles son los tipos de redes sociales que afectan nuestra salud e incluso hasta nuestra esperanza de vida. El grupo de Yale se basó en información tomada de encuestas de hogares de 2229 hombres y 2496 mujeres de entre treinta y sesenta y nueve años, que habían completado un cuestionario detallado sobre su estilo de vida y sus relaciones sociales, y de quienes se disponía de información de los siguientes nueve años sobre el momento y la causa de su muerte, entre otros datos. En reglas generales, el diez por ciento de los hombres y el seis por ciento de las mujeres que habían completado el cuestionario habían muerto, lo cual representaba 2,2 % de los hombres entre treinta y treinta y nueve años y hasta un veintiocho por ciento de los del rango de sesenta a sesenta y nueve años. Se estudiaron cuatro fuentes de contacto social o «vínculos» sociales: el casamiento, el contacto con amigos y parientes cercanos, la pertenencia a una congregación, y también a otros clubes o grupos. Salvo pocas excepciones, las personas de cada tipo de vínculo social presentaban índices de muerte significativamente más bajos que las que no tenían estos vínculos. A partir de estos estudios, muchos otros estudios longitudinales han ratificado el impacto de los vínculos sociales sobre las tasas de mortalidad.

Entonces, ¿a qué se debe que la intensidad de nuestras relaciones sociales, la cantidad de participación en estas, afecten nuestra mortalidad? Algunas de las explicaciones son: más estrés, niveles más elevados de hormonas vinculadas al estrés, más enfermedades cardíacas y más inflamación, en los casos en que no tenemos vínculos sociales fuertes. En apoyo a estas explicaciones, en un estudio más reciente de las redes sociales, un grupo de investigadores de Harvard encontró que la presencia de amistades y lazos familiares más sólidos permite predecir menores concentraciones de fibrinógeno, que es un factor coagulante en la sangre y causante de coágulos e infartos, e indicar la presencia de inflamación. Es realmente notorio cómo se relacionan los niveles altos de fibrinógeno y el aislamiento social. Presentaban el mismo efecto que un cigarrillo, un factor de riesgo altamente reconocido para los coágulos sanguíneos y el infarto.

Otra respuesta posible al por qué de esta asociación se encuentra también en las hormonas del estrés. La bióloga Lauren Brent declaró que, en el caso de los macacos de Cayo, quienes tenían redes sociales más débiles presentaban niveles más altos de hormonas del estrés. Si estas hormonas alcanzan niveles altos, desencadenan una cascada de respuestas fisiológicas que, producidas repetidamente, desencadenan enfermedades cardíacas y cerebrales y muerte temprana, lo cual explica aún más por qué la amistad funciona como un amortiguador de la enfermedad.

En otro experimento, John Capitanio, psicólogo de la Universidad de California, tomó biopsias de tejidos de ganglios linfáticos de monos que habían sido separados de su grupo social y los comparó con estudios de monos dentro de un grupo social. Los ganglios linfáticos son el motor de la respuesta inflamatoria e inmunitaria. Las biopsias mostraron actividad alta en genes inflamatorios y baja en genes que protegen contra los virus. En otras palabras, al no tener amigos, los genes activos aumentan la inflamación, lo cual es el trasfondo de una serie de enfermedades relacionadas con la edad. Por lo tanto, la inflamación y una mayor propensión a padecer infecciones son otras dos razones que permiten asociar la amistad, la enfermedad y la mortalidad. Estas observaciones en primates se corresponden con las realizadas en humanos en Roseto y en otras investigaciones sobre redes sociales.

Desde el sur de Kenia, la periodista científica Lydia Denworth describió los gestos sociales parecidos a los de los humanos que observó en otro grupo de mamíferos gregarios, los babuinos, que pasan gran parte del día abrazándose, acicalándose y jugando con los bebés propios y ajenos. Denworth relató la historia de un babuino hembra de Botswana llamada Sylvia, a quien los científicos apodaron «la reina mezquina» porque «causaba mucha incomodidad en el grupo, dispersaba a sus subordinados, mordía o golpeaba a los animales que no se apartaban de su camino». La mejor amiga de Sylvia era su hija, que desafortunadamente murió tras el ataque de un león. Entonces, la actitud de Sylvia se suavizó. Privada de su compañía más cercana, comenzó a ofrecerse a acicalar a quienes antes maltrataba, al igual que los niños que acosan en la escuela y luego tratan de hacerse amigos de los compañeros a quienes han intimidado. Esta historia ilustra cómo la amistad está programada en nuestro sistema; no es una elección o un lujo sino una necesidad fundamental para nuestra capacidad de prosperar y tener éxito en la vida. La amistad evoluciona en respuesta a una búsqueda de protección directa para nuestra salud mental y física. Dado que Sylvia estaba programada para la amistad, necesitaba desarrollar nuevos amigos una vez que su hija ya no estaba con ella.

Varios estudios también cargan contra el estereotipo que afirma que la amistad femenina crece a partir de charlas interminables entre mujeres y la amistad entre varones, a partir de la actividad compartida. Cuando se pidió a parejas de amigos varones que se hicieran preguntas profundas sobre sus sueños, valores y relaciones, declararon estar más satisfechos con sus amistades una vez mantenida dicha interacción. Llegaron a la conclusión de que, contra la creencia generalizada, muchas amistades masculinas también requieren de una profundidad no siempre evidente a primera vista.

◆

La amistad tiene orígenes genéticos profundos. Nuestros amigos más cercanos, las personas a quienes consideramos «almas gemelas», se nos parecen en un nivel biológico. Compartimos mayores niveles de ADN con amigos que con otras personas. Un estudio de California demostró que compartimos 0,1 % más de ADN con amigos que con un desconocido estándar. Puede que esta cifra no parezca muy elevada pero lo es, equivale al nivel de genética en común habitual entre primos. La mayoría de la gente ni siquiera conoce a sus primos lejanos pero, aun así, entre miles de posibilidades existentes, nos las ingeniamos para tener de amigos a personas afines y así, juntarnos con gente parecida a nosotros.

En otra serie de estudios, grupos de investigadores que analizaron cinco mil pares de amigos adolescentes realizaron algunas comparaciones genéticas, con la intención de aprender más sobre la amistad y el compañerismo en la escuela. Por regla general, los amigos tenían más información genética común en comparación con pares de personas elegidas al azar. Al igual que con la amistad, nos parecemos en genética con nuestros cónyuges. Tiene sentido ya que los humanos naturalmente nos acercamos entre personas con quienes tenemos algo en común: ¡incluso nuestros cónyuges!

Los genes influyen tanto en la elección de amigos como en la soledad. Como médica clínica, he visto que la soledad es una de las situaciones de tristeza más complejas a las que me he enfrentado. Es lamentable que esté creciendo como si fuera una epidemia para todas las edades, pero más aún para los grupos de edades avanzadas. El médico estadounidense Vivek H. Murthy, quien en el siglo XIX tuvo un cargo de autoridad en el servicio de salud pública de su país, describió con detalle cómo la soledad genera un estado que va aumentando en escala ascendente y generando toxicidad. Murthy redactó una serie de recomendaciones orientadas tanto a individuos como a la sociedad en general sobre cómo tratar esta dolencia, definiéndola sin reparo como un problema de salud pública y a la que consideró causante y contribución de muchas de las epidemias que abundan hoy en el mundo: el alcoholismo, las adicciones, la obesidad, la violencia, la depresión y la ansiedad, entre otras. Al igual que sucede entre los macacos, la soledad es tóxica para la salud humana debido a nuestro deseo innato de conexión. Hemos evolucionado para formar comunidades, forjar lazos duraderos con otras personas, ayudarnos y compartir experiencias de vida. En resumen, estamos mejor si nos juntamos.

Hay algunas estrategias claves que pueden ayudar en los casos de soledad. La mayoría son muy obvios, pero aun así, quiero detallarlos aquí. Pasar tiempo con nuestros seres queridos a diario. Centrarse en ellos. Olvidarse de las distracciones constantes y regalarle a otra persona el tesoro de nuestra atención plena, mirándola directamente a los ojos y escuchándola genuinamente. Y puede que suene contraintuitivo en un primer momento, pero abrazar la soledad porque el primer paso para tener relaciones firmes con otros es tenerla con uno mismo. La meditación, el arte, la música y el tiempo al aire libre pueden ser todas fuentes de alivio y diversión en solitario. Ayudar y recibir ayuda. Desde salir a ver cómo está un vecino, hasta buscar consejo, pasando por nada más que simplemente ofrecer una sonrisa a un extraño a lo lejos pueden ser acciones que nos hagan felices y nos ayuden frente a la soledad.

Lamentablemente, algunas de las intervenciones impuestas por la prevención del coronavirus, como «el confinamiento» y «la distancia social» incrementaron los grados de soledad de muchas personas. No podemos más que imaginar las consecuencias e implicaciones a largo plazo de estas políticas de salud globales y deberíamos estar abordando políticas de salud que puedan mitigar dichas consecuencias inevitables.

En abril de 2018, el gobierno del Reino Unido nombró a Tracey Crouch como la primera secretaria de Estado para la soledad, cargo creado por la primera ministra Theresa May el mismo año. Al momento de anunciarlo, la funcionaria afirmó: «Para demasiadas personas, la soledad es la triste realidad de la vida moderna». El cargo se creó en respuesta a un informe solicitado por el Parlamento que descubrió que más de nueve millones de personas en Gran Bretaña, un catorce por ciento de la población, se sienten solas con frecuencia o siempre. Se estima que la soledad tiene un costo para los empleadores del Reino Unido que alcanza los 3,5 billones de libras esterlinas por año. Según una investigación que realicé por mi cuenta, un cuarto de los adultos irlandeses se siente solo de vez en cuando y un cinco por ciento con frecuencia. Sin embargo, el hecho de vivir solo duplica la probabilidad de experimentar soledad. Los hombres que viven solos se sienten más solitarios que las mujeres que viven solas. La soledad se incrementa con la edad y las personas que la padecen tienen más probabilidad de sufrir depresión. Sin embargo, contrariamente a lo esperado, no encontré diferencia entre la probabilidad de sentirse solo para las personas que viven en entornos rurales comparado con los que viven en la ciudad en Irlanda.

Posiblemente, una de las experiencias culturales más sobrecogedoras relacionadas con la soledad se registre en Japón, donde la muerte de adultos mayores por esta causa recibe el nombre de *kodokushi*. El término define cuando una persona muere en soledad y nadie se percata hasta mucho tiempo después. La primera vez que esto sucedió apareció en las noticias por todo Japón y fue en el año 2000, cuando se encontró el cuerpo de un hombre muerto a los sesenta y nueve años, tres años después de su muerte. El alquiler y los gastos mensuales se cargaban automáticamente a su cuenta y sólo cuando se terminaron sus ahorros, alguien acudió a su casa, donde hallaron su esqueleto. El cuerpo había sido devorado por insectos y gusanos. En 2008, hubo más de dos mil doscientas muertes de este tipo en Tokio. En 2011, las cifras eran equivalentes. Un servicio privado de mudanzas de la ciudad de Osaka indicó que el veinte por ciento de su trabajo consistía en retirar las pertenencias de personas que mueren en soledad. Aproximadamente el 4,5 % de los funerales de 2006 eran casos de *kodokushi*.

Esta muerte afecta mayormente a hombres de cincuenta años o más. Se hipotetizó con varias razones que motivan el aumento de este fenómeno. El aislamiento social crece cada vez más en Japón dado que la población vive más tiempo, y en soledad, cuando antes vivía en casas multigeneracionales. Las personas no tienen contacto con familia y amigos y, así, es más probable que mueran solas y que no las encuentren hasta pasado un tiempo. Japón tiene los índices más altos de personas longevas en el mundo. Se espera que esta epidemia terrible de *kodokushi* no se replique en otros países donde también hay demografías con cada vez más personas mayores. El aislamiento social por lo general va de la mano de dificultades económicas. Muchos de los casos de *kodokushi* sucedían con personas que recibían asistencia social y que disponían de pocos recursos económicos. Existe una característica de personalidad en la sociedad japonesa llamada *gaman*, que consiste en resistir a las adversidades sin emitir queja alguna, y con frecuencia esto hace que las personas no pidan ayuda. Se ha caracterizado con frecuencia a las víctimas de *kodokushi* como personas que «pasan desapercibidas» a pesar de la ayuda familiar y gubernamental. Las políticas futuras deberían poner el foco en estos indicadores de alto riesgo.

La soledad no es exclusiva de la vejez, sino que está presente en todas las edades. En una encuesta reciente en los Estados Unidos, realizada a veinte mil participantes de dieciocho años o más, se registró que la soledad está presente en todos los grupos de edad. El apoyo social y las interacciones diarias significativas eran los factores más comúnmente asociados a la disminución de la soledad, al igual que lazos familiares fuertes, buena salud física y mental, cultivar las amistades y tener pareja. La sociedad social estaba en gran medida asociada con la soledad, seguida del exceso de uso de redes sociales y el uso diario de aquellas basadas en mensajes de texto.

Como podría esperarse, los cambios modernos en la estructura de la familia tienen implicaciones fuertes en la soledad. El tamaño de los hogares está reduciéndose y en Europa, el tipo de hogar que predomina es el del apartamento individual, lo cual coincide con la toma de consciencia de que la soledad es un tema que afecta a todas las edades. El esfuerzo que ponemos en nuestras relaciones incide en el nivel de apoyo que recibimos de ellas y en sus beneficios a largo plazo. Esto es así para todos los grupos etarios y los beneficios persisten a lo largo de toda nuestra vida. Los vínculos cercanos comprenden tanto a la familia como a los amigos. ¿Pero existe diferencia en los beneficios que cada una puede traer a la salud y el bienestar? ¿Deberíamos invertir más energía en los amigos o en la familia?

Cuando hablamos de familia, nos referimos principalmente a los hermanos, hijos, padres y cónyuges. Hace mucho tiempo que se sabe que las relaciones familiares armoniosas brindan efectos positivos en las personas, tanto de parte de cónyuges como de otros miembros de la familia cercana. También la amistad enriquece la salud y el bienestar.

William Chopik, psicólogo de la Michigan State University, llevó a cabo dos estudios a gran escala con el fin de comprender cuánta es la contribución relativa de los amigos y la familia a la buena salud y la felicidad a lo largo de la vida, y también en la vejez.

El primer estudio se realizó entre doscientos setenta y un mil participantes nacidos entre 1900 y 1999, que tenían de quince a noventa y nueve años y provenían de noventa y siete países diferentes. Se le preguntó a cada uno sobre la importancia que otorgaban a la familia y los amigos en su vida. También se les pidió que puntuaran su propia salud y felicidad. En relación con el bienestar, la pregunta era: «¿cuál es tu grado de satisfacción general actualmente?». El estudio se repitió más tarde entre un grupo de adultos de cincuenta años en adelante, con un promedio de edad de sesenta y siete. Se trataba de personas de quienes podría realizarse un seguimiento posterior a largo plazo, sobre cuestiones de salud crónicas como presión alta, diabetes, cáncer, trastornos pulmonares, infarto, angina, insuficiencia cardíaca, problemas emocionales, nerviosos o psiquiátricos, artritis o reumatismo y derrame cerebral. El objetivo era determinar si la calidad de las relaciones tenía impacto duradero a largo plazo en la salud de las personas de edad más avanzada.

Algunas preguntas vinculadas a la calidad de las relaciones eran: «¿consideras que ellos [los amigos cercanos o la familia] realmente comprenden el modo en que te sientes y en qué medida?» y «¿cuántas veces dirías que no responden a lo que necesitabas de ellos?». En ambos estudios se verificó que el apoyo de cónyuges, hijos y amistades tenía impacto en el bienestar y la felicidad subjetivos. Esto se observaba en todas las edades y persistía a lo largo de los años, hacia la vejez. Por el contrario, si las relaciones no eran fluidas, se observaba mayor probabilidad de enfermedades crónicas. De hecho, la tensión entre amigos y familia era la principal variable predictiva de la probabilidad de desarrollar enfermedades crónicas con el tiempo. Estos hallazgos están en línea con otras investigaciones sobre los beneficios generales a largo plazo de los vínculos cercanos, y la mayor importancia de la calidad antes que la cantidad de las relaciones que se tienen.

Entonces cuando los amigos y la familia son fuente de desarmonía y tensión, las personas experimentan más enfermedades crónicas; cuando son fuente de apoyo, las personas gozan de mejor salud. Aunque nuestra red social tiende a reducirse a medida que maduramos, dedicamos más atención y recursos a sostener las relaciones que tenemos y a maximizar nuestro bienestar. Entonces, si invertimos más en las relaciones con el tiempo, es más probable que acumulemos los beneficios que nos propician, lo cual redundará en una mejor salud y más bienestar en los años de la vejez.

Las amistades juegan un papel importante en la salud y el bienestar de nuestros últimos años de vida porque nuestra interacción con los amigos es consecuencia de nuestras elecciones, y hay mayor probabilidad de que mantengamos las amistades que más disfrutamos. Los días que interactuamos más con amigos, registramos mayores niveles de felicidad y un mejor estado anímico. Las amistades están fuertemente asociadas al bienestar porque los amigos con frecuencia comparten actividades de tiempo libre, en dosis limitadas que se deben a la espontaneidad con que suceden. Por el contrario, alejarnos selectivamente de las relaciones familiares que nos causan estrés o desagrado es considerablemente más difícil que abandonar amistades donde hay tensión, lo cual explica por qué las amistades tienen un impacto más fuerte en la felicidad que algunas relaciones familiares.

Las relaciones familiares tensas impactan negativamente en la salud. Si bien son un tipo de relación que muchas personas disfrutan, también pueden involucrar interacciones más serias y a veces, hasta negativas y monótonas. Por lo tanto, vale la pena invertir en las relaciones cercanas con el objetivo de un beneficio a la larga y una mejor salud, más felicidad y mayor bienestar, ¡e incluso para amortiguar los efectos negativos de las relaciones familiares tensas! Debemos hacer un esfuerzo consciente e invertir el tiempo y la atención necesarios para construir relaciones de calidad. Literalmente, no podemos permitirnos no hacerlo. También debemos tener en cuenta los datos científicos en caso de que nos enfrentemos a más pandemias en el futuro.

¿Y qué hay del matrimonio, la salud y la felicidad «hasta que la muerte nos separe»? Históricamente, se ha demostrado que de media, las personas casadas han demostrado niveles de felicidad superiores en los últimos años que quienes no se casan. Las personas separadas y divorciadas son menos felices, y las personas que nunca estuvieron casadas o quienes enviudaron, están en algún lugar en el medio. Tanto mujeres como hombres dan cuenta del efecto positivo del matrimonio. Pero ¿no será que las personas casadas son más felices porque ya lo eran desde un principio? Si bien los estudios muestran que las personas más felices tienen mayor probabilidad de casarse y permanecer unidas, esto no explica completamente esta relación. Las personas felices que se casan también terminan siendo más felices que las personas felices que no se casan. La relación entre matrimonio y felicidad es bidireccional, al igual que tantas otras cosas en la ciencia psicológica. En otras palabras, lo que marca la diferencia es lo que haces para fortalecer la felicidad como individuo y cónyuge y no el matrimonio en sí. No es necesariamente casarnos lo que nos hace felices sino formar parte de un matrimonio feliz. Me disculpo por expresar algo que es una obviedad, pero ¡es lo que muestran los estudios!

De hecho, según los estudios, es un hecho que la satisfacción en el matrimonio es un fuerte indicador de felicidad, más que el matrimonio en sí, y no sorprende saber que un matrimonio tóxico decididamente es malo para la felicidad. Las personas solteras que eligen no casarse nunca, pero tienen fuerte apoyo y sociabilizan de otras maneras, decididamente son más felices, y esta felicidad aumenta cuando un matrimonio no es feliz y se disuelve. Esto se verificó para hombres y mujeres. Las personas que permanecen en una relación que no va bien, solo por el hecho de mantener un ideal —por ejemplo, por las apariencias, por los hijos o por el sustento básico— sostienen el matrimonio, pero no favorecen ni a su propia felicidad ni a su salud. Todas las investigaciones realizadas desde hace años, en los campos del desarrollo humano, la psicología, la neurociencia y la medicina, tomadas en conjunto, llegan a la misma conclusión irrefutable: definitivamente es bueno para nuestro bienestar tener una relación a largo plazo, que es comprometida, que nos ofrece apoyo con total confianza y oportunidades para que nosotros podamos brindar ese mismo apoyo, y también un contexto social donde compartir experiencias significativas para nuestra vida.

La amistad implica tomar riesgos y compromisos, pero las gratificaciones de por vida que nos crea tener un círculo de amigos cercano hacen que valga la pena asumir estos riesgos e invertir tiempo en ellos. En un estudio que duró décadas, realizado por la Universidad de Harvard, se observó que las personas que disfrutaban de vínculos sociales fuertes hasta los ochenta años o más tenían menor probabilidad de presentar el deterioro cognitivo y la demencia que a veces acarrean los últimos años de vida. Un equipo de investigación de la Michigan State University estudió los aspectos de las relaciones sociales que más se asociaban a la memoria o el recuerdo. El estudio se realizó en diez mil personas de cincuenta a noventa años. Se estudió a los participantes durante seis años, a intervalos de dos años. Estar casado o en pareja, tener contacto frecuente con niños y amigos y experimentar menos tensión en las relaciones eran todos signos independientes que se asociaban con funciones cognitivas como la buena memoria y un menor grado de pérdida de memoria a la larga. Entonces, el mensaje es claro: con mucha frecuencia, las relaciones de calidad en nuestra vida son buenas para el cerebro.

En este punto quisiera enfatizar que la preocupación por la demencia, en particular en las personas que padecen problemas de memoria, es algo con lo que me que enfrento a diario y puedo comprender la necesidad de que se les ofrezca cierta tranquilidad en este aspecto. No todos los problemas de memoria son indicadores de demencia y la mayoría de este tipo de problemas son muy comunes, se relacionan con la edad y no evolucionan en demencia. Las funciones cognitivas se relacionan con múltiples habilidades mentales que usamos regularmente a lo largo de nuestro día, como el aprendizaje, el pensamiento, el razonamiento, la resolución de problemas, la toma de decisiones y la concentración. La soledad y el aislamiento causan el deterioro de todas estas habilidades mentales. La sociabilización, el intercambio con familia y amigos y la participación en distintas actividades y organizaciones nos protege contra los trastornos en el funcionamiento cognitivo y la demencia.

◆

¿Cuál es la explicación biológica de la relación entre nuestro cerebro y el hecho de tener amigos? En 2019, un equipo de colegas médicos de la University College de Londres realizaron un extenso informe acerca de la literatura publicada sobre los efectos de tres componentes del estilo de vida que influyen sobre la función cognitiva y la demencia: las redes sociales, las actividades de tiempo libre con actividad física y las actividades que no involucran el uso del cuerpo. Luego hicieron un resumen de las pruebas, en que tuvieron en cuenta las limitaciones de los estudios y si eran plausibles en el plano biológico. Se observó que los tres componentes presentaban beneficios sobre la función cerebral y las habilidades mentales, y también que tenían un efecto protector contra la demencia. Los tres parecían recorrer circuitos cerebrales comunes, y no separados, lo cual converge en tres teorías principales sobre las razones por las cuales desarrollamos demencia: la hipótesis de reserva cognitiva, la hipótesis vascular y la hipótesis del estrés. Me dedicaré a cada una brevemente para comprender mejor por qué la amistad modifica la salud del cerebro y la importancia de esto, desde el comienzo de la edad adulta en adelante.

Comencemos por un experimento con ratas que permite explicar mejor la teoría de la reserva cognitiva. Esta teoría postula que tenemos una «capacidad cerebral en reserva» que no siempre se usa, pero que podemos recurrir a ella en caso de necesitarlo, como si fuese una caja de ahorros en el banco. Las condiciones ambientales enriquecedoras para las ratas son las equivalentes a las de su vida salvaje, con cantidad de oportunidades de actividad física, de aprendizaje y de interacción social. Es el estado utópico para la rata. En este estado, se previenen los problemas cognitivos en las ratas adultas porque se aumenta la «cuenta de ahorros» cerebral, su reserva cognitiva. Por el contrario, un ambiente pobre, donde vive en soledad y sin actividad equivale a una función cerebral defectuosa. La buena noticia es que es parcialmente reversible si se enriquece el ambiente.

Tanto el cerebro humano como el de la rata tienen la capacidad de formar nuevas células cerebrales, nuevos vasos sanguíneos y nuevos circuitos de comunicación entre las células cerebrales a lo largo de la vida. Todo esto constituye la reserva cerebral. La estimulación mental, como la que surge del intercambio social, el ejercicio físico y la creatividad, aumenta la formación de estas estructuras y, por lo tanto, esta reserva. Las formaciones celulares nuevas y, así, la reserva cognitiva, tienen lugar predominantemente en tres áreas cerebrales principales: en el hipocampo, que se extiende a cada lado del cerebro y convierte la memoria a corto plazo en memoria a largo plazo; en el bulbo olfatorio, que se encuentra en la parte frontal del cerebro, encima de la nariz y rige el sentido del olfato; y en el córtex cerebral, que es importante para la concentración, la comprensión, la atención, el pensamiento, la memoria, el lenguaje y la consciencia. Entonces las formaciones cerebrales nuevas y la reserva cognitiva integran la mayor parte de nuestras funciones cerebrales importantes. Los estudios de resonancia magnética confirman que las personas que tienen mayor reserva cognitiva debido a la estimulación mental que produce el contacto social, toleran mejor la patología cerebral. Esto significa que aun si padecen demencia, es decir, presencia anormal de proteína en las células cerebrales, no muestran los signos de esta patología y aparentemente viven una vida con una función cerebral normal por poder recurrir a «una reserva de capacidades» mayor.

La estimulación social, mental y física que conlleva tener amistades y relaciones también incide en el sistema vascular. La presión arterial, el colesterol alto, los trastornos del corazón —en especial la fibrilación auricular de la edad adulta media— se asocian en todos los casos a la presencia de Alzheimer en la vejez. La sociabilización y las relaciones reducen la aparición de estas enfermedades vasculares, lo cual a su vez, reduce las causas vasculares de la demencia y contribuyen a explicar por qué el contacto social protege al cerebro.

La relajación y la reducción del estrés nervioso son la tercera explicación sobre el vínculo que hay entre la amistad y la demencia. Los individuos activos que mantienen contacto frecuente con otras personas y se relacionan en cada oportunidad que tienen, gozan de una probabilidad más alta de desarrollar emociones positivas como autoestima alta, competencias sociales y buen humor. Todas ellas disminuyen el estrés y los niveles de sus hormonas. Presentar mayor sensibilidad al estrés duplica el riesgo de demencia porque desencadena de modo crónico los niveles altos de cortisol. Si lo único que te vas a llevar de este libro es la determinación de tener más amistades, solo eso, ya supondrá una diferencia en tu edad biológica y en la de las personas de quien te hagas amigo.

4. Aburrirse no es una opción: la risa y el propósito en la vida

La risa o la sonrisa representan la distancia más corta entre dos personas. Los humanos estamos programados para ser felices y compartir esas experiencias felices con otros mediante la risa. Es un comportamiento social que usamos para vincularnos y comunicarnos. De hecho, es posible cuantificar la intensidad de una relación a partir del tono y tipo de risa que emiten sus miembros. ¡Pero esto no es ninguna novedad! La risa de un niño al que le hacen cosquillas, la risa de compromiso por los chistes que hace el jefe y la risa entre buenos amigos son todas muy diferentes, y transmiten el tipo de relación que existe detrás de ella. A medida que envejecemos ya no reímos tanto, pero los beneficios se mantienen de por vida. La risa es una manera sencilla de estimular muchas de las células involucradas en el proceso de envejecimiento, y por eso es muy importante a medida que envejecemos. Además de sentirnos bien, cuando nos reímos, mejoramos nuestra salud al realizar ejercicio muscular, producir un aumento de la respiración y mejoras en la circulación y digestión; y también debido a la catarsis emocional y el disfrute en general. Un niño sano ríe hasta cuatrocientas veces por día, mientras que los adultos mayores tienden a reír solo quince. El día en que escribí esto, reflexionaba sobre el hecho de que no recordaba haber reído en todo el día, ¡y ya eran las seis de la tarde!

La mayoría de las veces, el acto de reír tiene menos que ver con el humor que con el vínculo social. Usamos la risa y el humor para manejar situaciones, expresar nuestra disposición a interactuar con otros, mostrar a los presentes que estamos acuerdo con lo que dicen. También es más probable reír en compañía de otras personas. Una conversación entre amigos tiene un promedio de risa del diez por ciento; y claramente nos reímos más si conocemos a la persona con quien estamos y nos gusta. Lo que más presente tenemos en la vida son los otros seres humanos, cómo estos interactúan con nosotros y lo que piensan de nosotros. Por lo tanto, la risa es un elemento fundamental para las interacciones sociales y es relevante por su papel interactivo en el proceso de vincularnos con otras personas, algo clave en nuestra supervivencia, y que, además, afecta nuestra fisiología y psicología de forma significativa, como en el proceso de envejecimiento, entre otros.

Por lo tanto, la risa nos conecta con los demás, al igual que la sonrisa y la amabilidad. Y es contagiosa: se nos «pega» si alguien ríe, y más aún si es alguien conocido. La risa eleva el estado de ánimo y reduce los niveles de estrés de todas las partes involucradas.

También se ha observado que hay otras especies animales que ríen. Tiene sentido, por supuesto, porque forma parte de nuestra evolución como mamíferos y, si lo pensamos con detenimiento, la risa se parece mucho a un sonido animal. ¡Y especialmente en el caso de algunas personas! Los grandes simios se ríen cuando juegan en grupo. Los perros ríen y, cuando se preparan para la risa y el juego, tienen un modo particular de inclinarse. Incluso las ratas ríen: las madres hacen cosquillas a las crías para inducirles una respuesta de risa. El acto de las cosquillas en sí cumple un rol vinculante ya que forzosamente implica a dos personas o animales. Si intentamos hacernos cosquillas a nosotros mismos, veremos que no es posible, porque se trata de una interacción social unida a un acto de confianza. No podría suceder que se nos acercara un extraño por la calle y nos hiciera cosquillas. El intento solamente denota una actitud de juego, sin amenaza de por medio; el resultado es la risa.

Por lo tanto, existe una relación entre todos estos factores: el humor, la risa, el aprendizaje, el vínculo y la salud. En distintos momentos históricos, se han registrado relatos detallados sobre los beneficios del humor y la risa. Ya desde el reinado de Salomón, 971 a 931 a. C., en *El Libro de los Proverbios* se declara: «Un corazón alegre es el mejor remedio, mientras que el espíritu abatido reseca los huesos»; lo cual indica que ya desde ese entonces las personas comprendían que un espíritu alegre tiene efectos terapéuticos positivos.

Los médicos de la Antigua Grecia indicaban a sus pacientes que, junto con el tratamiento, acudieran a la comedia como parte importante del proceso de curación. Los primeros nativos norteamericanos usaban el efecto del humor y la risa en la sanación, y ponían al mismo nivel a sus curanderos que a sus payasos. Durante el siglo xiv, el cirujano Henri de Mondeville recurría al humor para distraer a los pacientes del dolor causado por una cirugía, ya que no hubo anestesia hasta 1847. Incluso en los casos de amputaciones, Mondeville recurría a la risa tanto antes como después de la cirugía para contribuir a la recuperación de sus pacientes. Fundamentó esta práctica en su libro *Cyrurgia*, donde expresaba: «Que el cirujano se ocupe íntegramente de la vida del paciente, y que lo conduzca hacia el júbilo y la felicidad, que permita a parientes y amigos cercanos acudir a alegrarlo, y que tenga alguien que le cuente chistes». El clérigo y académico inglés Robert Burton extendió esta práctica de usar el humor en el siglo xvi, en su caso, para tratar trastornos psiquiátricos, y lo analizó en su libro *Anatomía de la melancolía*. En el mismo período, el fraile alemán Martín Lutero, fundador de la religión luterana, usaba el humor para el tratamiento de trastornos psiquiátricos y como componente clave del acompañamiento pastoral. Lutero les recomendaba a las personas deprimidas que no se aislaran, sino más bien que se rodearan de amigos que les hicieran reír y que tuvieran con quien bromear. La relación entre risa y medicina es, por lo tanto, tan antigua como exitosa.

¿Y qué es lo que sucede cuando reímos? Fundamentalmente, la risa es un modo diferente de respirar. Cuando reímos, usamos los intercostales (los músculos entre las costillas) para extraer aire de los pulmones reiteradamente sin inhalar. Además, incrementamos la presión en el pecho porque la risa nos hace retener el aire e interrumpir el flujo regular y rítmico del que entra y sale. El incremento en la presión del pecho disminuye el flujo de la sangre al cerebro, lo cual hace que las personas a veces se mareen y hasta lleguen a desmayarse. Eso podría llegar a explicar lo de «mearse de risa».

Soy la directora fundadora de una clínica especializada en desmayos frecuentes en adultos. He visto algunos casos de pacientes que muestran una respuesta fisiológica a la risa. Su frecuencia cardíaca disminuye tanto que llega a detenerse y, en consecuencia, les baja la presión sanguínea y se desmayan. Recuerdo el caso inolvidable de una paciente a quien les sucedía esto cada vez que su suegro contaba un chiste. Siempre eran chistes obscenos; y se había vuelto algo tan habitual que la familia me trajo una gran cantidad de videos para mostrarme la frecuencia y las características de los desmayos cuando ella reía mucho. Conectamos a la paciente a los equipos de medición simultánea de presión arterial, frecuencia cardíaca y flujo sanguíneo al cerebro, y le pedimos al suegro que contara uno de sus chistes. Tal como se esperaba, ella estalló de risa y se desmayó. Comprobamos que su corazón se detenía momentáneamente y entonces, también el flujo sanguíneo al cerebro. Le colocamos un marcapasos para prevenir estos desmayos; y la divertida familia volvió al tiempo a verme y me trajo videos en que la paciente soltaba carcajadas y no presentaba las consecuencias anteriores. En otras palabras, el marcapasos comenzaba a funcionar cuando su corazón disminuía el ritmo y se prevenía cualquier detención cardíaca.

La risa proporciona alivio físico pues es como hacer «una rutina en el gimnasio». Una buena carcajada desde el estómago ejercita el diafragma, contrae los músculos abdominales y hace trabajar los hombros, lo cual deja los músculos más relajados. Incluso hace trabajar al sistema inmune y al corazón.

¿Y hay beneficios a nivel químico? Sí, porque la risa reduce los niveles de hormonas del estrés: el cortisol y la adrenalina. Un nivel bajo de cortisol estabiliza los azúcares en sangre y la insulina, regula la presión sanguínea y reduce la inflamación. La adrenalina es una sustancia química que produce una respuesta de tipo «lucha o huida», lo cual aumenta la presión arterial y la intensidad con que bombea el corazón. Está vinculada con los trastornos cardíacos y los infartos. Su efecto es el opuesto al de las hormonas de la relajación. Por lo tanto, reducir la adrenalina calma los sistemas nervioso y cardíaco. Se ha demostrado que la disminución o bloqueo del efecto de la adrenalina mediante la risa ha funcionado en pacientes que tuvieron un infarto. Con un único episodio de risa plena a diario se reduce la tasa de infarto recurrente en un cuarenta y dos por ciento.

La risa también aumenta los niveles de endorfina, la sustancia química que el sistema nervioso produce naturalmente para lidiar con el dolor o el estrés. Es la sustancia que hace que nos «sintamos bien». A la vez, aumenta los niveles de serotonina y dopamina, dos endorfinas que tienen un papel determinante en las sensaciones de placer, motivación, memoria y gratificación. Nos hacen sentir calmados, tranquilos, con confianza y relajados. Cuando los niveles de serotonina y dopamina son bajos, estamos nerviosos, irritables y estresados. Algunas sustancias, en especial la cocaína y la nicotina, son adictivas porque estimulan el sistema de gratificaciones gestionado por la dopamina en el cerebro. Así que mucho mejor estimular estos sistemas mediante la risa, que no tiene efectos adversos sino solamente numerosos beneficios.

Las endorfinas no solo responden al dolor y al estrés. También tienen un rol en la respuesta inmune y en las «células T asesinas», que ayudan a combatir infecciones. Dado que la función inmune disminuye con la edad, estimular las endorfinas es especialmente beneficioso en personas mayores. Los niveles altos de hormonas del estrés también debilitan el sistema inmune, así que bajar estos niveles es una forma en que la risa frecuente beneficia la inmunidad y reduce la aparición de infecciones.

Incluso el momento de anticipación a una buena risa alegre puede resultar beneficioso para nosotros. Si tenemos la expectativa de que vamos a reír, se despierta el sistema hormonal y químico que nos lleva a tener energía positiva, incluso antes de que comience la risa. En un experimento en que se medían los niveles hormonales de un grupo de voluntarios que sabía que iban a ver un video de humor, pero se los estudiaba antes de comenzar la película, se verificó que las sustancias químicas beneficiosas como la endorfina alcanzaban niveles tan altos como del ochenta y siete por ciento, y esto desde el punto de referencia al inicio del estudio, solo con la anticipación. Esta misma anticipación anulaba el efecto de las hormonas del estrés, cortisol y adrenalina, hasta en un setenta por ciento. Así que, la próxima vez que estés a punto de ver tu comedia favorita en la televisión, que sepas que estás aumentando tu reserva de salud y tus recursos. ¿No está mal, no?

El pronóstico de la Organización Mundial de la Salud es que la depresión pronto supondrá la segunda causa más común de discapacidad en el mundo. Cuando estamos deprimidos, bajan nuestros niveles de neurotransmisores cerebrales como la noradrenalina y las endorfinas (la dopamina y la serotonina) y empieza a fallarnos el circuito de control del humor del cerebro. Debido a que la risa altera los niveles de dopamina y serotonina, las terapias basadas en ella funcionan para los pacientes con depresión, ya sea como tratamiento aislado como en complemento con medicación antidepresiva. Hay cantidad de sitios web que brindan información sobre la terapia de la risa y el yoga de la risa. Sin duda, después de esta larga lista sobre las ventajas de la risa, ¿no deberíamos intentar asegurarnos de disfrutar y reír tanto como podamos en cada período de nuestra vida? Y sí, la cantidad de veces que reímos disminuye a medida que envejecemos, pero el potencial de sus beneficios físicos y psicológicos sigue ahí, solo necesitamos hacer el esfuerzo de incentivarlo.

◆

El sentido de propósito está muy en línea con los beneficios que trae la risa. Es una fortaleza psicológica clave que comparte muchos de sus beneficios biológicos. Uno de los primeros médicos en describir en detalle el valor del propósito fue un psiquiatra que pasó tres años en un campo de concentración nazi, desde donde estudió el modo en que el propósito podía llegar a salvar una vida. Su nombre era Victor Frankl. Desarrolló una forma de psicoterapia usada hasta el día de hoy e inspirada en lo que observó en los campos.

Frankl publicó sus experiencias y observaciones de aquellos días en un libro que se editó en el año 1946, *El hombre en busca del sentido*. Su enfoque sobre el estrés se centra en la importancia de «tener un propósito» en la vida, más allá de las circunstancias. Es posible imaginar el desafío que debe haber sido para los prisioneros de estos campos encontrar un propósito para la vida. Y aun así, esto fue lo que Frankl describió y postuló: que quienes adoptaban esta postura y encontraban un propósito podían soportar mejor las graves y espantosas circunstancias a que se exponían. Su método psicoterapéutico consistía en hacer que sus pacientes identificaran un propósito para la vida, algo que los hiciera sentir con energía positiva, y luego se imaginaran de la forma más vívida en ese resultado. Según Frankl, el modo en que un prisionero de un campo de concentración imaginaba el futuro afectaba su longevidad: «quien tiene una razón para vivir puede soportar casi lo que sea». Frank afirmaba que:

«…puede privarse a un hombre de todo excepto de una sola cosa. La libertad humana definitiva consiste en poder elegir qué actitud tomar en determinadas circunstancias y elegir el propio camino. Y siempre hay una elección de algún tipo. Cada día, a cada momento, se nos ofrece la oportunidad de tomar una decisión, una decisión que determina si te someterás o no a esos poderes que amenazan con robarte lo que eres, tu propio ser, tu libertad interior; que determinan también si te convertirás en un juguete de las circunstancias, si renunciarás a la libertad y la dignidad y permitirás que te conviertan en un simple prisionero.»

Frankl concluye que el sentido de la vida se encuentra en cada momento en que vivimos; la vida nunca deja de tener sentido, incluso en medio del sufrimiento y de la muerte. En una sesión de terapia grupal, en un momento en que los prisioneros del campo estaban sufriendo más de lo habitual porque les habían retirado su ración de comida como castigo por tratar de proteger a un individuo anónimo frente a las consecuencias fatales de quienes los oprimían, Frankl les propuso considerar la idea que en cada situación desesperada, para cada una de las personas, siempre hay alguien que la mira desde un plano superior. Puede ser un amigo, la familia o hasta Dios, y ese ser espera que no le decepcionemos. Este fue el enfoque que usó para animar a los reclusos a que encontraran un propósito para sus acciones.

Frankl describió a partir de sus experiencias y observaciones que las reacciones psicológicas de un recluso no son solo resultado de su condición de vida sino también de la libertad de elección que tiene a cada momento, incluso inmerso en el sufrimiento más grande. La fuerza que alguien tiene para aferrarse a su espíritu le dará autoconfianza suficiente para poder ver el futuro con esperanza; solo está perdido quien pierde la esperanza. Esta fue una de las primeras investigaciones, y de las más profundas, sobre lo valioso de tener un propósito. Frankl continuó su investigación y métodos terapéuticos una vez liberado y murió en 1997 a los noventa y dos años de edad. Su libro vendió más de dieciséis millones de copias y fue traducido a cincuenta idiomas.

Hoy sabemos que tener un propósito es esencial para vivir una vida feliz y más duradera. A veces, a medida que se acerca la vejez, las familias se dispersan, dejamos de trabajar y de socializar con otras personas y perdemos el sentido del propósito. La vida parece un sinsentido que no nos lleva a ninguna parte. La noción de propósito tiene que ver con realizar actividades reflexivas en que los individuos perciben que su existencia es significativa y que va en dirección de los objetivos que se proponen.

Es fácil caer en la trampa de creer que no hay propósito. Si alguien se siente así, debe tratar de inventarse uno. Hay personas que pierden el sentido de propósito cuando se jubilan; otras, en cambio, asumen nuevos desafíos. La mayoría de los voluntariados los realizan personas retiradas. Existe cantidad de datos que demuestran que las personas que se ofrecen como voluntarias presentan menos depresión y mejor calidad de vida. Se necesitan tantos voluntarios en tantas áreas diferentes del mundo actual, que hay cantidad de opciones para elegir. El hecho de ser abuelo, por ejemplo, ofrece un sentido de propósito de múltiples maneras, es un aporte significativo a la fuerza de trabajo porque permite que los padres mantengan sus empleos y así incrementar la capacidad económica nacional e individual; de este modo produce muchas ventajas para la red de la familia extendida. Es característico de las personas centenarias, tener un sentido de propósito permanente; esto se vio en especial en las Zonas Azules, donde las personas tienen denominaciones particulares para «levantarse cada mañana con un propósito claro para ese día». Los okinawenses lo llaman «*ikigai*» y los nicoyanos, «plan de vida».

Se ha verificado que ciertas actividades como cantar en un coro, hacer jardinería o volver a estudiar, dan un sentido de propósito y proporcionan beneficios para la salud mental. El propósito se amplifica mediante la creatividad. Las investigaciones neurológicas muestran que hacer algo artístico mejora el estado de ánimo y también la función cognitiva, porque produce conexiones más sólidas y fuertes entre las neuronas. El arte fortalece la reserva cognitiva, es decir, la capacidad que el cerebro deja disponible para que la usemos cada vez que necesitemos, lo cual le permite compensar cualquier patología activamente mediante el uso de redes cerebrales más eficientes o estrategias alternativas. Hacer algo artístico y hasta consumir arte produce cambios en el cerebro equivalentes a readaptarlo, restructurarlo, darle nueva forma. Según el doctor Bruce Miller, neurólogo especializado en comportamiento de la Universidad de California, si bien es inevitable que el cerebro envejezca, las capacidades creativas no se deterioran, lo cual refuerza la contribución a la «reserva de capacidades cerebrales». La imaginación y la creatividad florecen en los últimos años de la vida, lo cual ayuda a realizarnos en nuestro potencial único y no vivido aún, y a consolidar una inteligencia cristalina, que es la que desarrollamos a partir del aprendizaje y de experiencias pasadas. Las personas que realizan una actividad artística semanal tienen mejor salud física y mental, van menos al médico y consumen menos fármacos que quienes no lo hacen. Y sus beneficios duran hasta dos años.

El filósofo y científico griego Aristóteles es una de las figuras intelectuales más importantes de la historia occidental. Sus ideas dieron origen a algunos de los avances más profundos del razonamiento humano. Pero nuestra sociedad y educación modernas se concentran más en los descubrimientos a partir de estas ideas que en los procesos mentales por los cuales se produjeron. Aprendemos sobre las grandes ideas y el nombre de los genios creativos, pero no nos enseñan los procesos mentales o las técnicas de pensamiento que usaron para mirar lo mismo que el resto y ver algo diferente. Albert Einstein afirmó que «la creatividad es inteligencia divirtiéndose». Ciertamente es el acto de tener ideas nuevas e imaginativas y hacerlas realidad. Se caracteriza por la capacidad de percibir el mundo de modos nuevos, encontrar patrones escondidos, conectar entre fenómenos que no parecen tener relación y generar soluciones. Empleamos la creatividad en la escritura, escultura, pintura y tantas otras formas de expresión.

Soy la directora de un instituto para el envejecimiento saludable en Dublín. Además de visitar pacientes y llevar a cabo investigaciones de manera continua, ofrecemos un centro de actividades artísticas donde los pacientes junto a sus familias y los integrantes del personal pueden dejar volar la imaginación artística. Este pequeño lugar en medio de un ajetreado hospital es una fuente de diversión y placer constantes, de donde surgen enfoques nuevos e ideas asombrosas, que se generan mediante la poesía, la música y otras muchas artes.

◆

Algunas personas encuentran el sentido de propósito en la religión. Ser practicante de una religión, tener una creencia o creer en la espiritualidad, son todas cuestiones asociadas con muchos factores psicológicos favorables: menos depresión y ansiedad, mejor memoria, mejor posibilidad de planificación y de organización de actividades y, en general, una vida más larga. Nuestras investigaciones han probado con rotundidad que hay una relación beneficiosa entre la práctica religiosa y algunos casos de enfermedad cardíaca y muerte, pues observamos una disminución de la presión arterial y mejores niveles de inmunidad en los adultos irlandeses estudiados. Si bien algunos modelos resaltan la relación de la salud con las prácticas espirituales individuales, como la meditación, hay muchas otras que enfatizan la importancia de formar parte de servicios organizados, donde se suman los beneficios del factor social y cultural.

La práctica religiosa es también un mecanismo de defensa y es difícil desentrañar los efectos positivos del compromiso social, la socialización y la meditación, de los recursos individuales. Aunque la relación entre la religión y los problemas de salud mental, como depresión y ansiedad, es compleja, el efecto general de la relación entre ambas es positivo. En países como Suecia, donde el Estado se responsabiliza de aspectos importantes de la calidad de vida, como la salud y la educación, la religión no es una variable indicadora fuerte de la satisfacción en la vida. Esto sugiere que la religión es, al menos en parte, un medio para satisfacer ciertas necesidades que de otro modo son difíciles de satisfacer.

Hay una cantidad de estudios considerable sobre la relación entre salud y religión en pacientes que presentan enfermedades potencialmente mortales. Por ejemplo, en casos de cardiopatías congénitas (enfermedad cardiaca de nacimiento), la práctica de la fe religiosa incide positivamente en una mejor calidad de vida. Lo mismo se observó en personas sometidas a diálisis por enfermedades graves del hígado y para quienes se recuperan de un infarto.

En resumen, es evidente que la risa y el sentido de propósito en la vida son cruciales para una mayor longevidad y mejor salud. Y lo más importante: está en nuestras manos asegurarnos de que ambos tengan un lugar central en nuestra vida y de alentar a otros a que se den cuenta de su potencial.

5. Dormir (realmente) bien

El tiempo total que pasamos durmiendo durante toda nuestra vida, o al menos en la cama, es de veintiséis años y medio de media. Para algunos, no es más que apoyar la cabeza en la almohada y quedarse dormido; pero para otros no es así. Muchas personas tienen dificultades para dormir, lo que sucede con más frecuencia a partir de la mitad de la vida adulta. Dormir mal es un problema demasiado habitual con el paso de los años.

Existe la idea equivocada de que nuestro cerebro no hace nada mientras dormimos, que está inactivo, cuando realmente sucede lo contrario. Más que un estado inactivo o pasivo, en que cuerpo y cerebro «se apagan» para descansar y recuperarse de las actividades de la vigilia, el cerebro atraviesa patrones de actividad característicos a lo largo de cada fase del sueño. A veces llega a estar más activo durante el sueño que en la vigilia. Si dormimos mal por la noche, es más probable que nos sintamos tristes o deprimidos, que tengamos problemas de concentración y falta de memoria. En este capítulo, quisiera explicar el porqué y ofrecer algunas soluciones a los problemas de insomnio.

Comencemos por lo más básico: ¿por qué dormimos? Estamos fuertemente predeterminados para dormir cada noche como modo de restaurar el cuerpo y la mente. Hay dos sistemas en interacción que establecen los ritmos de transición entre sueño y vigilia: el «reloj» biológico interno y los factores externos como la luz y el ruido; ellos explican también la razón por la cual, en condiciones normales, lo regular es estar despiertos durante el día y dormir por la noche.

Hasta los años veinte, el mundo científico consideraba que durante el sueño el cerebro estaba en estado inactivo. La concepción general era que cuando caía la noche y disminuían los estímulos sensoriales del ambiente, también disminuía la actividad cerebral. En esencia, los científicos creían que el cerebro se apagaba y nada más. Pero cuando empezaron a estudiar la actividad cerebral mediante sensores en el pericráneo, que medían la «electricidad» de las ondas cerebrales —es decir, mediante electroencefalograma (EEG)—, observaron que el acto de dormir era dinámico. No nos apagamos nunca y el sueño pasa por estadios que se repiten durante la noche.

Las fases del sueño se definen según haya o no movimiento ocular o REM (por su sigla en inglés, *rapid eye movement*). Las fases son cuatro y quisiera explicarlas brevemente, ¡pues entiendo que pasamos mucho tiempo durmiendo y debemos comprender lo que nos sucede! Durante las tres primeras fases, llamadas N1, N2 y N3, vamos entrando en un estado de sueño profundo, que llega a su pico máximo en la tercera, durante la cual los ojos están quietos, por lo que se la llama «sin movimiento ocular rápido» o NREM (por su sigla en inglés, *no rapid eye movement*). La última fase es aquella en la que soñamos y en la que se producen los movimientos oculares rápidos (o sueño REM). Estas cuatro fases conforman un único ciclo del sueño, que dura entre sesenta y noventa minutos. Nuestro cuerpo pasa automáticamente de una fase a otra en secuencia y se despierta de forma natural pasado un promedio de ocho horas (con suerte). Las cuatro etapas del sueño son esenciales para que el cuerpo se repare y realice las tareas de mantenimiento centrales a su funcionamiento. Cada etapa tiene una función diferente y todas tienen patrones característicos en el EEG. Ahora bien, ¿qué diferencias hay entre las cuatro fases del sueño y cuáles son las más importantes?

La fase inicial de cada ciclo es la N1. Tiene una duración de unos diez minutos de media. Es la etapa de sueño más liviano y es fácil despertarse durante ella. Le sigue la fase N2. Casi el cincuenta por ciento del tiempo total que dormimos se pasa en esta fase pero es un período relativamente corto, en que nuestro cuerpo ajusta su fisiología, baja los niveles de actividad y se prepara para entrar en la fase que sigue: N3, la fase más larga del período de sueño y la más restauradora. A nivel físico, durante la fase N2, disminuyen la frecuencia cardíaca, la respiración y otras funciones corporales; también baja nuestra temperatura corporal y presión arterial. Es más difícil despertar a alguien que está en esta fase que en la N1. LaN3 es la fase también denominada la de sueño profundo o delta, debido a que el cerebro produce ondas largas y lentas, llamadas delta. Disfrutamos de una inconsciencia completa en esta fase del sueño y casi cualquier estímulo externo puede pasar desapercibido, ya sea de luz, sonido o movimiento. Es difícil despertarse y en caso de que lo hagamos, nos sentimos desorientados (a lo que se ha denominado a veces «quedarse traspuesto»). Es en esta fase donde habitualmente tienen lugar los trastornos del sueño.

El sueño profundo es, a nivel fisiológico, la etapa más profunda de todas. Cuando entramos en ella, el cuerpo libera hormona del crecimiento, una sustancia potente que tiene un rol vital en la reparación del cuerpo y las células cerebrales. Se limpian otras sustancias acumuladas, se reparan los tejidos, que vuelven a crecer, crecen los músculos y huesos, especialmente en los niños en etapa de crecimiento. Se considera que el sueño profundo es la parte más renovadora de todo el ciclo de sueño. Es efectiva en borrar por completo la necesidad de sueño acumulada durante un día normal de actividad y tiene un rol clave en contribuir a la limpieza del cerebro para aprendizajes nuevos al día siguiente. Nuestros períodos más largos de sueño rejuvenecedor profundo ocurren en los dos primeros ciclos. A medida que los ciclos se suceden, se acorta la fase N3 y la reemplaza la N2 y la etapa REM. La cantidad de sueño disminuye a medida que envejecemos. En los niños pequeños, las fases N1 a N3 son más largas, y luego van disminuyendo con el crecimiento.

La cuarta fase es la que se conoce como sueño REM, en ella suceden los movimientos oculares rápidos por debajo de los párpados, el cuerpo está enteramente quieto, se incrementa la frecuencia cardíaca y la respiración, y empezamos a soñar. Como los músculos de los brazos y piernas están paralizados temporalmente durante esta fase, no nos es posible «representar con el cuerpo» lo que soñamos. Aunque a veces nos despertemos convencidos de que hemos soñado durante toda la noche, en realidad esta es la única fase en la que lo hacemos. Entre los efectos más importantes de la fase REM podemos nombrar: la estimulación del lenguaje, el procesamiento de las experiencias diurnas y los pensamientos, y la consolidación de la memoria hacia el almacenamiento a largo plazo. Para tener un funcionamiento normal durante el día, todos necesitamos tener suficiente sueño de fase REM. Los síntomas ante su falta pueden ser: problemas mentales como falta de memoria, alucinaciones, cambios de humor e incapacidad de concentración, entre otros. Entre los problemas físicos pueden nombrarse: disminución de la temperatura de los órganos internos, trastornos del sistema inmune y, en casos extremos, la muerte.

Vale la pena detenernos en los trastornos del sueño porque al menos un tercio de la población mundial los padecemos. En mi experiencia, los pacientes y sus familias se preocupan por estos trastornos, pero la mayoría no causa problemas en el futuro y no debemos preocuparnos por ellos. Estas alteraciones ocurren mayormente porque el cerebro está hiperactivo durante el sueño y casi todos se vuelven más frecuentes con la edad.

A lo largo de los años, he tenido muchos pacientes con trastornos del sueño; por ejemplo, un paciente a quien llamaré Peter (no es su nombre real) que durmió sin problemas hasta los setenta y tres años y a esa edad comenzó a tener atracones nocturnos. Se despertaba de golpe, se levantaba y se iba la cocina, llenaba un plato, se lo comía entero y volvía a acostarse. Al día siguiente, no se acordaba de nada. Esto le sucedió durante un año casi semanalmente. Tanto él como su esposa pensaban que no sería nada. Sin embargo, una noche estos «atracones» cambiaron por completo. La esposa se despertó y vio que Peter intentaba comerse las páginas del libro que tenía al lado de la cama. Cuando trató de detenerlo, él la golpeó. A la mañana siguiente, no recordaba nada del episodio, pero el ojo morado de su esposa era una prueba irrefutable.

Peter vino a verme por problemas de presión sanguínea y, durante la consulta, la esposa mencionó el comportamiento nocturno. Le realizamos un estudio de sueño, con registro de EEG mientras dormía, y a partir de los resultados, junto con el relato de lo que le sucedía, le diagnosticamos trastorno del sueño REM. Si te acuerdas, durante esta fase, nuestro cuerpo queda temporalmente paralizado. El trastorno se produce por una disfunción de la parte del cerebro que normalmente suprime la actividad muscular mientras las personas sueñan y las hace quedarse paralizadas para no representar con el cuerpo lo que sueñan. El cerebro de Peter le permitía moverse sin restricción durante esta fase, por eso podía ir hasta la cocina totalmente dormido. El trastorno del sueño REM es más frecuente con la edad y se presenta en un diez por ciento de las personas mayores de setenta años. Es tratable, si se toma una medicación que remodela las ondas cerebrales de funcionamiento anormal. Una vez tratado, Peter dejó de tener episodios de atracones nocturnos.

Un trastorno conocido es el «sonambulismo», en que la persona parece despierta, con los ojos abiertos, pero en realidad duerme. Como los anteriores, también es frecuente: una de cada diez personas lo experimentará en algún momento de la vida. Afortunadamente, no se relaciona con ningún problema de salud significativo, si bien el acto en sí tiene riesgos de accidente.

Otro trastorno del sueño es la incontinencia o enuresis nocturna. Es frecuente en niños, pero en algunos casos puede persistir en la vida adulta e incluso empeorar. En otros, se recupera el control de esfínteres pasada la infancia, pero se pierde nuevamente más adelante. Para los hombres es un tema particularmente frecuente, ya que a menudo la glándula próstata se agranda con la edad y presiona la vejiga, lo cual es irritante y hace que aumente la frecuencia de la necesidad de orinar. El tratamiento «conservador» consiste en interrumpir el consumo de líquidos desde las cuatro de la tarde. También hay medicaciones efectivas para la irritación de la vejiga.

Los «terrores nocturnos» aparecen en un diez por ciento de los niños, principalmente entre los tres y siete años. La mayoría de nosotros los superamos al crecer, pero puede persistir en un dos por ciento de los casos. Recuerdo bien uno muy triste y dramático que sucedió hace algunos años en el Reino Unido. Un minero retirado, un esposo dedicado y cariñoso con su mujer, con quien llevaba cuarenta años casado, la estranguló durante un episodio de terror nocturno. El hombre había sufrido estos ataques persistentes desde la niñez. Estaba teniendo una pesadilla en la que soñaba que un joven delincuente se había colado en su caravana de noche y él lo golpeaba para ahuyentarlo. En esta pelea, dormido, estranguló a su esposa. En cuanto se despertó, llamó al número de emergencia, desesperado, llorando y diciendo que había matado a su mujer. El hombre fue absuelto de todos los cargos por su largo antecedente declarado de terrores nocturnos y la clara prueba de que estaba devastado por lo sucedido. La fiscalía determinó que no estaba en control de sus acciones y que no suponía un peligro para nadie más.

Por supuesto que esto fue un caso excepcionalmente raro y trágico. En la mayoría de los episodios de terrores nocturnos, la gente se sobresalta y se despierta de golpe aterrorizada, confundida y sin posibilidad de comunicarse. Puede que pataleen o que salgan de la cama durante dichos episodios. Los terrores ocurren durante la fase de sueño profundo, no requieren de un tratamiento específico y por lo general, no son indicadores de ningún otro problema subyacente.

La llamada «parálisis del sueño» es un trastorno frecuente en adultos, donde tenemos la sensación de no poder mover el cuerpo o los miembros, ya sea al dormirnos o al despertarnos. Casi dos tercios de las personas hemos tenido esta experiencia alguna vez. A menos que aumente en frecuencia o que cause otros problemas, no es necesario tratarla y no producirá mayores daños. A algunos de mis pacientes, cuando les ha sucedido, creen haber tenido un pequeño infarto o estar en riesgo de tenerlo: es muy comprensible, dados los síntomas, pero no es así.

He experimentado en persona las alucinaciones del sueño y no son nada agradables. Durante mis primeros años como médica, en la residencia rotatoria, tuve un puesto con un horario alterno: trabajaba todos los días de ocho de la mañana a seis de la tarde, y en los días alternos debía quedarme de guardia veinticuatro horas. El hospital tenía una enorme demanda y yo estaba en un estado de agotamiento constante. Cuando dormía, me despertaba a cada momento convencida de que se me apagaba el busca y llamaba a la centralita para saber si alguien me había llamado: nunca era el caso. Se trataba de una alucinación auditiva por la cual yo escuchaba un pitido de emergencia que no existía. Una vez que pasé a un horario menos demoledor y pude dormir más, desaparecieron las alucinaciones. No soy la única a la que le sucede esto: uno de cada cuatro personas presenta alucinaciones vinculadas al estrés o la fatiga, sin importar la edad.

En algunos casos en que las alucinaciones no son producto de estos dos factores y, en cambio, son reiteradas y aterradoras, por ejemplo, si la persona cree ver, escuchar, tocar o percibir algo que no está ahí, se trata de una forma de epilepsia conocida como narcolepsia. En este caso, debe estudiarse porque tiene tratamiento.

Si bien lo común es que en las sociedades occidentales las personas duerman de corrido durante un único bloque de unas ocho horas, y que sea por la noche, este no es el único patrón de sueño. De hecho, llevar esta rutina sin tomar una siesta por la tarde puede parecer algo anormal para muchos. En las culturas provenientes de zonas cálidas, la siesta de la tarde es una práctica muy común incorporada en la rutina.

Este horario para la siesta típicamente coincide con un leve decaimiento del sistema interno de alerta del cuerpo. Esta señal, que va disminuyendo durante el día para compensar la tendencia hacia el sueño, disminuye a mediados de la tarde, lo cual le da ventaja al sueño sobre la vigilia. Es común que la siesta suceda en el horario más caluroso del día y que venga después de un almuerzo copioso, lo cual explica por qué las ganas de dormir por la tarde quedan asociadas al sol de este horario y a una comida pesada. Es el peor horario para dar una conferencia, en particular para un público mayor, que por lo general se echa una siesta después del almuerzo.

Hay personas que con una siesta de diez minutos ya se sienten renovadas. Hay otras que necesitan veinte. También una siesta de noventa minutos puede ser buena para revitalizarnos o recargar el sistema, siempre y cuando se complete el ciclo NREM-REM. Sin embargo, dependerá del comportamiento individual de cada uno ante el sueño. Con el tiempo, aprendemos a reconocerlo y sabemos cuál es la mejor duración para una siesta. Para alguien que tiene insomnio, la siesta puede confundir el reloj corporal y empeorar los despertares nocturnos. Si eres de dormir siesta, trata de hacerlo antes de las tres de la tarde. A medida que envejecemos, nuestro sueño va fragmentándose y se vuelve más común dormir durante el día. Algunas personas lo necesitan para seguir en funcionamiento y regenerar energía. Otras saben que dormir durante el día exacerba los problemas para dormir de noche. Lo mejor es identificar el propio patrón de preferencia y mantenerlo, aun a sabiendas de que las necesidades y los patrones cambian con la edad.

Podemos recurrir al sueño para mejorar los procesos de aprendizaje. Echarnos a dormir un rato después de aprender algo mejora sistemáticamente nuestra capacidad de retención de los contenidos aprendidos. Y por supuesto que también sucede a la inversa —lo cual no sorprende, teniendo en cuenta el papel del sueño en la consolidación de la memoria— el sueño insuficiente reduce la capacidad cognitiva, la concentración, la memoria y el aprendizaje.

Con respecto al sueño y los trastornos de ansiedad, decía William Shakespeare en su obra *Macbeth* que el sueño es «el bálsamo de las mentes heridas». Según demostraron algunas investigaciones de la Universidad de California, en Berkeley, una noche de sueño ininterrumpido estabiliza las emociones y una noche sin dormir dispara los niveles de ansiedad a niveles de hasta el treinta por ciento. El número de norteamericanos de edad adulta que presenta desórdenes de ansiedad llega a los cuarenta millones aproximadamente, y esta cifra va en aumento constante. Para llegar a calmarnos y reiniciar nuestro cerebro durante un estado de ansiedad, lo ideal es que alcancemos el sueño profundo NREM. Si nos damos suficiente sueño profundo, lograremos disminuir estos niveles de un día para otro, porque se reorganizan las conexiones cerebrales, se restaura la actividad de las áreas que regulan las emociones y disminuyen la frecuencia cardíaca y la presión arterial. La cantidad y calidad del sueño de una noche a la otra permite predecir el nivel de ansiedad que tendremos al día siguiente. Hasta un cambio sutil del sueño nocturno puede afectar el nivel de ansiedad. Entonces, ¿por qué no nos dedicamos a permitirnos dormir todo lo profundamente que necesitamos?

El ejercicio físico vigoroso por la noche, como una caminata rápida, pone en alerta al sistema nervioso simpático y produce la secreción de hormonas estimulantes y neurotransmisores que dificultan que nuestro cuerpo y mente pasen al modo sueño. Por lo tanto, lo mejor es hacer ejercicio físico de ese tipo más temprano. A algunas personas, cenar tarde por la noche les produce problemas de sueño; a otras, les ayuda a dormir. Lo mejor es darse cuenta de qué es mejor para cada uno. Sin duda, lo que comemos y bebemos antes de dormir influye, y también el hecho de que nuestra capacidad de tolerar una cena muy tarde en la noche disminuye con la edad. Un queso muy curado, la salsa boloñesa, el tocino y otros fiambres como la salchicha, el pastrami, la carne en conserva y el jamón, todos contienen dosis altas de tiramina, un aminoácido que dispara las señales de alerta en el cerebro. Esta sustancia también está presente en algunos vinos italianos y en varios tipos de cerveza. La tiramina estimula la producción de noradrenalina, un neurotransmisor que forma parte de las respuestas de tipo «lucha o huida» del sistema simpático; lo cual significa que al consumirla quedamos en un estado despierto y en alerta, ¡listos para luchar o huir! El chocolate y el café contienen cafeína, que también es estimulante. Una cena con contenido alto en carbohidratos también será disruptiva a la hora de dormir, al igual que los alimentos más ácidos o picantes. Los alimentos con alto contenido en fibra, como la coliflor, el brócoli y la zanahoria, también dificultan la digestión y es mejor consumirlos durante el día. En algunas culturas es costumbre tomarse una copita de alguna bebida alcohólica antes de dormir y esto también es problemático porque, si bien dormiremos mejor por el efecto del alcohol, se desordenan los ciclos de sueño de las fases NREM y REM. Al estar metabolizando el alcohol, se vuelven más frecuentes los despertares y de ahí que se desordenen los ciclos. La respuesta a estos estímulos en general está programada genéticamente. En otras palabras, para algunas personas la tiramina no representa ningún problema, ni la cafeína, incluso de noche. Más adelante, hablaré sobre las comidas que contribuyen a la fase de sueño NREM.

Ha habido un aumento considerable respecto a la investigación de nuevas tecnologías que favorecen esta fase del sueño. La estimulación sonora, como el ruido blanco o rosa, puede favorecer el sueño profundo y mejorar nuestra memoria al día siguiente. El ruido blanco contiene todas las frecuencias audibles al oído humano. El rosa es ruido blanco con algunas frecuencias altas añadidas; incrementa la intensidad y ralentiza la velocidad de las ondas de la fase NREM, lo cual da más tiempo al cuerpo para que se libere de toxinas, y así, mejore la memoria y la retención del aprendizaje y reduzca los niveles de ansiedad. La estimulación sonora no funciona para todas las personas, pero, en algunos casos, se registran buenos resultados.

Hay otras tecnologías interesantes que prometen mucho pero no terminan de validarse todavía. No obstante, ya están disponibles en el mercado. Una de ellas, bastante solicitada, consiste en una cinta que se coloca en la cabeza, con sensores para detectar y dar seguimiento a las ondas cerebrales lentas. La cinta las estimula y hace que se alarguen y ralenticen aún más, haciendo, de esta manera, que el sueño NREM sea más profundo.

El tiempo de sueño idóneo para adultos de todas las edades es de siete a nueve horas. En nuestro estudio TILDA, se demostró que dormir menos de siete horas o más de nueve después de los cincuenta años se asocia, en ambos casos, con posible deterioro futuro de habilidades mentales, tales como memoria, concentración y aprendizaje. En la fase de ondas de sueño lentas (NREM), los espacios entre células cerebrales se llenan de un fluido adicional denominado líquido cefalorraquídeo, que baña al cerebro y la médula espinal. Este líquido se lleva las toxinas acumuladas durante el día, entre las que se encuentran las vinculadas a la demencia, es decir, las proteínas tau y beta-amiloide. Es importante que estas toxinas y desechos se limpien regularmente mediante el líquido cefalorraquídeo porque de lo contrario, se acumulan y bloquean la transmisión de señales entre células cerebrales. Hubo un experimento muy interesante que demostró que, en varones sanos de mediana edad, solo pasándose una noche sin dormir, ya se producían niveles de proteína tau más altos que en quienes dormían bien todas las noches. Dado que con solo una noche el resultado es un incremento del nivel de la proteína, es esperable que, con el paso del tiempo, una disrupción reiterada del sueño tenga efectos nocivos en el largo plazo sobre esta proteína y, por lo tanto, en las capacidades cerebrales y mentales. Entonces, el insomnio en esta edad debe tratarse con la misma seriedad que la presión alta y la diabetes, enfermedades ya consideradas de riesgo para la salud cerebral en edades mayores.

◆

Durante mis años de estudiante, con mis compañeros de la carrera de medicina aprovechábamos cualquier oportunidad para ir a las fiestas de otras facultades. No importaba la carrera: una fiesta era una fiesta. Íbamos a la de Arte, Agronomía, Ciencias Económicas, Derecho y, desde luego, a la de Medicina. El único consejo de belleza que nos dábamos en aquel momento, y sonaba como un mantra entre las estudiantes mujeres que frecuentábamos toda fiesta posible, era dormir bien la noche antes de la fiesta para asegurarnos de que la piel se viera tersa y de no tener ojeras. Era nuestra «siesta reparadora».

Ahora hay una explicación biológica para esto. Un equipo de investigación de la Universidad de Manchester descubrió las razones biológicas de base por las cuales después de dormir bien toda la noche nos vemos «frescos como una lechuga». Una de las proteínas más abundantes en el cuerpo es el colágeno, responsable de un tercio de nuestra arquitectura corporal. Podríamos considerarlo el andamiaje del cuerpo: sostiene la piel, los tendones, los huesos y el cartílago; le proporciona la estructura, lo cual le asegura le integridad, elasticidad y fuerza necesarias. Esta sustancia está fuertemente relacionada con el sueño y la edad. Hay dos tipos de colágeno: uno de ellos es grueso y queda fijo, y el otro es muy fino y «se sacrifica». Una buena analogía para entender los dos tipos de colágeno consiste en describirlo como los ladrillos de una pared, que son la parte permanente (el colágeno grueso que queda fijo) y la pintura sobre la pared, que no es permanente (el colágeno en fibras finas). Las fibras necesitan reabastecerse con regularidad porque durante el día, este colágeno fino es el que recibe los peores embates y se recarga durante el sueño. Este proceso es genético pero su funcionamiento puede ser más deficiente a medida que envejecemos. La razón por la que nos vemos mucho mejor después de dormir bien por la noche es que hemos reabastecido el colágeno que se sacrifica, tan necesario para la integridad de la piel, incluso en la zona que rodea a los ojos, donde es delgada y se forman fácilmente las ojeras.

◆

¿Cuántas veces te ha preguntado tu médico si roncas? ¿Una? ¿Quizás ninguna? Pues roncar puede ser un signo temprano de diversos problemas de salud subyacentes. Es evidente que si tienes pareja, podrás saber si roncas con regularidad porque te lo dirán. Si duermes solo, puede servirte de indicador que te despiertes con la boca seca. Los ronquidos fuertes se relacionan con un desorden del sueño llamado apnea del sueño, que se caracteriza por pausas en la respiración mientras dormimos. Si las pausas duran diez segundos (o lo necesario para saltar una o dos respiraciones) y esto ocurre reiteradamente, bajan los niveles de oxígeno. Esta reducción de la llegada de oxígeno al corazón puede producir infarto, derrame cerebral o merma en la memoria y la concentración. Cuando disminuye el oxígeno, aumentan de golpe las hormonas del estrés, que contribuyen al aumento de la presión arterial, algo que presenta la mayoría de personas con apnea del sueño. Esta condición se observa en un tres por ciento de los adultos entre veinte y cuarenta y cuatro años; un once por ciento de los de cuarenta y cinco a sesenta y cuatro y un veinte por ciento en mayores de sesenta. Se diagnostica mediante una prueba de sueño realizada durante toda una noche, llamada polisomnografía, en la cual se conectan cables con sensores a la cabeza y el pecho y se realiza un seguimiento de las ondas cerebrales y de los patrones del ritmo cardíaco y respiratorio.

Toda persona que ronca sonoramente, o que se despierta y no siente haber descansado, o que tiene presión alta, diabetes o sobrepeso, tiene mayor predisposición a la apnea del sueño. Es importante atenderla, ya que el riesgo de las consecuencias perjudiciales para la salud disminuye drásticamente con el tratamiento. Hay uno muy efectivo, que presenta un noventa por ciento de efectividad en aquellos que cumplen el método rigurosamente, y consiste en el uso de una máscara que previene la obstrucción de la parte trasera de la garganta porque modifica la presión en esta, así como en la boca. Se llama dispositivo de presión positiva continua en la vía aérea (CPAP, por su sigla en inglés: *Continuous Positive Airway Pressure*). A su vez, si los ronquidos nocturnos no son muy sonoros y no se observa ningún otro síntoma, con acostarse de lado suele ser suficiente.

◆

El descanso incide en la predisposición a las infecciones y a la capacidad de combatirlas si las contraemos. Cuando dormimos, el sistema inmune libera unas proteínas llamadas citocinas, cuyo rol principal es identificar infecciones. Algunas de ellas también contribuyen al sueño. Privarnos del correcto descanso reduce tanto la producción como la liberación de las citocinas protectoras, así que, si escatimamos a la hora de dormir, nos perjudicamos por partida doble.

Más aún, la contribución del sueño en la lucha contra las infecciones no se debe solamente a las citocinas. Un buen sueño también mejora la acción de las células inmunitarias T, ¡que libran la misma guerra, pero con una táctica pegajosa! Para atacar a virus como la influenza, el VIH, el herpes y el COVID-19, las células T asesinas se acercan y se pegan a ellos hasta destruirlos. La sustancia «pegajosa» que les permite hacer esto es la integrina y es vital para que puedan hacerlo; pero las hormonas del estrés como la adrenalina y la noradrenalina bloquean esta cualidad de la integrina. Debido a que los niveles de estas hormonas son bajos durante las horas de sueño, hay niveles más altos de integrinas en el cuerpo, siendo más pegajosas todavía y contribuyendo así con las células T en el combate contra las infecciones en mayor medida. Quienes duermen mejor tienen menos probabilidad de resfriarse en invierno y pueden combatir mejor posibles infecciones. Las personas que duermen mal de forma crónica tienen resfríos y gripes más frecuentes, y hasta peor respuesta a las vacunas. Por lo tanto, para resumir, existen muchas razones vinculadas al sistema inmune que sugieren que dediquemos tiempo y energía a dormir mejor.

Para terminar de comprender por qué el descanso influye en el modo en que envejecemos, debemos atender brevemente a los ritmos circadianos: nuestro mismísimo reloj interno. En los últimos años, este tema ha pasado a la primera plana de las investigaciones médicas. Los ritmos circadianos están presentes en todos los organismos vivos y tienen un rol central en los cambios que aceleran el envejecimiento. Cada una de las células tiene un reloj interno que maneja su ritmo circadiano y que se sincroniza con todas las demás. Estos ritmos permiten a la célula aprovechar al máximo sus capacidades, para asegurarse de no desperdiciar energía, y para darles a ella y al cuerpo la máxima posibilidad de liberar todas las toxinas que de otro modo se acumularían, acelerarían el envejecimiento y en definitiva, la muerte celular.

Un buen ejemplo de ritmo circadiano en el reino vegetal es la de la planta *Mirabilis multiflora*. Tiene una floración abundante, si bien vive en el desierto. En la región de Colorado, en Estados Unidos, se la conoce como «la flor de las cuatro en punto». Durante el día, sus flores están fuertemente cerradas; desde las cuatro de la madrugada, los capullos se abren para la polinización y al día siguiente, se marchitan. Para que se abran los pétalos, el resto de la planta debe transferirles su agua, pero estando en el desierto, esta no abunda. Como la planta se poliniza por acción de una polilla nocturna, usa un sistema de «reloj» para abrirse a las cuatro de la mañana cuando la temperatura es más fresca y la polilla aparece. Este reloj circadiano asegura que la planta conserve el agua lo más posible durante el calor del día y que se maximice la efectividad de la polinización durante la noche.

Al igual que la flor de las cuatro en punto, nuestros relojes celulares trabajan en sincronía, es decir, en el mismo ritmo y a la misma hora, a través de un sistema de control central que se encuentra en el cerebro llamado núcleo supraquiasmático (SCN, por su sigla en inglés). Este núcleo es nuestro reloj central y organiza cada uno de los relojes de cada célula del cuerpo para garantizar su eficiencia. Responde a los estímulos externos de luz, oscuridad y alimento, y luego da instrucciones a los relojes de todas las células. El SCN asegura que la barriga esté despierta y preparada para recibir comida y nos dice cuándo es hora de ir a dormir. Recibe el estímulo de la luz, que le llega desde el ojo, razón por la cual luz y oscuridad controlan el ritmo circadiano. Todas esas mediciones que nos toman durante una consulta médica —la presión arterial, la frecuencia cardíaca, la temperatura, el nivel de lípidos en sangre, la melatonina y el cortisol— tienen ritmos circadianos y, por lo tanto, varían durante el día. Por ejemplo, la presión disminuye al máximo durante la noche cuando dormimos, alcanza un pico en la mañana temprano y luego se estabiliza durante el día, excepto por un leve descenso tras una comida copiosa o si estamos descansando. El SCN y el ritmo circadiano interno son los responsables de estos cambios y fluctuaciones de la presión. El envejecimiento está fuertemente asociado con el ritmo circadiano y con el mantenimiento del equilibrio entre los horarios de descanso y despertar, así como de alimentación.

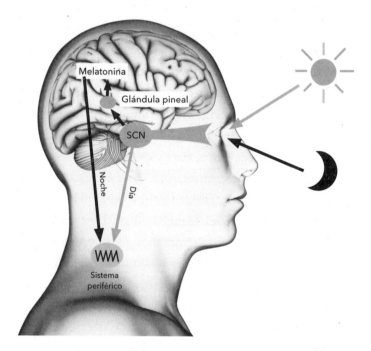

Los ritmos circadianos se controlan mediante el ojo, que forma parte del núcleo supraquiasmático (SCN).

A nivel genético, el gen más importante para llevar el control del tiempo y los relojes es el *bmal1*. Hasta 2020, se asumía que era el único gen con esta función; pero un grupo de investigadores de la Universidad de Pensilvania descubrió que las células de la piel y del hígado mantienen el ritmo circadiano durante veinticuatro horas aunque no se tenga ese gen, lo cual indica que, si bien influye en estos ciclos, hay otros genes involucrados. Si pudiéramos manipularlos para que fueran más eficientes, podría ralentizarse el envejecimiento celular.

Existe un factor clave en la relación entre el estímulo de luz y oscuridad sobre los ritmos circadianos, el envejecimiento y el sueño: la melatonina. Se trata de la hormona que regula el ciclo de sueño y despertar. Podemos considerarla una pastilla para dormir que produce nuestro cuerpo por sí solo. Se libera desde la glándula pineal, ubicada en el cerebro, principalmente en respuesta a la oscuridad. La acción de la melatonina no se reduce a la regulación del sueño, también tiene propiedades antioxidantes y efectos beneficiosos en el sistema inmune. En los adultos, se produce en su mayoría durante la fase de oscuridad y su máxima concentración en sangre sucede a las cuatro o cinco horas después del anochecer. El estímulo de luz bloquea la producción de melatonina y, como consecuencia, los niveles son muy bajos durante el día. La producción de esta hormona empeora a medida que envejecemos. Lo mismo sucede con la vista y las enfermedades oculares, que se vuelven cada vez más frecuentes, como las cataratas. Esta combinación hace que se reduzca la intensidad de respuesta del ojo hacia la luz, lo cual reduce aún más el nivel de melatonina y la estimulación del SCN. El diagnóstico y tratamiento tempranos de los problemas del ojo ayudan a minimizar los efectos negativos del envejecimiento sobre el SCN y la melatonina, y por lo tanto, sobre el sueño. Es una de las razones por las cuales se recomienda hacerse chequeos regulares de la vista después de los cuarenta años, edad en que suelen comenzar los problemas relacionados con el envejecimiento.

Con la edad, el aumento de la melatonina va demorándose cada vez más desde que se pone el sol hasta que se alcanza el pico máximo. La relación entre edad, disminución de la producción de esta hormona y aumento del insomnio ha dado origen a la hipótesis de «reemplazo de melatonina». Según las investigaciones, con un reemplazo ante la deficiencia de este regulador del sueño, se mejora el descanso. Parece que las cápsulas de «liberación prolongada» son más eficientes que las de acción más rápida. Se ha aprobado el uso de la melatonina en dosis de dos miligramos, durante un período de hasta dos años, para el tratamiento de corto plazo contra el insomnio en personas de cincuenta y cinco años en adelante. Se trata de un tratamiento seguro que casi no presenta efectos adversos. La melatonina también se usa para tratar en el corto plazo los problemas de sueño causados por cambios de horarios por razones laborales o viajes (el llamado *jet lag)*.

—◆—

El bienestar humano tiene una relación profundamente arraigada con el fuego. Es agradable sentarse en torno a una «buena fogata» o junto a la chimenea, y darse calor; pero también es un momento reconfortante y de relajación, algo atribuido en parte a la emisión de luz amarilla. Cuando el hombre aprendió a hacer fuego y mantenerlo, permitió el desarrollo de la cocina y la expansión de la dieta, parte importante de la evolución de la especie. La cocina también tuvo un rol central en la expansión de nuestro cerebro. El hogar formaba un foco social, lo cual contribuyó al desarrollo del lenguaje. Las pruebas más sólidas disponibles sobre el uso de rocas para hacer fuego indica que este no comenzó hace tanto, unos cuarenta mil años atrás, pero hay posibilidad de que, en realidad, ya sucediera hace cuatrocientos mil años. Por lo tanto, hasta no hace mucho, los humanos estaban mayormente expuestos a la luz amarilla (de longitud de onda de quinientos setenta a quinientos noventa nm) y su vida y evolución dependían de ella; mientras que la exposición a la luz azul (de longitud de onda de cuatrocientos cincuenta a cuatrocientos noventa y cinco nm) se limitaba a unas pocas horas en invierno. Incluso la bombilla de luz, tan difundida en el siglo XX, produce una luz incandescente con relativamente poca luz azul.

Sin embargo, en las últimas décadas, esta luz se usa cada vez más en las tecnologías de comunicación moderna, porque la emiten los dispositivos como televisores, teléfonos celulares y computadoras. La luz azul reduce la producción de melatonina en niveles proporcionales a la intensidad y el tiempo de exposición, y como consecuencia, trae desórdenes del sueño e insomnio. En la imagen que aparece a continuación se muestra hasta qué punto la luz azul afecta al descanso. Cuanto mayor es la exposición antes de dormir, menor la duración del sueño. El efecto más impactante es el del correo electrónico, que reduce la duración del sueño una hora si la exposición pasa de cero a cuatro. Es probable que los efectos negativos de la luz azul se exacerben con la edad y que, por lo tanto, deban tratarse con más cautela. Usar gafas que bloquean esta luz antes de ir a dormir también mejora los niveles de melatonina.

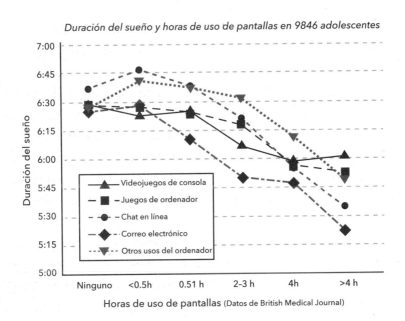

Duración del sueño y horas de uso de pantallas en 9846 adolescentes

Horas de uso de pantallas (Datos de British Medical Journal)

El reloj circadiano de veinticuatro horas está regulado estrictamente por el reloj principal en el SCN y se complementa con la melatonina, que contribuye a su funcionamiento; pero nosotros no tenemos la misma relación racional las veinticuatro horas con nuestro propio reloj. Algunos estamos predeterminados para que nuestro propio patrón circadiano no vaya en línea con los ciclos de luz y oscuridad. Esto es importante porque ayuda a explicar por qué a algunos nos cuesta levantarnos temprano e irnos a dormir cuando anochece. Esta forma de alinearse con los ciclos externos se llama «cronotipo» y es nuestra propia «programación» circadiana personal que nos rige para los ritmos circadianos. Nuestro cronotipo describe nuestra línea de tiempo personal para las actividades básicas diarias, como comer y dormir. Los estereotipos que lo representan son los del búho y la alondra.

La identificación del gen que determina el cronotipo, el *PER3*, supuso el Premio Nobel de Fisiología o Medicina 2017 para los científicos estadounidenses Jeffrey C. Hall, Michael Rosbash y Michael W. Young. Estos investigadores descubrieron que el cronotipo programa genéticamente los horarios del sueño, lo cual explica por qué nos es tan difícil cambiarlos. Este gen forma parte de la familia de genes Período, que regula el control circadiano de la velocidad a la que caminamos, el metabolismo del azúcar y las grasas, y el comportamiento del sueño. Determina si somos búhos o alondras. El cronotipo del búho tiene dificultad para trabajar a máximo rendimiento por las mañanas, mientras que la alondra está programada para tener más energía en la mañana y bajar la velocidad por la noche. Sin embargo, aunque los cronotipos están predeterminados genéticamente, también es cierto que cambian con la edad.

Si profundizamos y analizamos con más detalle la personalidad y las características individuales, encontraremos cuatro subtipos de búho y alondra: el delfín, el león, el oso y el lobo. En total, el diez por ciento de las personas son delfines; el veinte por ciento leones; el cincuenta por ciento osos y otro veinte por ciento, lobos.

Los delfines y leones acostumbran a levantarse temprano, mientras que el lobo se despierta más tarde y no le gusta la mañana. El comportamiento del sueño de los osos se encuentra entre el del lobo y el de quienes se levantan temprano. La mayoría de las personas somos osos. Las primeras tres categorías, el delfín, el león y el oso, funcionan bien dentro del horario establecido socialmente y el que se nos impone para ir a la escuela y al trabajo. Debido a que el ritmo circadiano del lobo, y por lo tanto su reloj de cada célula, de algún modo no está en sincronía con las señales de luz y oscuridad, a este grupo, que empieza a operar más tarde, le gusta trasnochar y trabajar hasta altas horas de la noche. Son una minoría y los horarios establecidos por la sociedad no ayudan a los pobres lobos. En consecuencia, están en desventaja frente a los demás y con frecuencia se sienten fatigados o afectados por un «*jet lag* social» que les hace procesar más lento las ideas, tener hambre durante todo el día, sentirse agotados y aparentar cierta «pereza».

Los ritmos circadianos de veinticuatro horas de todos los parámetros fisiológicos importantes como la presión sanguínea, el cortisol, la frecuencia cardíaca, la adrenalina, la melatonina y la temperatura, se comportan de manera diferente en los distintos subtipos y están retrasados o hasta completamente cambiados en los lobos en comparación con los demás grupos. Debido a que el reloj del apetito no está sincronizado, los lobos tienen mayor probabilidad de comer en exceso y padecer obesidad. Como consecuencia, también es más probable que tengan diabetes, enfermedades de corazón, derrame cerebral y apnea del sueño. También presentan mayor tendencia a desarrollar una personalidad adictiva, con alimentación excesiva, consumo de cigarrillo y de alcohol desmedidos. A medida que envejecemos, nos vamos convirtiendo en delfines o leones.

Delfines	• Les cuesta quedarse dormidos • Duermen alrededor de seis horas • Se despiertan sin sentirse renovados • Se sienten cansados hasta bien entrada la noche • Puede que experimenten ansiedad e irritabilidad • Son muy inteligentes • Son perfeccionistas
Leones	• Tienen tendencia a un sueño intermedio • Se despiertan con facilidad • Tienen mucha energía • Llegan cansados a la cama • Son optimistas • Sobresalen en todo • Son resolutivos • Tienen consciencia del cuidado de la salud • Se alimentan bien • Hacen actividad física • Son líderes

Osos	• Duermen profundamente
	• Se levantan al amanecer
	• Se preocupan por estar sanos
	• Trabajan en equipo
	• Son trabajadores
	• Es fácil hablar con ellos
	• Tienen habilidades sociales
Lobos	• Se despiertan abotargados
	• Se muestran «grogui» durante la mañana
	• Tienen energía por la noche
	• Tienden a saltarse el desayuno
	• Se despejan cuando anochece
	• Son creativos
	• Son pesimistas
	• Suelen tener mal humor
	• Se sienten a gusto en soledad
	• De todos los cronotipos, son quienes presentan mayor probabilidad de desarrollar adicciones.

Si bien los leones con frecuencia destacan en distintas áreas, consiguen lo que se proponen y tienen madera de líder, quienes tienden a ser más creativos son los lobos. Si eres un lobo y deseas cambiar para ajustarte al horario socialmente establecido, no pierdas la esperanza. Es posible ir acomodando tu horario poco a poco para acercarte al de la alondra: puedes ir cambiando el horario de sueño y de ingesta de comida quince minutos por día hasta lograr los horarios de sueño y despertar que desees. Pero más importante aún es tener consciencia de qué tipo somos y estar atentos a no caer en una tendencia de comportamientos compulsivos y estilo de vida descuidado, haciendo el doble de esfuerzo para comer bien, hacer actividad física y atender a nuestros hábitos.

¡No olvides que el cronotipo tiene tanto que ver con el sueño como con la comida! En todos los tipos, si se restringe la alimentación a un período de ocho horas como máximo, se reducirá el riesgo de padecer obesidad. Hay experimentos interesantes con ratas que enfatizan esta hipótesis. Por ejemplo, el que comparó dos grupos de ratas: uno tenía acceso al alimento durante las veinticuatro horas y el otro, durante ocho. Se trataba del mismo tipo y cantidad de alimento y ambos grupos se acababan toda la comida. En el primero de ellos, se observó obesidad; y en el segundo, no. Lo mismo aplica para los seres humanos. Un ayuno de dieciséis horas cada noche mejora la tolerancia al azúcar y reduce el peso y la presión arterial, además de estabilizar el ritmo circadiano.

La digestión del alimento también altera el sueño. Si queremos comer algo antes de ir a dormir, hay muchos alimentos que benefician el sueño, ya que favorecen la melatonina y los neuropéptidos como el triptófano y la serotonina. Por ejemplo, el pavo, las almendras, el té de manzanilla, el zumo de cereza, los pescados grasos (como salmón, atún, trucha y caballa), el té de pasionaria, el arroz blanco, la leche, la banana, el *porridge* y el queso *cottage*. Algunos tés, como el de manzanilla, contienen apigenina, un antioxidante que une los receptores cerebrales e induce el sueño. La vitamina D y también los aceites omega ayudan a dormir mejor. En un estudio de control aleatorio realizado entre noventa y cinco hombres varones, todos los componentes del sueño mejoraban significativamente en el grupo que se alimentaba tres veces por semana con salmón del Atlántico, rico en aceita omega, en comparación con el grupo de control, que consumía equivalentes nutricionales, pero de pollo, cerdo y vaca. En otro estudio sobre 1848 participantes de entre veinte y sesenta años, un consumo elevado de arroz antes de ir a dormir se asociaba con mejoras en el sueño respecto de quienes comían pan o fideos.

Si bien los problemas del sueño son más comunes a medida que envejecemos, hay todavía mucho margen para entender mejor los cronotipos, evitar los patrones perjudiciales y modificar los factores que contribuirán hacia la calidad del sueño y, por lo tanto, a nuestra calidad de vida.

6. El descanso y el ritmo del envejecimiento

En los últimos treinta años, nuestro ritmo de vida ha experimentado un cambio radical. Aunque disponemos de multitud de recursos electrónicos que, en teoría, deberían dejarnos más tiempo libre para tomar un café con un amigo, leer un libro o simplemente relajarnos, parece que estamos cada vez más ocupados y estresados. Cuando apareció el correo electrónico y otras herramientas de Internet, se los presentó como la solución a la sobrecarga laboral y el estrés. Se nos prometió una utopía: seríamos más eficientes en el trabajo y tendríamos más tiempo libre, más tiempo con amigos y familia, más tiempo para disfrutar y hacer ejercicio físico. Pronto podríamos empezar a tener días laborales más cortos y vacaciones más largas. En cambio, la vida se volvió aún más ajetreada y estresante. Los dispositivos suenan y vibran sin parar. Cuando comencé a estudiar las características del «estrés», tomé consciencia de cuánto dependo yo de estos dispositivos, y lo difícil que me resulta a mí misma alejarme de esta dependencia, es decir, ¡seguir mi propio consejo!

Si bien el avance de la tecnología es apasionante, viene con un coste. Las continuas alarmas, luces y vibraciones de las notificaciones nos hacen distraernos constantemente de lo que estamos haciendo, interrumpirlo, e ir a mirar el teléfono. Según un estudio realizado en el Reino Unido, los adultos jóvenes desbloquean el teléfono ochenta y cinco veces al día en promedio y lo usan un total de cinco horas diarias. Esto equivale a un tercio de las horas totales en que estamos despiertos. Aun así, se subestima lo importante que es tomar consciencia de este uso. Durante el estudio, se les preguntó a los participantes con qué frecuencia usaban el teléfono y las respuestas resultaban erróneas en hasta un cincuenta por ciento. Las consecuencias de esto son la incapacidad para concentrar la atención y de fijar conceptos en la memoria, con la consecuente aparición de la ansiedad.

La adicción que produce la tecnología quedó demostrada en un estudio en que se solicitó a un grupo de adultos jóvenes que no usaran sus teléfonos durante un período determinado: se observaron síntomas de abstinencia comparables a los observados frente a cualquier adicción a las drogas. Esto también se fundamenta en las investigaciones que muestran una correlación entre el uso frecuente de teléfonos móviles e Internet y la disminución de habilidades cognitivas como la concentración, la memoria y el aprendizaje. En un informe sobre veintitrés artículos publicados se comprobó que existe una relación entre el uso de teléfonos móviles y la depresión, la ansiedad, el estrés crónico y la baja autoestima. Otros problemas son causados por el uso del teléfono hasta antes de ir a dormir. ¿Cuántas veces te ha pasado que te metes en la cama con la intención de dormir, decides mirar el teléfono (solo «un segundo») para ver algo inofensivo y de golpe te encuentras todavía despierto una hora más tarde? ¿Te suena? Unamos esta imposibilidad de desconectarnos y relajarnos con los otros efectos negativos de la luz azul sobre el ritmo circadiano y la melatonina y tendremos una receta perfecta para una noche de insomnio.

La mayor parte de los estudios a los que nos referimos en cuanto al uso de la tecnología se realizaron en adultos más jóvenes; la relación entre tecnología y adultos mayores es compleja. En general, el uso de Internet por parte de este grupo es mucho más moderado y se asocia con una mejor salud mental y mayor satisfacción, lo cual ha hecho que los investigadores alienten este uso durante la vejez. Sin embargo, las personas mayores, poco entendidas del mundo tecnológico, pueden quedar desconectadas o marginalizadas por nuestra rápida y cambiante sociedad digital. Sin Internet, es imposible acceder a la mayoría de los servicios actuales, lo cual genera mayor frustración y privación en algunas personas.

Quién no ha experimentado estrés en algún momento de la vida; seguramente los lectores más mayores lo hayan vivido en sus dos versiones: aguda y crónica, así como la acumulación de sus consecuencias. La definición médica más técnica del estrés es «calidad de experiencia que se produce en el intercambio entre una persona y el ambiente que, ya sea en estado de estímulo como sin él, tiene un efecto psicológico o fisiológico de aflicción». Esta definición algo extraña es casi innecesaria, todos reconocemos lo que quiere decir la palabra y sabemos cómo nos sentimos en un estado de «estrés». Es posible identificarlo ya sea por nuestro propio sentimiento como mediante mediciones objetivas. Estas últimas, a nivel biológico, pueden ser: reacciones del sistema nervioso, hormonal, inmune o reacciones inflamatorias o metabólicas, entre otras. Las consecuencias del estrés en la salud no son nada agradables, por ejemplo, la obesidad, la diabetes, la presión alta, el aumento de la frecuencia cardíaca, los infartos y los derrames cerebrales.

Es frecuente que el estrés afecte a varios sistemas al mismo tiempo y no solo a uno. El fenómeno de encanecer de golpe debido a un estado de estrés agudo ha capturado más que ningún otro la imaginación de los narradores de historias. La explicación más posible para este fenómeno, que puede suceder en pocos días o hasta de la noche a la mañana, es que el estrés induce la pérdida del cabello sin pigmentación a la vez que hace retener al canoso, ya sea gris o blanco. A este fenómeno se lo denomina «síndrome de María Antonieta» y hace referencia a la reina de Francia entre 1755 y 1793, cuyo cabello se volvió blanco supuestamente a lo largo de la noche anterior a ser llevada a la guillotina, durante la Revolución Francesa. Tenía solo treinta y ocho años. Es una prueba del estrés agudo y extremo que experimentó la reina esa noche. Otro hecho histórico que documenta un caso parecido es el del mártir inglés Sir Thomas More (1478 – 1575) quien encaneció por completo de la noche a la mañana en la Torre de Londres antes de ser ejecutado. Otros relatos más modernos hacen referencia a los sobrevivientes de los bombardeos durante la Segunda Guerra Mundial. Hubo un caso que publicó un dermatólogo estadounidense sobre un hombre de sesenta y tres años a quien atendió después de una caída por la escalera. El cabello se le había vuelto completamente blanco después del accidente, lo cual una vez más refleja el estado de shock y estrés que padeció el individuo. El senador estadounidense John McCain integró el Congreso de su país entre 1983 y la fecha de su muerte en su oficina, en 2018. También fue dos veces candidato a presidente. Su biografía describe el modo en que, mientras estaba prisionero en Vietnam, el cabello se le volvió blanco por las terribles torturas a las que fue sometido.

Existen investigaciones realizadas por la Universidad de Harvard que también contribuyen a aclarar cómo influye el estrés en este encanecimiento rápido, y lo que esto nos dice sobre el impacto más general del fenómeno en nuestro cuerpo y el sistema biológico. El estrés activa los nervios que forman parte de la respuesta de lucha o huida: los nervios simpáticos. Al analizar los distintos grados de impacto del estrés en el folículo piloso, encontraron que el nervio simpático, que alimenta cada uno de ellos, libera noradrenalina. La intensidad de esta liberación va en línea con la respuesta biológica al estrés y produce una merma en la pigmentación capilar, así como un aumento de la caída del cabello. Debido a que el sistema simpático es el responsable de la inervación de casi todos los órganos del cuerpo, los autores concluyeron que el encanecimiento es indicador de los efectos biológicos del estrés presentes por todas partes. Tenemos una cantidad finita de pigmento capilar y una vez agotada, no es posible recargarla. Una vez que encanecemos, así quedamos (excepto si nos teñimos en el salón de belleza, claro). Hemos evolucionado para consumir de la fuente de pigmento en forma gradual a lo largo de muchos años y, de este modo, no agotar nuestra reserva en el corto plazo.

El autor principal de este estudio de Harvard, declaró: «Cuando empezamos a estudiar este fenómeno, ya sabíamos que el estrés era malo para el cuerpo, pero el nivel nocivo que encontramos supera lo imaginado. Apenas después de unos días, todas las células madre que generan el pigmento se habían perdido. Una vez que se pierden, no es posible regenerarlo de ninguna otra forma. El daño es permanente». Gracias a que los investigadores comprendieron cómo afectaba el estrés a estas células, establecieron las bases para descubrir cómo impacta en otros tejidos y órganos del cuerpo: este avance es el primer paso crítico hacia un posible tratamiento para detener o revertir el efecto nocivo del estrés y, probablemente, del envejecimiento acelerado.

La buena noticia es que con la edad nos estresamos menos. En una relevante encuesta de la empresa Gallup, en que se analizaron participantes de quince a veintinueve años provenientes de ciento cuarenta países, el sesenta y cuatro por ciento declararon estar en estado de estrés, el cincuenta por ciento declararon estar preocupados y el treinta y dos por ciento, enfadados. Pero los participantes de cincuenta años o más presentaban menos estrés (cuarenta y cuatro por ciento), menos preocupación (treinta y ocho por ciento) y menos enojo (dieciséis por ciento). Y estas cifras disminuían aún más en participantes mayores de setenta. Otra serie de estudios de la Universidad del Sur de California mostró resultados similares, en que la puntuación sobre la percepción del estado de estrés diario es contradictoria: niveles altos desde los veinte hasta los cincuenta años y luego, una caída abrupta en los valores hasta los setenta y cinco años o más. En comparación con el cincuenta por ciento de participantes jóvenes que se registraron con estado de estrés, solo el diecisiete por ciento de los participantes mayores lo registraba. Esto se explica mediante varios factores: una menor presión financiera, el estar jubilado, las familias ya crecidas y una mirada más positiva; sin embargo, estos factores no explican la reducción por completo.

Estas conclusiones están muy en línea con nuestro estudio sobre satisfacción de vida y felicidad, cuya forma gráfica coincide, y es la de una "U": nuestro nivel de felicidad es alto a los veinte años, luego declina hasta llegar al menor valor durante los cuarenta y cincuenta, para luego elevarse de nuevo y seguir aumentando hasta los setenta años. La vida es mejor para la mayoría de nosotros desde los cincuenta años hasta mediados de los setenta; después, la calidad de vida empieza lentamente a decaer, en especial por los problemas de salud física. Sin embargo, no vuelve a alcanzar los niveles mínimos propios de los cincuenta años hasta después de los ochenta, de manera que tenemos unos treinta años buenos por vivir después de los cincuenta, a pesar de la creencia generalizada de que no es así. Esto se explica por el hecho de que, con la edad, las expectativas son más realistas, y las personas se vuelven cada vez más selectivas en cuanto a cómo y con quién pasar el tiempo. Las personas mayores son más sabias, más propensas a vivir en el presente, a tomar lo que trae cada día, saborear lo positivo, detenerse menos en lo negativo, no sobre reaccionar, ponerse objetivos realistas y priorizar a las personas y las relaciones. Se nos hace más fácil lidiar con los desafíos del estrés a medida que envejecemos y tenemos más sabiduría acumulada, lo cual lo amortigua y nos ayuda a manejarlo. El potencial de sabiduría se basa en nuestra neurobiología, o al menos en una parte de ella. En otras palabras, está programado genéticamente. Las imágenes cerebrales apoyan la hipótesis de que hay una explicación biológica para la sabiduría, ya que muestran áreas del cerebro que se encienden sistemáticamente cuando realizamos tareas que requieren de nuestra sabiduría, en particular la empatía, la toma de decisiones y la reflexión.

Cuando impartimos sabiduría, mediante el intercambio entre generaciones, influimos positivamente en la salud mental y el bienestar, y reducimos los niveles de estrés tanto de jóvenes como mayores. La investigadora Teresa Seamen dirige un programa experimental nuevo e innovador basado en el concepto de mentor. El programa ilustra los beneficios comprobados de la experiencia de «compartir sabiduría». Se lo llamó Gen2Gen y se originó en la ciudad de San José, California. Fue creado para «que les sucedan grandes cosas a los adultos mayores que se postulen como mentores voluntarios, y para que miles de jóvenes concreten sus aspiraciones y disfruten de más oportunidades». Los voluntarios son todas personas retiradas que dedican quince horas semanales a contribuir con la educación de niños y adultos jóvenes en situación de pobreza. A cambio, reciben un pago simbólico por su participación proactiva en un programa de estrategia y planificación, y dan *feedback* regularmente a los educadores que lo imparten. Gen-2Gen tiene un éxito arrollador, tanto en lo que respecta a las mejoras educativas como en el efecto de disminución del estrés en jóvenes y adultos mayores. Es un modelo simple que ha demostrado funcionar bien, y con suerte se replique en otros países.

◆

Parece increíble, pero debemos retomar el tema de la inflamación para comprender ciertos marcadores biológicos del estrés y cómo afecta a las enfermedades. Tanto el estrés agudo como el crónico desencadena una cascada de inflamación que va incrementándose con el tiempo y crea los trastornos relacionados con la edad que ya todos conocemos: las enfermedades cardíacas, el cáncer, el Alzheimer, ¡y la aparición de más arrugas!

Si bien no es cierto que los habitantes de las Zonas Azules no experimenten estrés, sí sabemos que desarrollan técnicas que lo amortiguan, y podemos aprender de ellas. Lo que las personas más longevas del mundo tienen, que no tenemos la mayoría de nosotros, son rutinas que combaten el estrés de modo que no se vuelva crónico. Los okinawenses dedican parte de su tiempo diario para recordar a sus ancestros; los adventistas rezan; los icarianos se echan la siesta y los sardos comparten un vaso de vino con sus amigos y familiares. La vida se desarrolla con más lentitud, mayor tranquilidad y menos urgencia en las Zonas Azules. El ritmo diario está configurado para que haya menos probabilidad de que la vida esté rodeada de preocupación, apuro y la necesidad constante de estar en otro lado. Así, no llama la atención que las personas vivan vidas más largas en esos lugares.

Mi recomendación para los pacientes que necesitan descansar, reducir los niveles de estrés y relajarse es que tengan un período, o más de uno, a diario en que apaguen el móvil y las demás comunicaciones por Internet; y que lo hagan regularmente para irse aclimatando a cómo es desconectar, y que luego lo vayan extendiendo gradualmente en el tiempo. Informa a tus conocidos de que esa es tu intención, de ese modo, sentirás menos presión al estar alejado un tiempo de la tecnología. De ser posible, deja el teléfono fuera de la habitación al ir a dormir e intenta no usarlo desde una hora antes de acostarte. Es más, de ser posible, reúnete con tus amigos a diario y sin duda verás los beneficios.

Hubo una contestación de Michael Jordan que me encantó, aquella vez que le preguntaron si le preocupaban los partidos que vendrían. Jordan replicó: «¿Por qué debería ponerme a pensar ahora en un tiro que todavía no he fallado?». Aquí vemos por qué este jugador de baloncesto es tan famoso por su temperamento «relajado» y su apariencia despreocupada cuando sale a jugar. Pienso en esto cada vez que necesito distraerme de alguna preocupación. Después de todo, cuanto más nos enfocamos en un problema, más se agobia nuestra psique. Cuando dejamos de centrarnos en él, lo suavizamos y minimizamos.

También disminuimos el estrés y la preocupación cuando compartimos con alguien nuestros problemas. Una investigación de la Universidad de California del Sur se propuso comprobar la frase «Si compartes tus problemas con un amigo, los cortas por la mitad; si compartes tu alegría, la duplicas». Se ubicó a los participantes en parejas y se les pidió que dieran un discurso en público que sería grabado por los investigadores. Antes de empezar, a la mitad de los participantes se los animó a que comentaran sus sentimientos sobre hablar en público y, a la otra mitad, no. Los niveles de estrés se midieron antes, durante y después del experimento, y se observó que se reducían significativamente en los participantes que podían expresar en voz alta cómo se sentían y compartir sus temores, preocupaciones y expectativas.

Los niveles de cortisol también se midieron antes, durante y después del discurso de los participantes. Esta hormona funciona como un fuerte marcador del nivel de estrés y registraba valores bajos significativos en las parejas que habían compartido sus sentimientos. Cuando esta sustancia está en un nivel elevado de forma crónica, acelera la inflamación y el envejecimiento celular. Entonces, la mejor manera de ganarle al estrés es compartir los sentimientos. Y habrá mejores resultados todavía si se los comparte con alguien que esté en la misma situación. Esto se debe a que compartir alguna instancia amenazante con una persona en un estado emocional similar hace que podamos amortiguar la experiencia de los niveles elevados de estrés que típicamente acompañan estas situaciones.

◆

Se ha verificado que la mayoría de las personas hablan de la jardinería como uno de sus pasatiempos preferidos. Es una herramienta excelente para gestionar las situaciones de estrés ya que es una actividad creativa y requiere de una cantidad considerable de concentración, lo cual favorece la relajación y el bienestar. No hay nada mejor que una buena sesión de trasplante de tomates para bajar el ritmo diario. Pasar tiempo en la naturaleza reduce el estrés y nos devuelve el sentimiento de estar bajo control. Ocuparnos de un jardín nos distrae de las preocupaciones y nos aleja de la obsesión por los problemas. Hace miles de generaciones que los jardineros saben que plantar, regar, desmalezar y toda la belleza que emerge como resultado de esas tareas es algo bueno para nosotros. Y la ciencia apoya esta idea. Existen varios estudios que demuestran que la jardinería mejora el bienestar físico y emocional. No importa si son un par de plantas en el alféizar, unos contenedores en el balcón, canteros en el patio o una huerta entera, cualquier tamaño será increíblemente beneficioso para el jardinero y para todos aquellos que comparten los resultados.

Un estudio reciente confirma los beneficios de la combinación entre actividad física, interacción social y exposición a la naturaleza y al sol. La luz solar baja los niveles de presión arterial e incrementa los de vitamina D en verano, además de que las frutas y verduras que producimos tienen efectos positivos en nuestra alimentación. Trabajar en el jardín nos mejora en destreza y fuerza, y el ejercicio aeróbico que hacemos puede fácilmente igualarse en cantidad de calorías a lo que haríamos en un gimnasio. Cavar, rastrillar y cortar el césped son las actividades puntuales que más calorías consumen. La interacción social que se produce en los proyectos de huertas comunales o terapéuticas, para aquellas personas con problemas de salud mental, conllevan cantidad de beneficios. Además, está estudiado que los beneficios sociales de este tipo de iniciativas pueden llegar a retrasar los síntomas de la demencia. Los pacientes en recuperación de un infarto o derrame cerebral encuentran que el ejercicio de hacer jardinería es más efectivo, disfrutable y sostenible para la rehabilitación, que el tratamiento en un entorno de ejercicios estándar.

Otro estudio reciente comparó los resultados de veintidós análisis relevantes sobre la jardinería y la salud, comparando grupos de personas que no hacen esta actividad y otros que sí. Los estudios indicaban efectos positivos significativos para quienes lo hacían, en gran cantidad de variables, por ejemplo menores índices de depresión, ansiedad y masa corporal, así como mayores niveles de satisfacción y calidad de vida y un sentido de comunidad.

En un trabajo de campo, se estudió el efecto de alivio del estrés mediante la jardinería en participantes que la practicaban regularmente en huertas comunales. Se asignó a cada uno una tarea psicológica que les ponía bajo presión, luego se los asignó al azar a que hicieran actividades de jardinería al aire libre o tiempo de lectura puertas adentro. Durante ese momento, se midieron reiteradamente las hormonas del estrés y el humor. Ambas actividades demostraron efectos de disminución en las hormonas del estrés y mejoras en el estado anímico, pero el grado de impacto era significativamente más marcado en el caso de la jardinería y la mejoría se sostenía durante más tiempo, lo cual nos da una prueba experimental de que esta actividad alivia el estrés agudo y los beneficios persisten una vez terminada la actividad.

En un experimento en adultos con depresión severa, se midieron los cambios en la gravedad de su condición y en su capacidad de concentrarse durante un programa terapéutico de horticultura de doce semanas. Los índices de depresión mejoraron significativamente durante la terapia con jardinería y la mejoría se sostuvo incluso terminado el estudio en tres cuartos de los casos. La mejoría de los síntomas durante la jardinería se debía a cómo esta capturaba la atención de los participantes. En otras palabras, las personas deprimidas tenían que disfrutar de lo que estaban haciendo para obtener sus beneficios.

El mundo de la jardinería tiene algo que ofrecer para todos, sin importar cuál sea tu preferencia —desde un paseo virtual por imágenes de jardines botánicos hasta el cuidado de las plantas de la casa, desde atender una huerta comunitaria hasta plantar unos pequeños almácigos caseros— hay pruebas sólidas que demuestran que la jardinería es un buen modo de librarte del estrés y mejorar tu estado anímico.

Puede que también haya una razón biológica detrás de estos beneficios de ensuciarnos al aire libre. Hay un tipo de bacteria que abunda en la tierra común y de la cual se descubrió que estimula la producción de una hormona que levanta el ánimo. Esto puede llegar a explicar en parte por qué trabajar en un jardín nos hace sentir alegres. La bacteria, llamada *Mycobacterium vaccae*, dispara la liberación de serotonina, sustancia química responsable de elevar el estado anímico y disminuir la ansiedad. La mayoría de las medicaciones para tratar la depresión actúa por los circuitos cerebrales de la serotonina; esto es un ejemplo de la importancia de esta sustancia en los cambios de humor.

Rodearse de un entorno natural hace que la vida sea más manejable, incluso en ambientes urbanos. Dado que el entorno natural mejora la salud mental y física, los gobiernos están comenzando a regenerar espacios urbanos y hacerlos más verdes y más en línea con la naturaleza. Esta regeneración natural que puede tomar la forma de jardines silvestres, por ejemplo, no nos beneficia solo a nosotros, también promueve la llegada de escarabajos e insectos de todo tipo, abejas y pájaros. Se beneficia también el medio ambiente, y la naturaleza visible a nuestro alrededor nos hace sentir menos estresados.

El Ministerio de Agricultura, Asuntos Forestales y Pesca de Japón acuñó el término *shinrin-yoku*, que significa «absorber la atmósfera del bosque o bañarse de bosque» y emprendió un nuevo programa de reforestación. Se realizaron una serie de investigaciones de campo locales, que hacían a los participantes salir a mirar un bosque o una zona urbana. Se tomaron mediciones objetivas del estrés como las hormonas, la presión sanguínea, la frecuencia cardíaca y otros biomarcadores de la actividad del sistema nervioso, tanto antes como después de la caminata y la observación de estos paisajes. Los ambientes forestales hacían que todos los marcadores del estrés disminuyeran significativamente en comparación con la caminata en la ciudad. Los bosques promovían bajadas en los niveles de cortisol, al mismo tiempo que mejoraban la actividad en la sección del sistema nervioso que disminuye la frecuencia cardíaca y otros síntomas corporales (sistema parasimpático). En paralelo, se reducía la actividad en la sección del sistema nervioso responsable de las respuestas de lucha o huida (sistema simpático) y se reducían las reacciones de estrés. Son todas noticias buenas e impactantes sobre los efectos de caminar y mirar un bosque.

El mismo tipo de investigación sobre bosques y salud humana ha conducido al desarrollo de programas nuevos para forestar espacios urbanos en todo el mundo. La Unión Internacional de Organizaciones de Investigaciones Forestales (IUFRO, por sus siglas en inglés) se estableció en 1892 con sede en Austria, y es una red internacional de científicos forestales que formaron una organización sin fines de lucro y se encuentran cada cinco años para promover la cooperación internacional en cuestiones de investigación forestal. La IUFRO representa a más de quince mil científicos, impulsa el diálogo multidisciplinar entre profesionales de las áreas de la salud y la conservación de bosques, y promueve los esfuerzos internacionales para que haya más «bosques donde bañarse» también en entornos urbanos. El estudio creciente sobre el potencial de los ambientes naturales para mejorar la salud y el bienestar hace todavía más llamativo el poco uso de este recurso como herramienta de promoción de la salud.

◆

Mi colega del Trinity College de Dublín, el experto en neurociencia Shane O'Mara, escribió un *best seller* sobre los muchos beneficios de salir a caminar en el estado anímico y el funcionamiento cerebral. En su libro titulado *Elogio del caminar* analiza las pruebas existentes sobre el fuerte impacto que tiene salir a caminar en un ambiente natural. Si nos acostumbramos a caminar y luego dejamos de hacerlo, nos volvemos malhumorados y molestos. Nos cambia la personalidad en sentido negativo.

Cuando el cuerpo está en movimiento, pensamos más creativamente, mejora nuestro estado de ánimo y baja nuestro nivel de estrés. Un equipo de investigadores de Stanford demostró que caminar favorece la inspiración creativa. Para eso, estudiaron los niveles de creatividad de la gente mientras caminaba y mientras permanecía sentada. La producción creativa de un individuo se incrementa un sesenta por ciento cuando camina. Incluso caminar en la cinta de correr, en un ambiente cerrado y mirando hacia una pared blanca, produce el doble de respuestas creativas en comparación con estar sentado, y estas respuestas se favorecen aún más si la caminata es al aire libre. El estudio también estableció que el fluido creativo continuaba una vez sentada la persona un tiempo después de la caminata. El acto de salir a caminar y la creatividad son dos formas de mejorar los estados de estrés y de posibilitar el buen humor.

◆

¿Cuántas veces por semana comes solo? Soy bien consciente de que la mayoría de nosotros no tenemos otra opción. Analicemos primero algunas de sus implicaciones y luego veremos posibles soluciones.

Comer solos tiene muchas desventajas psicológicas y de salud mientras que compartir la comida con amigos o familia es una manera sencilla de dejar de lado el estado de estrés. Según un estudio que medía la rutina de las comidas de las personas mayores de setenta y cinco años que vivían solas, así como los desafíos que enfrentaban y sus preferencias para comer, el desafío más grande a la hora de la comida era la falta de la experiencia familiar compartida y la falta de compañía. La preferencia de estas personas mayores era comer al menos una comida al día con otras personas, y las respuestas en este sentido eran de una cantidad arrasadora. Más de tres cuartos de los entrevistados dijeron que desearían que su familia compartiera más comidas con ellos. Una de cada cinco personas de esta edad se siente sola cuando come en su casa sin nadie más; tres cuartos del grupo lo hacen la mayoría del tiempo y muchas personas saltean comidas porque se sienten demasiado solas. La mayoría expresó que comen más sano y que la comida sabe mejor cuando comen acompañados. Las personas pasan más tiempo comiendo cuando están acompañadas que cuando están solas, un promedio de cuarenta y tres minutos en comparación con veintidós. La mayoría de las personas mayores recordaban que las comidas en familia eran ocasiones especiales para conversar y compartir entre todos, cuando sus hijos eran pequeños. El setenta y ocho por ciento expresó el deseo de comer más a menudo en compañía de su familia. Pero comer en soledad no es algo que solo hacen los adultos mayores. Casi la mitad de las comidas de los adultos en general se hacen frente al ordenador, en el coche o de camino a algún lugar; es decir, en soledad.

Detengámonos un momento a reflexionar en los beneficios de las comidas compartidas y lo que podemos hacer para combatir esta epidemia de soledad durante la comida. Sentarse en compañía para comer es bueno para la salud mental a todas las edades. Ya sea para compartir experiencias y juntarse con amigos y familia, pasar tiempo acompañados o solo para tener alguien con quien hablar, las comidas proporcionan una oportunidad para dedicar un momento puntual del día a la socialización, la relajación y la mejora del bienestar mental.

Compartir las comidas mejora las habilidades sociales de los niños y adolescentes, ya que aprenden del comportamiento que moldean abuelos, padres y hermanos. Las comidas son una oportunidad para los más jóvenes de aprender a escuchar e interactuar durante la conversación. Se desarrollan cualidades como la empatía y la comprensión y se intercambian perspectivas y opiniones diferentes. También proporcionan la oportunidad perfecta para compartir la preciosa sabiduría que los adultos mayores han acumulado a lo largo de la vida. «Compartir la comida» entre generaciones de familias y amigos que se juntan para eso es una práctica habitual en todas las Zonas Azules y se la cita entre las razones de la longevidad y la salud de las personas que allí habitan.

Frente a la evidencia de que comer mientras viajamos a algún lugar, lo mismo que comer solos, aumenta el riesgo de obesidad y de una mala nutrición, y nos hace perdernos de la riqueza del intercambio intergeneracional, sería recomendable un renacimiento de la comida familiar o de las comidas regulares con amigos. La *Mental Health Foundation* (Fundación para la Salud Mental) del Reino Unido redactó una serie de recomendaciones para las comidas compartidas:

Apunta un día: Es importante ponerse un objetivo realizable. Resérvate al menos un día a la semana para compartir la comida con familia o amigos, que este día se honre como un evento formal y que forme parte de la rutina semanal; tanto si es un desayuno largo, la cena de los viernes o el almuerzo del domingo. Asegúrate de que todos formen parte de la decisión sobre el día en que se hace, y que se lo dejen libre. Y si no es posible el encuentro en persona, al menos se recomienda el uso de la tecnología para asegurarse de que no falte nadie en ese momento semanal.

Prepara comidas que no requieran mucho trabajo: Cuando planeéis qué vais a comer, intentad elegir algo apetitoso pero relativamente simple y fácil de preparar. Esto asegurará que la tradición siga y que no se vuelva una tarea más del hogar.

Compartid responsabilidades: Que todos tengan algo que hacer. Decidid quiénes elegirán lo que se servirá, quién hará las compras, quién pondrá la mesa, quién cocinará y lavará los platos. Podéis rotar en la asignación de tareas.

Planificad la comida con antelación: Planearlo de antemano os permitirá ahorrar tiempo a largo plazo y os dará una oportunidad de pensar un poco mejor sobre cómo introducir variedad de platos en la comida. Pedid su opinión a los demás para planear la comida.

Que se involucren hijos y nietos: Con el tiempo, haz que los niños participen de todos los aspectos de la preparación, desde planear el menú hasta cocinar los platos.

Sin televisión: Aprovechad la oportunidad para conversar y compartir. La televisión encendida durante la comida es un foco de distracción, aun si no es más que el sonido de fondo.

Si no te es posible lograr ninguno de los puntos anteriores, trata de adoptar formas de mejorar las comidas cuando estás solo. Prepara algo saludable y apetitoso al menos una vez al día, dedica cierto tiempo a prepararlo y hazlo mientras disfrutas de algún programa de televisión o pódcast que te guste. Incluso prueba recetas nuevas que te supongan cierta complicación. Sal a comer con más frecuencia. Llévate un libro si lo haces solo y disfruta de la experiencia. Si tienes algún amigo en la misma situación, podéis llamaros durante las comidas compartidas y hasta experimentar juntos con las recetas. Muchos de nosotros no tenemos otra opción que la de comer solos, así que no dudéis en acercaros a otros si podéis hacerlo porque muy probablemente estén tan necesitados de ello como vosotros.

◆

Cuando la respuesta de lucha o huida es adecuada, nos ayuda a reaccionar ante un desafío que aparece de golpe. Pero el problema surge cuando la respuesta se produce constantemente por efecto del estrés y los eventos de la vida diaria, como las preocupaciones económicas, el tráfico, la salud, el trabajo o las relaciones. Por lo tanto, ahora que ya hemos analizado las cuestiones vinculadas al estrés y sus causas, reflexionemos por un momento sobre las técnicas comprobadas para combatirlo.

La relajación y las respuestas para disminuir el estrés mediante técnicas de respiración controlada aparecieron por primera vez en la década de 1970 de la mano de un cardiólogo de Harvard que se propuso mitigar los efectos del estrés crónico. La respiración lenta, profunda y regular induce a la relajación a través de una mejora en la actividad parasimpática. Con tan solo respirar de forma lenta y profunda, empujando el estómago hacia afuera de modo que usemos el diafragma al máximo, y sosteniendo la respiración por un momento antes de exhalar, ya inducimos un estado de relajación. Esto debe repetirse de cinco a diez veces con la concentración centrada en la respiración lenta y profunda. Es una técnica sencilla que puede hacerse a todas horas y en cualquier sitio.

Se han realizado estudios científicos rigurosos que han confirmado que estas prácticas meditativas antiguas tienen gran valor no solo para el manejo del estrés sino también para lograr tener una salud integral a largo plazo. Según la resonancia magnética cerebral, se comprobó que la meditación conserva la materia gris y la blanca, el tejido estructural principal del cerebro. También tiene el potencial de suprimir procesos relacionados con el envejecimiento de este órgano y de otorgar una «neuroprotección», es decir, de proteger las células del decaimiento y la muerte. La meditación incrementa el flujo sanguíneo y la oxigenación del cerebro y hace disminuir la acción de la respuesta del sistema nervioso simpático, la del tipo «lucha o huida», con el correspondiente aumento de un funcionamiento de «relajación» por parte del sistema nervioso parasimpático. En consecuencia, hay un incremento de las neurotrofinas, la familia de proteínas que incrementa la supervivencia y duración de la vida de las células cerebrales. La mitocondria, presente en cada una de las células del cerebro y del cuerpo, produce el noventa por ciento de la energía celular, y esta se incrementa durante la meditación. Entonces, dados estos enormes beneficios holísticos, ¿no estaría bien intentar meditar de vez en cuando?

Thích Nhát Hanh es un monje zen vietnamita y gran defensor de la técnica conocida como *mindfulness*. Al momento de escritura de este libro, tiene noventa y tres años. Tiene muchas frases maravillosas y, respecto a esta técnica, ha explicado que «la vida solo está disponible en el momento presente, lo cual subraya la idea que hay detrás del concepto de *mindfulness*».

El *mindfulness* de rasgo (o DM, por su sigla en inglés de *dispositional mindfulness* o, también, *trait mindfulness*) es un tipo de consciencia a la que solo se está dando consideración recientemente en las investigaciones académicas válidas. Se la define como la atención y consciencia deliberada en los pensamientos y sentimientos presentes del aquí y ahora, y las investigaciones muestran que la capacidad de acceder a ella involucra muchos beneficios físicos, psicológicos y cognitivos, hasta el punto de hacer disminuir los grados de estrés y preocupación. Esta forma de *mindfulness* es una cualidad en la vida, un rasgo fijo, más que un estado al que accedemos mediante la práctica.

Por otra parte, esta técnica requiere de entrenamiento. Constantemente permitimos que nuestra mente divague, en particular hacia el futuro y respecto a preocupaciones sobre acontecimientos venideros. Esto hace que nos preocupemos por cosas que no han sucedido todavía y que tal vez nunca sucedearán. Este tipo de distracción no es saludable además de ser una pérdida de tiempo. Ejercer el *mindfulness* es como ir al gimnasio para la mente. Hacemos repeticiones de ejercicios en que la traemos de vuelta al presente. Esta práctica puede hacerse durante un tiempo cada día o, mejor aún, volverse parte de nuestra rutina diaria; nos propondremos aprender a «permanecer en el presente» todo el tiempo. Esto último es el *mindfulness* de rasgo. Recientemente, ha surgido un interés creciente en el modo en que esta práctica y la de la meditación mejoran el envejecimiento biológico y, en particular, cómo favorecen el sistema inmune. Pero aún se necesitan más ensayos para confirmar estas observaciones tan prometedoras.

Otra técnica que recomiendo a mis pacientes es la de la relajación progresiva de los músculos esqueléticos, que son aquellos que usamos para mover el cuerpo y que están bajo nuestro control, a diferencia del corazón, por ejemplo. Los músculos que sufren de estados de estrés están tensos y duros y, al relajarlos, ahuyentamos este estrés. Este tipo de relajación lleva mucho más tiempo que la respiración profunda. El mejor lugar donde practicarla es un espacio silencioso y aislado, donde podamos recostarnos en un colchón firme o colchoneta de yoga. Debemos ir centrándonos en los grupos musculares principales, uno por uno y en orden. Así, mantendremos cada músculo en tensión durante veinte segundos y luego lo relajaremos lentamente. A medida que vayamos soltando el músculo, debemos concentrarnos en la liberación de la tensión y la sensación de relajación. Para intentarlo, empieza por los músculos faciales y luego ve recorriendo el cuerpo hacia abajo hasta llegar a la punta de los pies. La rutina completa te llevará de doce a quince minutos. Inicialmente, la técnica debe practicarse dos veces al día, y es esperable que se domine por completo y se sientan los efectos liberadores del estrés después de dos semanas.

El yoga también ha ganado gran popularidad como práctica terapéutica en un seis por ciento de los estadounidenses a quienes se les recomienda esta práctica por parte de un terapeuta o médico especialista. La mitad de los practicantes de yoga declaran haber iniciado esta práctica concretamente para mejorar cuestiones de salud. En el Reino Unido, el Servicio Sanitario Nacional lo promueve como un curso seguro y efectivo para personas sanas o enfermas de todas las edades.

El yoga nace en India hace unos dos mil años. El nombre deriva de la palabra sánscrita *yuj*, que significa «unir» y simboliza la unión de la mente con la consciencia. Combina las posturas físicas con técnicas de respiración, relajación y meditación.

Los estudios sobre el yoga se han multiplicado por cincuenta desde 2014 y algunas de las investigaciones más convincentes se relacionan con el estrés, el insomnio y la ansiedad, así como con los beneficios más consolidados en cuestiones de salud física, como diabetes, hipertensión y enfermedad coronaria, entre otras. Es particularmente beneficioso para mejorar el equilibrio y la flexibilidad.

Funciona por medio de una mezcla entre incremento de actitudes positivas hacia el estrés, la autoconsciencia, los mecanismos de defensa, el control, la espiritualidad, la compasión y el *mindfulness*. A nivel celular, reduce la inflamación y, de ese modo, ralentiza el envejecimiento biológico. También incrementa los niveles cannabinoides y opiáceos, y afecta la actividad nerviosa entre el cerebro y las glándulas de control del estrés (las suprarrenales) ubicadas en el riñón, responsables de la liberación de sustancias químicas que relajan los vasos sanguíneos. Todas estas cuestiones son sin duda beneficiosas para la salud.

En el capítulo uno, he hablado sobre los telómeros, las capas protectoras al extremo de cada cromosoma que previenen los daños en estos. Con la edad, los telómeros se acortan y, debido a ello, los cromosomas se dañan, las células decaen y mueren. La telomerasa es una enzima importante que previene el acortamiento de los telómeros. Hay una serie de estudios que han demostrado que el yoga afecta la telomerasa y la longitud de los telómeros. En un interesante artículo del instituto *All India Institute of Medical Sciences* se demostró que con la práctica de yoga hay un fortalecimiento de la telomerasa y un incremento en el largo de los telómeros. Otros indicadores importantes de envejecimiento celular que ya hemos discutido anteriormente, como el cortisol, las endorfinas, las citocinas —y otro que analizaremos más adelante, el BDNF (factor neurotrófico derivado del cerebro, por sus siglas en inglés)— también muestran perfiles más rejuvenecidos después de esta práctica.

Analizadas en conjunto, son cada vez más cuantiosas las pruebas de que las intervenciones como el yoga, la meditación, los ejercicios de respiración y la práctica de *mindfulness* mejoran los biomarcadores fisiológicos del envejecimiento celular y, por lo tanto, ralentizan el proceso de envejecimiento general. Si unimos estas prácticas con períodos regulares de separarnos de nuestros dispositivos electrónicos y pasar más tiempo en contacto con la naturaleza, tendremos una reducción del estrés en nuestra vida y lograremos desacelerar más aún el envejecimiento biológico.

7. En busca de la fuente de la juventud eterna

El hombre ha perseguido la juventud eterna desde sus orígenes. La dinastía Tang, que reinó en China entre 618 y 907 a. C., llevó al país al período de mayor prosperidad de toda su historia. La cultura china floreció tanto que fue considerada la más grandiosa en cuanto a sociedad civil y, en particular, al arte y la poesía. El sistema de gobierno contemplaba puestos de servicio civil, lo cual aseguraba que la dinastía dispusiera de asesoramiento por parte de consejeros con formación académica. Los emperadores estaban obsesionados con la inmortalidad y la búsqueda de un elixir que les diera juventud eterna y, sin embargo, a pesar de los niveles altos de sofisticación y cultura, seis de los veintidós gobernantes del período Tang murieron debido a las intoxicaciones autoinfligidas por beber sustancias en busca de este elixir. Según los alquimistas del reinado, «el cinabrio color rojo sangre», «el mercurio volátil e inestable», «el oro resplandeciente» y «el ferviente azufre» eran los ingredientes principales de la inmortalidad. También eran los venenos que hicieron perecer a emperadores y a aquellos nobles que compartían la búsqueda de la perpetuidad. Pero emperadores y nobles no eran los únicos con esta obsesión, que tenía fascinados a académicos y estadistas por igual. El famoso poeta Po Chu-I pasaba horas doblado sobre el alambique, mezclando sus preparados de mercurio y cinabrio que, por alguna razón misteriosa, él mismo no consumía. Así, logró sobrevivir a sus amigos y familiares con menos suerte. El poeta escribió:

> *Durante las horas de ocio, pienso en mis viejos amigos,*
> *y se aparecen frente a mí...*
> *Todos ellos enfermaron o murieron de repente;*
> *ninguno vivió más allá de la mitad de la vida.*
> *Soy el único que no ha bebido el elixir;*
> *y aun así, sigo con vida; ya un viejo anciano.*

Me pregunto en qué momento se le encendió la bombilla a Po Chu-I. A otros les llevó casi trescientos años hacer la conexión entre los preparados y las muertes, y abandonar la práctica de beber las pócimas de los alquimistas. Yo me acordé de esta historia china cuando un presidente estadounidense hizo referencia a los posibles beneficios de tomar líquido desinfectante para matar el virus SARS-CoV-2. Por suerte, en la actualidad hemos aprendido a discernir mejor y a ser más selectivos a la hora de recetar medicaciones o consumirlas.

Demos un salto hasta el siglo XXI y lleguemos hasta Larry Page, cofundador y anterior presidente de Google, quien abrió una empresa para encontrar «la cura» del envejecimiento. En 2013, Google lanzó Calico, cuyo sitio web oficial declara: «cómo lidiar con la vejez es uno de los misterios más grandes de la vida». En este emprendimiento ambicioso y de alto costo, Calico ha invertido en diferentes áreas de investigación, por ejemplo, un pequeño mamífero muy extraño e interesante, la rata topo desnuda, que a pesar de su minúsculo tamaño, tiene una vida inesperadamente larga.

Este animal tiene el tamaño de nuestro dedo meñique y vive bajo la tierra, en la zona de África oriental. No es un animalito demasiado agraciado: pequeño, sin pelo (de ahí lo de «desnuda») y ciego, tiene dos dientes prominentes con forma de gancho que parecen colmillos que se mueven con independencia el uno del otro.

Los usa para construir túneles bajo la tierra y así, poder soportar concentraciones tan bajas de oxígeno que matarían a cualquier otro mamífero. Por ejemplo, las células cerebrales humanas comienzan a asfixiarse a los sesenta segundos de estar privadas de oxígeno, y el daño cerebral es permanente después de tres minutos. Por el contrario, la rata topo desnuda puede sobrevivir un total de dieciocho minutos en un ambiente sin oxígeno y no presenta ningún tipo de daño en las células cerebrales o de ninguna otra parte del cuerpo. Entonces, desde la perspectiva científica, este mamífero podría proporcionar tratamientos nuevos para el daño cerebral causado por un derrame, si pudiéramos determinar cómo logra soportar esos períodos largos sin oxígeno. Además de esta supervivencia extrema, vive durante treinta años, no padece ninguna enfermedad relacionada con la edad, como el cáncer o las enfermedades del corazón, y no muere debido a su edad avanzada, tal como el ser humano. La muerte ocurre por los ataques de otros animales o, a veces, en casos de infección.

La rata topo desnuda reina, con la ayuda de su cohorte de machos, mantiene una tasa de fecundidad asombrosamente continua y no tiene la menopausia, otro tema que despierta gran interés en el mundo científico. Quienes hayan padecido las incomodidades de la menopausia podrán apreciar el valor de esto. Además, los vasos sanguíneos de este animal se mantienen en buen estado de salud durante toda la vida, con una pérdida de elasticidad que es realmente de proporciones insignificantes y ninguna «arteria endurecida», como sucede con frecuencia en las hembras de edad avanzada de otras especies después de la menopausia y, desde ya, también a los varones de más edad. Entonces, en lugar de la fórmula de los antiguos alquimistas chinos, con su cinabrio, mercurio y azufre, ¿será que la fórmula actual de «la juventud eterna» se encuentra en este pequeño mamífero oscuro y poco atractivo que investiga Calico?

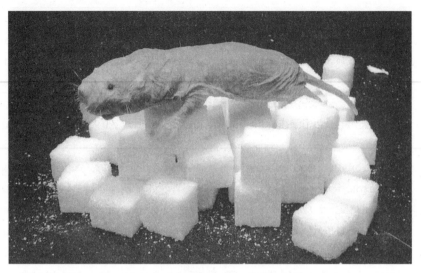

La rata topo desnuda sobre terrones de azúcar que ilustran su tamaño
(Jane Reznick/Gary Lewin, MDC)

Hay un dato poco esperanzador: 99,9 % de las especies que alguna vez habitaron la Tierra ya se han extinguido. Sin embargo, a pesar de esta triste estadística, se estima que actualmente todavía existen entre diez y treinta millones de especies distinguibles. Las ciencias que las estudian se llaman «ciencias de la vida». La mayor parte del conocimiento que tenemos sobre el envejecimiento proviene del estudio combinado de las ciencias de la vida, la biología, la medicina, la antropología y la sociología de las diferentes especies. Supone una cura de humildad saber que la génesis de la contribución de las ciencias de la vida a nuestra comprensión sobre por qué envejecemos se remonta a más de cuatro siglos, cuando se observó por primera vez que el modo en que lo hacemos comparte características comunes con todas las especies.

Esta observación se la debemos a Georges-Louis Leclerc, un polímata que vivió una vida muy interesante a principios del siglo XVII. Leclerc recibió educación jesuita en Francia y luego estudió derecho, también matemáticas y finalmente medicina. Completos sus estudios de medicina, tuvo la suerte de heredar una gran fortuna, que le permitió seguir su ambición de dedicarse a las ciencias de la vida sin la presión de tener que generar ingresos. Aunque no tenía formación como biólogo, describió la teoría evolucionaria de la biología, que expresa que «el envejecimiento de las especies es común en todas ellas». Las implicaciones de esta observación fueron enormes y, como consecuencia, los biólogos en la actualidad pueden estudiar genes vinculados con el envejecimiento en la mosca común, por ejemplo, y aplicar esas investigaciones en estudios humanos; porque los genes de ambas especies son los mismos. Hay una expresión irlandesa muy bella que dice «*¿Cad é a dhéanfadh mac an chait ach luch a mharú?*», y se traduce como «¿Qué otra cosa puede hacer el hijo de un gato que no sea perseguir ratones?». Leclerc fue una de las primeras personas que hizo referencia a la carga hereditaria que recibimos de nuestros padres en su descripción de las similitudes entre el elefante y el mamut. Fuera de Aristóteles y Darwin, ningún otro estudioso del mundo natural ejerció mayor influencia que Leclerc y, sin embargo, todos oímos hablar de los dos primeros, pero no de él.

Las investigaciones posteriores sobre la biología del envejecimiento confirman sus impresiones y proporcionan pistas importantes sobre cómo realizar intervenciones efectivas que la retrasen. Hoy en día es claro que algunos de los circuitos hormonales y celulares que influyen en la tasa de envejecimiento de los organismos inferiores, como las moscas o los gusanos, también contribuyen a muchas de las manifestaciones del envejecimiento que observamos en humanos, como el cáncer, las cataratas, las enfermedades cardíacas, la artritis y la demencia. Se realizaron varios estudios que demuestran que mediante la manipulación de ciertos genes, que alteran la reproducción y reducen el consumo calórico, puede alargarse la vida tanto de organismos inferiores como de mamíferos. Las especies inferiores son más fáciles de estudiar en cantidad, en particular la Drosophila o mosca común. He conocido varios laboratorios donde hay contenedores enormes de vidrio llenos de moscas ruidosas. Es aquí donde se originan las principales investigaciones sobre el envejecimiento. Mucho de nuestro saber actual sobre la célula humana y por qué envejece deriva de la observación de las especies inferiores. Quizás la próxima vez que estemos a punto de aplastar una mosca, nos detengamos un momento y reflexionemos sobre su gran contribución a la ciencia.

Nosotros los humanos somos organismos muy avanzados: hemos trabajado «en nosotros» durante miles de siglos. Existimos porque murieron millones y millones de organismos menos adaptados aún y somos más complejos. Somos los sobrevivientes, ejemplos vivientes de la frase «la supervivencia del más apto». Nuestro viaje comenzó hace cuatro millones de años en forma de una única célula y hoy en día, nuestras células se diferencian muy poco de aquella, la inicial. Las células son formaciones muy pero muy pequeñas. Por ejemplo, se necesitan diez mil de ellas para recubrir la cabeza de un alfiler; y nuestro cuerpo se compone de trillones de células.

Su labor principal es la producción de energía, energía que las mantiene vivas y, por lo tanto, a nosotros también. En términos muy simples, la célula convierte el alimento que consumimos en energía; el subproducto de este proceso son los desechos, que se descartan de inmediato. Las instrucciones para la creación de energía y el desecho de desperdicios provienen del núcleo de la célula. Como he mencionado anteriormente, el núcleo es la biblioteca de la célula, una biblioteca digital que contiene toda la información necesaria que es enviada a través de la célula a intervalos regulares cuando se lo requiere. Las paredes celulares permiten que salgan las toxinas y los desechos, el subproducto de la producción de energía posterior a la metabolización del alimento —que saldrá del cuerpo posteriormente por los intestinos y la vejiga en forma de heces y orina— y, a la vez, retiene todas las sustancias químicas buenas y el alimento para la producción de energía. Por lo tanto, cualquier cambio en la fortaleza de la pared celular puede significar un daño grave. La parte de la célula que produce la energía y es responsable de la transacción necesaria para la supervivencia de la célula es la mitocondria.

Nuestras células están todo el tiempo en actividad, nunca descansan, generan energía y se dividen y producen células nuevas reiteradamente. Durante estas divisiones, también se dividen los genes y por lo tanto, pasan las instrucciones de varias características a la siguiente generación. Ocasionalmente, se producen imperfecciones en la división. A esto se lo conoce como mutación. Una mutación es la alteración de las instrucciones para una o más características. Algunas mutaciones son menores y vivimos con ellas sin darnos cuenta, pero muchas pueden llevar a la muerte o a fallos del organismo. Este es el modo en que los organismos superiores, como tú y yo, fuimos evolucionando hacia mayores complejidades: somos los sobrevivientes.

El tiempo de vida de cada una de las células es finito, así que cuando una muere, la reemplaza otra nueva, razón por la cual toda división o replicación es muy importante para nosotros. Las células mueren y se reemplazan todo el tiempo. Cualquier proceso que interfiera en este equilibrio cíclico delicado entre muerte celular y reproducción impedirá el reemplazo de células previas por otras de funcionamiento pleno y, por lo tanto, contribuirá al envejecimiento del organismo.

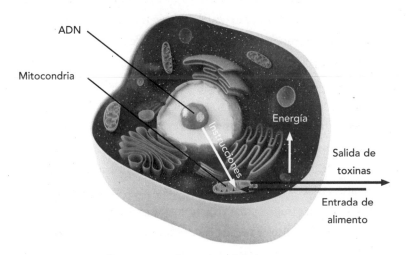

Cómo se conforma la célula humana.

Cada tipo de célula tiene una esperanzade vida diferente, un dato importante para la ciencia forense y las investigaciones en escenas del crimen. Por ejemplo, las células de los glóbulos rojos viven cuatro meses; las de los glóbulos blancos, un año; las de la piel, tres semanas; las del colon, cuatro días y las de esperma, tres. Gracias a esto, es posible establecer el tiempo que un cuerpo lleva muerto en función de las células que aún están con vida.

En las poblaciones animales, las razones por las que se elimina a los animales frágiles o más viejos son los depredadores, la falta de alimento y el estrés ambiental. Los humanos somos una excepción notoria de esta regla, ya que alcanzamos una expectativa de vida de más de ochenta años a pesar de nuestra fragilidad y lo avanzado de nuestra edad. En los últimos doscientos años, la expectativa de vida humana promedio se ha duplicado en la mayoría de los países desarrollados. En un siglo, el mundo cambió notablemente: de casi no haber países donde la expectativa de vida del ciudadano promedio era de cincuenta años a tener muchos con una expectativa de ochenta o más; y el ritmo de estos cambios es extraordinario. En la portada de la revista *Time*, en un número del año 2015, se leía: «Este bebé podría vivir hasta los ciento cuarenta y dos años». En el 1900, la expectativa de vida de las mujeres era de cuarenta y siete años. En 2010, era de setenta y nueve, y sigue en aumento. Podríamos preguntarnos a qué se debe. No tenemos todas las respuestas, pero algunas de ellas generalmente tienen que ver con la capacidad de las poblaciones humanas de manipular el ambiente, domesticar animales y plantas, y usar herramientas y fuego para proporcionarse una nutrición equilibrada casi sin parásitos. A todo esto, se le suman los avances de la medicina, el agua limpia, la disminución de los niveles de estrés, el aumento de la prosperidad y, desde luego, nuestro dominio de las mutaciones a medida que hemos ido evolucionando. Las consecuencias biológicas y el impacto poblacional del envejecimiento son por lo tanto experiencias únicamente humanas. Por ejemplo, a las mujeres todavía les quedará por vivir la mitad de su vida adulta una vez perdida la capacidad reproductiva; esta situación no tiene precedentes en el resto del mundo mamífero.

Podemos aprender más sobre los factores que contribuyen a la longevidad de los humanos a partir de algunas especies animales que viven vidas extraordinariamente largas. La mayoría de los animales tienen dos formas básicas de morir: por la edad y, por lo tanto, las enfermedades, y debido a alguna herida. Pero algunas pocas especies

selectas aparentemente son inmunes al envejecimiento y las enfermedades. En ellas, se ralentiza drásticamente, casi hasta detenerse, la acumulación gradual de daño celular que termina matando a la mayoría
de las células, y se extiende la vida y la juventud. A esto se lo conoce
como «senescencia insignificante». Es fascinante observar cuánto llegan a vivir algunas especies. Las tortugas son los animales de mayor
senescencia insignificante. La tortuga gigante de Aldabra llamada Adwaita fue un espécimen que vivía en India, en el Zoológico Alipore de
Calcuta. Al morir, se le realizaron pruebas de carbono en el caparazón
y se confirmó que había nacido aproximadamente en el año 1750; es
decir que tenía doscientos cincuenta y cinco años. Su muerte se debió
a un fallo del hígado junto con una complicación producida por una
grieta en el caparazón. Si sus cuidadores del zoológico hubieran tenido
los recursos y la posibilidad de hacerle un trasplante de hígado y una
cirugía para curar la herida del caparazón, Adwaita seguiría arrastrán-
dose por ahí hasta el día de hoy. De todas formas, ¡llegar hasta los
doscientos cincuenta y cinco no está nada mal!

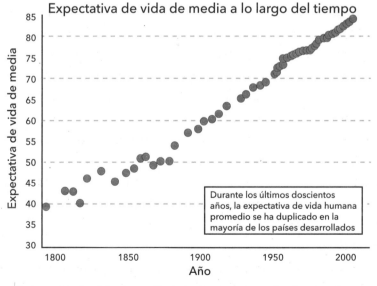

Expectativa de vida de media en países europeos donde se registran
los récords en tasas de mortalidad desde 1800.

Otro animal de una longevidad extraordinaria es la esponja antártica, que llega a vivir hasta mil quinientos cincuenta años. Vive su vida casi sin moverse jamás, lo cual hizo que uno de mis colegas tuviera la crueldad de apodar «esponja» a otro integrante de nuestro equipo particularmente letárgico en su manera de moverse. La ballena boreal, el animal longevo más grande entre los mamíferos, vive hasta doscientos años (la más vieja que se conoce llegó hasta los doscientos once años). La medusa *Turritopsis nutricula* es el animal más fascinante de todos, ya que, de ser pólipo, pasa a la vida adulta y luego vuelve a ser pólipo, en una muestra fehaciente de «eterna juventud», el Benjamin Button del reino animal. Y también debo referirme por un momento a la termita reina, que vive cincuenta años y produce treinta mil huevos por día (la pobrecilla). En contraste, hay especies que viven apenas cinco minutos, como la llamada mosca de mayo o mosca efímera (del género *Ephemeroptera*), tan querida por los amantes de la pesca con mosca. Pueden ustedes imaginarse que estas diferencias extremas en los tiempos de vida son de gran interés para nosotros los científicos del área de la gerontología. ¿Qué habrá en la función celular de las diferentes especies que hace que vivan más o menos tiempo? Si pudiéramos entenderlo y desarrollar la capacidad de imitar los cambios relevantes en las células humanas, podríamos ralentizar el envejecimiento y la aparición de enfermedades, y así extender la vida humana, y con buena salud, es decir, encontrar el tan buscado «elixir de la juventud eterna».

◆

Muy bien, señoras lectoras, saludad con una reverencia porque las mujeres viven más que los hombres en casi todas las sociedades modernas. Las hembras viven más que los machos entre los humanos y muchos otros mamíferos como el chimpancé, el gorila, el orangután y el gibón. De media, las mujeres viven de seis a ocho años más que los hombres, pero este tiempo está acortándose en las civilizaciones occidentales, en especial por la reducción de las tasas de muerte cardiovascular en los hombres.

Existen otras explicaciones plausibles para esta brecha de género. Se deben a factores biológicos, hormonales, genéticos, ambientales y sociales, entre otros. Todos ellos contribuyen en distinta medida. Una explicación biológica bastante popular es la diferencia de la tasa metabólica de los distintos géneros. La tasa metabólica, la cantidad de energía que producimos al metabolizar el alimento, es cerca de un seis por ciento mayor en los machos adolescentes que en las hembras de la misma edad, y se incrementa hasta en un diez por ciento después de la pubertad. Según los experimentos, en la mayoría de las especies, esta tasa se asocia con la longevidad de forma negativa, es decir, una tasa alta equivale a un menor tiempo de vida.

La hembra tiene la tendencia de convertir en mayor medida el alimento en tejido adiposo blanco, en comparación con el varón, que lo convierten en músculo (algo bueno); y también, de hacer circular los lípidos como el colesterol LDL (el colesterol malo). Este último es uno de los factores de riesgo más alto de la enfermedad cardiovascular. Los estrógenos, que son una hormona femenina, tienen beneficios cardiovasculares protectores, ya que reducen los niveles de colesterol LDL e incrementan los de HDL (el bueno), y así protegen a las mujeres de las enfermedades del corazón antes de la menopausia. Los estrógenos protegen también la cobertura interior de los vasos sanguíneos de heridas, excesiva dilatación y la consecuente disminución de la presión arterial. También protegen de la esclerosis porque se reduce la presencia de coágulos y de arterias endurecidas. Todos estos factores hacen que las mujeres presenten un perfil cardiovascular superior en comparación con los hombres, y determinan que vivan vidas más largas. Por último, en algunos países, los varones están más expuestos a las amenazas vinculadas al ambiente laboral: conducen más tiempo, beben más alcohol, fuman más y están más expuestos a traumas de todo tipo, por ejemplo, los asesinatos. Aunque nosotras las mujeres del mundo occidental vivimos más, con la evolución de la sociedad, esta brecha va estrechándose y los varones que adoptan comportamientos más saludables acortan la diferencia, si tienen la voluntad de hacerlo.

Un reconocido científico de este campo es Caleb Finch. Cuando le preguntaron cuánto podríamos vivir si no envejeciéramos o si lo hiciéramos al ritmo de las tortugas, contestó: «En teoría, si las tasas de mortalidad no aumentaran como lo hacen durante el envejecimiento, los humanos vivirían cientos de años. Mis cálculos indican que a una tasa de 0,05 % anual, como lo es a los quince años en los países desarrollados, el tiempo de vida medio sería de mil doscientos años». Desde luego que lo que sucede es que las tasas de mortalidad se aceleran a medida que envejecemos; no nos mantenemos constantemente en la tasa que teníamos a los quince años, como sí lo hacen los animales que presentan senescencia insignificante. Según explica Finch, estos animales disfrutan de una tasa de mortalidad del uno al dos por ciento una vez que superan los setenta años, en contraste con las tasas de mortalidad humanas que se aceleran pasada esta edad. Entre los sesenta y cinco y setenta años, las personas tenemos una posibilidad de morir en los siguientes cinco años que es de uno contra cien, y esta probabilidad aumenta a uno contra diez después de los ochenta y cinco. La tasa para los seis años es de uno contra diez mil. Hoy en día no está claro por qué algunos animales presentan senescencia insignificante. Podría ser un desarrollo evolutivo que les da ventaja reproductiva o un accidente y nada más. En este momento hay tantas investigaciones en esta área que es esperable que no falte mucho para que se encuentre «el elixir de la juventud eterna» o tal vez «el elixir de la vida humana».

Sí que podemos ponernos un objetivo más realista que la senescencia insignificante y llevarlo a nuestra vida: sería una desaceleración moderada del ritmo del envejecimiento, lo suficiente para demorar las enfermedades relacionadas con la edad unos siete años. Se apunta a esta cifra porque el riesgo de muerte y de otros atributos negativos de la edad tiende a aumentar exponencialmente a lo largo de la vida adulta con un tiempo de duplicación de aproximadamente siete años. Un retraso en esta duración brindaría beneficios de salud y longevidad en una mayor medida que los que podrían lograrse con eliminar el cáncer o las enfermedades del corazón. Si tuviéramos éxito en la desaceleración del envejecimiento durante siete años, lo cual se considera un objetivo realista en el mundo científico, las personas de cincuenta años tendrían el perfil de salud y riesgo de enfermedad de las de cuarenta y tres; las de sesenta, el de cincuenta y tres, y así. Igual de importante es que, una vez logrado, este retraso de siete años brindaría los mismos beneficios en la salud y la longevidad para todas las generaciones siguientes, al igual que los niños que nacen en la mayoría de las naciones de hoy, que se benefician de los descubrimientos y desarrollos de las inmunizaciones. También yo considero que es un objetivo factible y que muchas de las cuestiones de las que trata este libro como la amistad, el alivio del estrés, la risa, el sentido del propósito, el descanso, la alimentación, la actividad física y la actitud positiva hacen exactamente eso: retrasar las enfermedades relacionadas con el envejecimiento, sus trastornos y hasta el momento de la muerte, en un lapso de hasta siete años o más. Cuanto antes abordemos los factores de riesgo que influyen en el proceso de envejecer, mayor reserva acumularemos para las capacidades del cuerpo y del cerebro, y mayor será nuestra probabilidad de lograr retrasar siete años la llegada de la vejez.

Conocer las razones por las cuales algunos animales tienen vidas particularmente más largas nos dará información sobre cómo podemos manipular la función o la estructura celular para mejorar la longevidad y reducir las enfermedades vinculadas con la vejez.

8. Agua fría y hormesis

L a próxima vez que vayas a relajarte en un sofisticado *spa*, tómate un descanso entre los ciclos de ejercicio, sauna, baño de vapor y piscina fría, para reflexionar por un momento en lo ancestral de estos rituales. Hace unos cuatro mil años que las personas disfrutan del placer del baño y el agua. Las piscinas públicas ya existían en los primeros palacios egipcios del año dos mil antes de Cristo, y el baño también tenía un lugar importante en la vida cotidiana de los antiguos griegos. Pero de quienes más sabemos es de los romanos, sus baños contaban con el más alto grado de sofisticación. Las termas —que eran unos recintos públicos de varias salas diseñadas para el baño, la relajación y la socialización— se parecían mucho a nuestros *day spa* modernos.

La técnica romana del baño seguía un patrón medianamente estandarizado. El bañista entraba primero en el *apodyterium* y se sacaba la ropa. Después pasaba al *unctuarium*, donde se le aplicaban aceites, y después a una sala o pista de deportes, donde realizaba ejercicio físico riguroso. Terminada esta etapa, procedía a la sala de calor seco y al baño de vapor, donde su piel exudaba toda la acumulación de aceite y transpiración. A continuación, iba a las salas llamadas *tepidarium*, donde la temperatura era templada, y *frigidarium*, donde era fría. En esta última sala, solía haber una piscina de agua fría. El proceso terminaba con una nueva aplicación de aceites en la piel. ¡Qué manera más placentera de pasar unas horas de ocio!

El uso terapéutico del agua es una práctica ancestral a la que se recurre actualmente para el tratamiento de trastornos musculoesqueléticos como la artritis o las lesiones de columna, y en pacientes con quemaduras graves, accidentes cerebrovasculares o parálisis. Como bien sabían los romanos, una parte integral e importante del baño es la exposición al agua fría. Hay cantidad de evidencia de sus beneficios sobre muchos sistemas orgánicos y en las vías involucradas en el proceso de envejecimiento.

La inmersión en agua fría estimula nuestro sistema fisiológico, en un ejemplo del fenómeno de hormesis, por el cual una cantidad pequeña de un agente perjudicial para la salud es, en realidad, algo bueno. Este fenómeno contraintuitivo —según el cual es beneficioso y no perjudicial exponerse a una dosis moderada de determinados factores causantes de estrés, como el frío, la radiación, algunos componentes nocivos o cierto grado de hambre— es motivo de cantidad de investigaciones y genera gran intriga entre los especialistas en gerontología. Los organismos de laboratorio suelen sobrevivir más tiempo tras una exposición a factores de estrés; y es esperable que el mundo científico quiera aprender cuanto antes si esta respuesta mejora la vida celular en general y cómo aprovecharla. Lo que sabemos hasta el momento es que la exposición celular a ciertos grados moderados de estrés estimula la síntesis de proteínas, lo cual mejora la función celular y la supervivencia, sin interferir en las capacidades de subdivisión y reproducción. Creemos que esto se debe a que se dispara un mecanismo de recuperación de la célula que mejora el funcionamiento de otros sistemas de reparación y recuperación. Cualesquiera que sean las razones, la hormesis es fascinante. Podemos recurrir a ella para explicar por qué la exposición al agua fría es tan buena para nosotros y para el envejecimiento.

Darse una ducha o un baño de inmersión de agua fría es un tipo de estrés fisiológico de efecto hormético, pues hace que el cuerpo recupere la temperatura normal de los órganos tras un estímulo de enfriamiento, y esto es un beneficio indirecto para muchos sistemas y órganos. Otros agentes estresores moderados también pueden ser en teoría beneficiosos, como el estrés hipóxico (contener la respiración), el oxidativo (hiperventilarse) y el golpe de calor (sauna). Sin embargo, no todos estos factores están tan estudiados en relación con el envejecimiento como el efecto del agua fría.

La inmersión o ducha con agua fría es tan efectiva a la hora de brindarle al cuerpo un estímulo a gran escala porque la cantidad de receptores del frío en la piel es hasta diez veces superior que la de calor. Es más, la capacidad del agua de conducir la temperatura es treinta veces superior a la del aire. Al exponer la piel al agua fría, se contraen los vasos sanguíneos y eso hace aumentar la presión arterial, lo cual, sumado al choque del cambio de la temperatura, produce impulsos eléctricos desde las terminales del nervio periférico hasta los centros sensoriales del cerebro. Como resultado, aumenta la producción de sustancias químicas importantes y de señales nerviosas. Una de estas sustancias es la noradrenalina, un neurotransmisor crítico que forma parte de nuestras respuestas del tipo «lucha o huida». La noradrenalina aumenta hasta cuatro veces con la exposición al agua fría. Esta sustancia impulsa el funcionamiento de las células tanto en el cerebro como en el cuerpo y regula multitud de funciones como la frecuencia cardíaca, la presión, el flujo sanguíneo hacia los músculos, el poder de contracción de los músculos esqueléticos y la liberación de energía. Exponerse al agua fría también hace que se libere adrenalina en las principales áreas del cerebro donde se controlan las emociones, la concentración y la memoria; por lo tanto, se ve afectado nuestro estado de alerta, el funcionamiento de la memoria, nuestro interés por las cosas, el estado anímico y la respuesta del cuerpo al dolor. Casi todos nuestros órganos usan la noradrenalina; y es una sustancia que contribuye con ciertas funciones centrales al proceso de envejecimiento. Debido a que la respuesta a la noradrenalina disminuye con la edad, cualquier estímulo que mejore sus niveles de actividad será importante para la fisiología «en proceso de envejecimiento». Uno de mis colegas del área de neuropsicología del Trinity College de Dublín presentó la hipótesis de que cualquier estímulo que produzca mayores niveles de liberación de noradrenalina en el cerebro, como el agua fría, previene la demencia.

La noradrenalina es uno de los agentes químicos involucrado en el sistema nervioso simpático, ese sistema que prepara al cuerpo para la acción. Por ejemplo, si nos sentimos en estado de alerta al despertarnos es debido a un aumento de producción por parte de los nervios simpáticos que controlan el nivel de sangre que corre por nuestras venas, mayormente a través de un aumento de la liberación de noradrenalina. La exposición al agua fría también libera otros agentes químicos, como las endorfinas, lo que provoca la conocida «euforia del corredor». La exposición al agua fría provoca un aumento cuádruple de endorfinas con su consecuente sensación de bienestar creciente y la supresión del dolor a través de la estimulación de receptores opioides, que contribuyen a esa sensación de «sentirse bien». ¿Te has bañado alguna vez en el Atlántico y a través del tembleque y el chapoteo frenético has conseguido aclimatar tu cuerpo y sentirte exultante, ruborizado e incluso calentito al salir del agua? Ya sabes porqué.

La exposición al agua fría mejora la respuesta inmune. Los nadadores en aguas heladas o quienes acostumbran a darse duchas frías pueden afirmar con certeza que tienen menos resfriados o infecciones pulmonares en invierno, así como menos enfermedades en general. Según un estudio, pudo verificarse esta aseveración mediante la medición de las solicitudes de baja por enfermedad. Se compararon cuatro grupos de personas a lo largo de varios meses: el primer grupo se daba una ducha caliente terminada con agua fría; el segundo, hacía ejercicio regular; el tercero, combinaba estas duchas con actividad física y el cuarto mantenía su comportamiento habitual. Tras un lapso de tiempo, se compararon las solicitudes de baja por enfermedad: en comparación con el cuarto grupo, el primero presentaba una reducción de licencias de un veintinueve por ciento; el segundo, del treinta y cinco por ciento y el tercero daba un resultado asombroso, la reducción era del cincuenta y cuatro por ciento. La duración de la ducha fría no parecía incidir en el resultado. Los participantes expresaron que aumentaba su nivel de energía y que, según expresaron varios, el efecto era parecido a la energía que da el café. Otro resultado positivo era una mejor calidad de vida, con cambios más marcados en los grupos que se daban la ducha fría. Si bien la gran mayoría expresaba distintos grados de incomodidad durante la exposición al frío, el hecho de que el noventa y uno por ciento quisiera continuar con la rutina después de noventa días es quizás el indicador más claro de los beneficios.

Uno de los efectos principales de nadar en agua fría es el impacto en la cantidad de calorías que quemamos en estado de reposo. Cuando nadamos al aire libre, el cuerpo debe hacer un esfuerzo de base para mantener su temperatura y, en consecuencia, consumimos más calorías. Cuanto más fría el agua, más le cuesta al cuerpo convertir la grasa en energía. En conjunto con el ejercicio de nadar, el consumo de calorías aumenta todavía más. Los cambios del sistema nervioso simpático y las sustancias químicas que libera son los mismos que los explicados en el caso de la ducha fría. Entonces, cuando nadamos en aguas frías, el cambio extremo de temperatura incrementa la actividad del sistema nervioso simpático y reduce el flujo sanguíneo hacia la piel. El resultado de ambos procesos combinados es un bombeo más intenso del corazón hacia todos los órganos del cuerpo, y a los órganos importantes en primer lugar, como los músculos, el cerebro y los riñones. El resultado es que mejora la circulación y que nuestro sistema elimina más fácilmente las toxinas.

El aspecto «límpido y el brillo terso» que observamos en la piel de los nadadores de aguas frías puede atribuirse a estas consecuencias fisiológicas. También hay cuantiosas pruebas que sustentan la asociación de esta actividad con menores grados de tensión y fatiga, un mejor estado anímico y de la memoria, y bienestar en general.

Hay también cantidad de teorías evolutivas sólidas que sustentan las razones por las cuales encontramos tan vigorizante la exposición al agua fría. El estilo de vida humano en tiempos pasados fue principalmente al aire libre, con gran variabilidad en la temperatura ambiente e inmersiones frecuentes y nado en aguas de temperaturas incómodas para encontrar alimento o escapar de depredadores. Pero, aunque los humanos somos homeotermos (nuestro cuerpo se mantiene en una temperatura constante de 36,6 °C), en la vida moderna utilizamos muy poco este sofisticado sistema regulatorio. Y esto no es bueno, ya que el sistema necesita estimulación. La desaparición rápida del estrés termal en el estilo de vida del humano en los últimos pocos miles de años es algo negativo, comparada con su presencia durante millones de años en primates, y cientos de miles de años en el homo sapiens. Este efecto negativo incide en la salud física y mental de los humanos porque el sistema termorregulador no recibe suficiente «ejercicio» o estimulación. En consecuencia, sabemos que la exposición al agua fría está determinada genéticamente, por eso desencadena esta respuesta evolutiva y nos llena de vitalidad.

———◆———

Hay gran cantidad de literatura, constante a lo largo del tiempo, referida al papel que cumple el agua fría en el tratamiento de la depresión. Este es un caso que se publicó en el *British Medical Journal*, donde se ilustra el modo en que el agua fría fue un alivio para la depresión de una mujer joven:

«Se trata de una joven de veinticuatro años que presentaba síntomas de desorden depresivo severo y ansiedad. Estaba bajo tratamiento desde los diecisiete años. Los síntomas no se modificaban con las drogas antidepresivas más conocidas. Con el nacimiento de su hija, la joven quería dejar de consumir cualquier tipo de medicación y poder estar libre de síntomas de depresión. Comenzó un programa de natación semanal al aire libre (en agua fría) que condujo a una mejora inmediata del estado anímico después de cada jornada de natación, y a una reducción sostenida y gradual de los síntomas depresivos que le permitió reducir y luego interrumpir la medicación. A un año del tratamiento, en las consultas de seguimiento aún se le indicaba que podía continuar sin medicación.»

La depresión y el estado anímico decaído son frecuentes a medida que pasan los años. Esto se debe principalmente a los cambios de circunstancias, como la pérdida del compañero de trabajo o del trabajo, o a factores intrínsecos, como los cambios relacionados con los neurotransmisores. Es un hecho reconocido que el sistema noradrenalínico no funciona como debiera en las personas con depresión. La inmersión en agua fría regulariza el sistema y contribuye a paliar los síntomas de la depresión, tanto en jóvenes como ancianos. Los pacientes también consultan sobre si es segura la exposición al agua fría, en particular en relación con el infarto. Y es cierto que las personas con antecedentes de enfermedades del corazón no deben embarcarse en estos cambios bruscos de temperatura sin supervisión médica. La acción del sistema simpático puede conducir al infarto si los vasos sanguíneos presentan estrechamientos por causa de arteriosclerosis o coágulos. De no ser el caso, la exposición de cuerpo entero en agua fría (entre quince y veintitrés grados centígrados), por un lapso breve, no supone riesgos y no presenta efectos colaterales ni a corto ni a largo plazo. El efecto en la temperatura de los distintos órganos es tan desestimable que casi no se dan casos de hipotermia a menos que la exposición sea por períodos excesivamente prologados.

Otra ventaja de la exposición al agua fría, que a menudo se desestima, pero tiene gran importancia y es digna de nombrarse, es su efecto en la piel. Hemos mencionado la influencia del agua fría en la apariencia fresca y lustrosa de la piel, pero no hemos dicho que también contribuye con un trastorno conocido que se vuelve más común con la edad: el prurito senil o picor en la piel. Con la edad, nos cuesta retener la humedad y la cualidad oleosa en la piel, y esta va resecándose paulatinamente. El resultado es el picor y las manchas rojas escamosas (para lo cual, el término médico es eccema asteatósico). Esta condición empeora con la ducha caliente o el baño frecuente en esta temperatura, o incluso puede ser la causante directa. El agua fría contribuye a aliviar el picor y no reseca la piel en igual medida que la caliente.

◆

No podemos cerrar el tema del agua fría sin hacer referencia al mar. Los mapas de población mundial indican que la mayor parte de la humanidad vive cerca del agua. Vivimos a lo largo de la costa, sobre los bordes de las bahías, cercanos al curso de ríos y arroyos, y en islas. También vamos de vacaciones a la playa y nos sentimos a gusto y apacibles cuando pescamos en una laguna. Lo que más alegra a los niños pequeños es pisar los charcos de agua y salpicarse cuando llueve. Esta inclinación humana hacia el agua tiene sentido desde el punto de vista evolutivo. Cuando los hombres se distanciaron de los simios y emergieron de las selvas africanas, se quedaron cerca de ríos y playas, para alimentarse de peces, almejas y cangrejos. La dieta marina tenía alto contenido de ácidos grasos de omega 3, sustancias esenciales para promover el crecimiento de las células cerebrales. El crecimiento del cerebro humano fue exponencial de ahí en adelante.

La vida cerca de los espacios azules, es decir cerca del mar, se asocia a un mejor humor, menor grado de depresión, menos ansiedad y mayor bienestar general. Esto aplica a todos los grupos etarios y hay estudios que sugieren que es más marcado aún en edades más avanzadas. Llama la atención el hecho de que la proximidad con el mar puede sumar a la expectativa de vida entre cuatro y siete años. La mayor parte de las investigaciones científicas sobre el tiempo de vida extenso y la relación con el mar proviene de las Zonas Azules. Todas ellas se encuentran en terrenos elevados y cerca del mar y también presentan otras características que influyen en una vida más larga y saludable, por ejemplo, la alimentación, la actividad comunitaria, la menor contaminación y la buena calidad del agua potable. Entonces, es difícil aislar la contribución independiente del hecho de vivir junto al mar de los demás factores. También puede contribuir el hecho de que el estrés y la depresión sean menos comunes en estas zonas.

Nuestras investigaciones han demostrado que los beneficios en el estado anímico y el bienestar general son más evidentes cuanto mayor es la exposición visual al mar. En otras palabras, tiene importancia si «podemos verlo o no». Esto aplica a grupos de todas las edades y algunos estudios demuestran que es notorio cuando envejecemos. El mar cambia constantemente y se sabe que la variedad beneficia el estado de bienestar. El mar no es el mismo de un día para el otro, ni siquiera lo es de una hora para la otra en un mismo día. Así, la vista al mar nunca nos aburrirá, siempre estará estimulándonos. La cercanía con el mar también incrementa la probabilidad de que hagamos actividad física como nadar (¡más aún en agua fría!) y salir a caminar. También vivir junto al mar puede que incremente nuestro nivel de interacción social y que nos provea de un espacio para la salud y el bienestar: todos factores de comprobado beneficio para extender el tiempo de vida. Sin importar la razón, y es probable que sea más de una, los beneficios de estar cerca del mar son poderosos y su impacto en la salud y en vivir una vida más larga es equivalente al de factores como una mayor riqueza financiera.

Cuando adoptamos la costumbre de darnos una ducha fría, nadar en aguas frías o tan solo pasar un rato mirando el mar, queda claro que hacemos algo que mejora nuestra salud y nuestro estado de bienestar general.

9. Come hasta llenar el corazón

Aquella comida secreta que disfrutábamos a escondidas en mitad de la noche es uno de los recuerdos más preciados que conservo del internado de chicas: era el festín de medianoche. Solía ser los sábados; una de nosotras se quedaba levantada y hacía guardia hasta que no quedara nadie despierto; entonces, llegada la medianoche, despertaba a las demás y todas nos escabullíamos debajo de la gran escalera a repartirnos el botín. Por lo general, consistía en sándwiches de crema de cacahuete y mermelada, junto con unas cuantas galletas de chocolate que bajábamos con tragos de limonada: nada de alto nivel culinario, pero, para un puñado de escolares hambrientas y excitadas, era la ambrosía. Jamás nos descubrieron (aunque aquí el secreto queda desvelado) y guardo unos recuerdos extremadamente felices del placer que nos daban esos festines nocturnos.

Pero dada la experiencia que he ido acumulando con los años, vengo ahora a expresar mis reservas sobre las comidas de medianoche o cualquier otro tentempié entre comidas, ya que para la mayoría de nosotros es un camino seguro a una mala alimentación. El cuerpo humano, a través de miles de años de evolución, está adaptado para consumir todo el alimento que pueda durante la mayor cantidad de tiempo posible. En nuestros primeros años como especie, la gente cazaba o recolectaba alimentos y tenía períodos de abundancia reducidos, por ejemplo, después de cazar un animal, a los que podían seguirle largos períodos de hambruna. Como los seres humanos eran presa fácil de animales más grandes, buscaban su alimento activamente durante el día y se refugiaban durante la noche; es decir que los festines nocturnos estaban fuera de discusión.

Antes de la electricidad, y de la sociedad a la que dio origen, las personas comenzaban la jornada al amanecer, trabajaban el día entero, por lo general en actividades manuales, y se iban a dormir a la puesta del sol. La actividad humana estaba sincronizada con el día y la noche, lo cual permitía un control natural para no sobrealimentarse. Hoy trabajamos, jugamos y nos quedamos conectados y comiendo día y noche. Esto perjudica el reloj corporal, que evolucionó para operar en ciclos de dormir y despertar, condicionados por la actividad diurna, el alimento moderado y el descanso nocturno. Aun así, nos gusta comer algo dulce entre comidas porque forma parte del modo en que hemos evolucionado.

Los alimentos ricos en calorías disparan la liberación de dopamina en los «centros de placer» del cerebro. Estos centros se unen entre sí por rutas cerebrales que regulan el reloj biológico y los ritmos fisiológicos. Cuando interrumpimos estas rutas comiendo alimentos ricos en calorías entre comidas o en horas de descanso, como los sándwiches de crema de cacahuete y mermelada, el resultado es que el exceso de calorías se almacena como grasa en mucha mayor medida que si consumiéramos estos alimentos durante nuestros horarios habituales de alimentación. Esto produce obesidad y las enfermades relacionadas con este trastorno, como la diabetes y las enfermedades del corazón. A medida que envejecemos, nuestros patrones de sueño se ven alterados y es más probable que muchos de nosotros nos vayamos a la cocina en plena noche a compensar el insomnio con algo para picar. Sin embargo, esto no nos ayudará a dormir sino a subir de peso a ritmo acelerado. En conclusión: la sugerencia es mantener la ingesta de comida restringida a un lapso de ocho horas diurnas, de ser posible.

¿Y qué relación tiene esto con el envejecimiento? El consumo de alimentos, los genes y los circuitos cerebrales relacionados con el metabolismo y la producción de energía son los controladores más importantes de cómo envejecen nuestras células. La razón por la cual comemos es para tener energía. La comida produce la energía, y la tasa en que la consumimos con el cuerpo se llama tasa metabólica; se trata de la serie de procesos químicos en cada célula que convierte las calorías consumidas en el combustible que nos mantiene con vida. El cuerpo quema la energía día a día principalmente de tres maneras diferentes: el metabolismo basal, que se refiere a la energía para el funcionamiento básico con el cuerpo en reposo, la energía utilizada para descomponer el alimento y por último, la energía usada durante la actividad física.

Un dato a menudo subestimado sobre el cuerpo es que nuestro metabolismo en reposo consume gran cantidad del total de calorías que quemamos cada día. La actividad física, por otra parte, consume una parte más pequeña de nuestro gasto total de energía, entre un diez y un treinta por ciento (excepto en los deportistas profesionales o las personas que tienen un trabajo con una demanda física alta). La digestión de la comida consume un diez por ciento.

Puede ser que dos personas con el mismo tamaño y composición corporales tengan dos tasas metabólicas diferentes. Todos conocemos a alguien que responde a uno de estos perfiles: está quien puede ingerir gran cantidad de comida y no aumenta de peso, y están quienes tienen que contar las calorías estrictamente para no subir de peso. Aunque todavía no comprendemos por completo el mecanismo que controla el metabolismo de las personas, lo que sí sabemos es que los factores que lo alteran son la cantidad de músculo magro y de tejido adiposo del cuerpo, la edad y el perfil genético. Podemos modificar el primero de estos factores, pero los otros dos, claramente no.

El metabolismo se ralentiza a medida que envejecemos. Este efecto comienza temprano, a los dieciocho años, y continúa a lo largo de la vida, de modo que, a los sesenta, en estado de reposo, consumimos una cantidad significativamente menor de calorías que a los veinte. En consecuencia, es más probable que aumentemos de peso y que desarrollemos un síndrome importante y nuevo llamado síndrome metabólico, por el cual se alteran una serie de factores de riesgo como la presión, el nivel de azúcar en sangre, la talla de cintura y los niveles de colesterol y triglicéridos, entre otros. En caso de presentar este síndrome, tendremos mayor riesgo de padecer problemas de salud crónicos, por ejemplo, derrames cerebrales, enfermedades del corazón y diabetes. Sin embargo, como ya he señalado antes, aún no está del todo claro cómo funciona este síndrome o la razón por la cual se acumulan estas condiciones en algunas personas (se estima que es el treinta por ciento de los mayores de sesenta, según nuestro estudio y otros tantos) o por qué afecta más a algunas personas que a otras.

También es un misterio por qué nuestra energía debe disminuir a medida que envejecemos, aun cuando todo lo demás se mantiene bastante estable. La tasa de metabolismo basal, es decir la cantidad de calorías que requiere el cuerpo para mantenerse funcionando en estado de descanso, se calcula con un algoritmo *online*. Se cargan los datos de altura, peso, edad y género del individuo y el algoritmo combina esta información mediante ecuaciones basadas en datos estadísticos. Aunque existen ciertas comidas, como el café o el ají picante y otras especias, que pueden acelerar un poco la tasa metabólica basal, se trata de un cambio insignificante y de muy corta duración, y no tendría nunca impacto significativo en la talla de cintura. Mejorar los músculos, como factor aislado, sí puede ser de ayuda. Cuanto más músculo tenga el cuerpo y menos grasa, más alta será nuestra tasa metabólica. Si nuestra edad metabólica, que se calcula por comparar la tasa metabólica basal con el promedio de nuestro grupo etario según la edad cronológica, aumenta más que nuestra edad, esto nos indica que debemos mejorar nuestra tasa metabólica.

Esta tasa tiene fuerte relación con el tamaño de cada animal y su frecuencia cardíaca, y se la considera la mayor responsable a la hora de determinar cuánto viven los animales, y posiblemente los humanos también. En general, cuanto más pequeño sea el animal, más rápida es la tasa basal y, por lo tanto, más corto su período de vida. Sin embargo, hay excepciones a esta regla, como la de la rata topo desnuda. La razón entre superficie y volumen es por lo general más alta en los animales pequeños, es decir, disponen de un área relativamente más grande para perder calor al ambiente por unidad de tiempo. Es fundamental que los animales (y nosotros también) mantengan constante la temperatura corporal de cada órgano para que cada uno de ellos pueda funcionar y sobrevivir. Para lograrlo, si el animal es pequeño, debe oxidar el alimento y producir la energía a tasas más altas con el fin de mantener la temperatura corporal. Uno de los mamíferos más pequeños que existen es la musaraña, pariente lejano del elefante. Este animal pesa solo unos cuatro gramos y tiene una tasa metabólica tan alta que no le permite vivir mucho más de doce meses. Para mantenerla, su frecuencia cardíaca es altísima: seiscientas pulsaciones por minuto (la humana, en cambio, es de sesenta a ochenta); y para continuar con vida comen (mayormente) insectos en una proporción equivalente a casi su propio peso cada quince minutos. Pueden morir de inanición en unas pocas horas si no disponen de alimento y casi nunca se detienen para dormir. Debido a la necesidad constante de alimento, la musaraña tiene un veneno que paraliza a su presa y la mantiene viva durante un período de hasta quince días. Después de ese tiempo, se la lleva a su guarida, donde la almacena. Un sistema muy astuto.

Hay algunas excepciones a la regla que relaciona tamaño corporal, tasa metabólica basal, frecuencia cardíaca y expectativa de vida, y suponen un área muy seductora para la ciencia del envejecimiento. Por ejemplo, las ratas y las palomas por lo general tienen igual tamaño y tasa metabólica basal, pero las segundas viven siete veces más que las primeras. Esta diferencia se debe a que, durante la creación de energía por parte de la mitocondria, el derrame de toxinas y desechos es mucho menor en las palomas, a pesar de tener la misma tasa metabólica que las ratas. Te podrás imaginar que si en el mundo científico lográramos entender por qué la mitocondria de las palomas resiste mejor a los derrames, podríamos usar esa información para modificar los derrames celulares de este tipo en humanos y la acumulación de desechos, algo clave para el envejecimiento. Si pudiéramos descubrirlo, ¿podríamos llevar el conocimiento al envejecimiento celular humano y así vivir siete años más? Es una posibilidad que haría temblar nuestro universo hasta los cimientos.

La obesidad tiene fuerte relación con la función de la mitocondria. La epidemia de obesidad está en franca aceleración y ya es global; de hecho, la obesidad en los países de ingreso medio está aumentando más rápidamente que en Occidente. Según nuestro estudio, el setenta por ciento de los irlandeses de más de cincuenta años tienen sobrepeso u obesidad. Los datos son similares para otros países de Europa, si bien en Irlanda y el Reino Unido tenemos los valores más altos de la estadística de obesidad comparados con otras regiones europeas. Mira a tu alrededor y observa cuántos de tus amigos tienen un peso adecuado. El mayor problema que surge con esto es que la obesidad trae con ella el envejecimiento acelerado y la presencia temprana de enfermedades, a veces hasta con veinte años de antelación; por ejemplo, trastornos del corazón, presión alta, artritis, enfermedades del hígado y problemas en la piel.

La tasa metabólica basal de las personas obesas o con sobrepeso es mayor que la de las personas de peso normal, si bien en su medición por kilo es más baja. Al igual que con los animales, el ritmo cardíaco se mantiene alto para alcanzar la tasa metabólica. Es uno de los factores de la obesidad que conduce al empeoramiento de la salud. La obesidad consiste en una deposición excesiva de grasas, básicamente como consecuencia de un desequilibrio de energía por el cual la incorporación energética supera sistemáticamente al gasto. En otras palabras, comemos más de lo que consumimos. Esto lleva a que se almacene la energía excedente en forma de grasa blanca. Se necesita más educación sobre la grasa y el modo en que el cuerpo la controla si deseamos superar la epidemia de obesidad, en particular a medida que envejecemos y aumenta la cantidad de grasa corporal.

Es fácil generalizar la grasa: esa cosa que está por debajo de la piel, que hace bambolear la panza y acarrea mayor riesgo de diabetes y enfermedades del corazón. Pero no hay ni dos tipos de grasa que sean iguales. Los científicos saben desde hace años que el tejido graso se presenta al menos de dos formas diferentes: la grasa blanca, con la que estamos familiarizados la mayoría de nosotros, que almacena la energía de a gotitas por todo el cuerpo y que, presente en grandes cantidades, produce obesidad; y luego la grasa parda que contiene tanto gotitas más pequeñas como cantidades más grandes de mitocondria rica en hierro, que le da esa coloración castaña. El té verde, el repollo, los frutos rojos, la espinaca, el ají picante y el café son alimentos que incrementan la producción de este tipo de grasa. En la mitocondria, la planta productora de energía de la célula, estas gotitas grasosas se usan para generar calor. La grasa parda se enciende cuando tenemos frío y su interés radica en que puede convertirse en combustible o energía. Hacer actividad física estimula algunas hormonas, como la irisina, que activan la grasa parda y así, desencadenan la liberación de energía. Entonces, en definitiva, la grasa parda es grasa buena. Los científicos investigan formas de aprovechar al máximo este tejido pardo, así como la irisina, en sus usos terapéuticos para bajar de peso gracias a su potencial de convertir la grasa en energía. La grasa blanca puede volverse parda por exposición a temperaturas inferiores a diecinueve grados centígrados por unos días o incluso algunas horas al día. Esta puede ser otra razón por la cual la exposición al agua fría hace bien, por ejemplo, en el caso de una ducha fría.

Aunque la solución a la obesidad puede parecer tan simple como reducir la ingesta de calorías (por ejemplo, evitar las que tienen alta densidad energética) e incrementar el consumo de energía (con más actividad física), las décadas de intentos fallidos de las iniciativas de salud pública por retirar los factores ambientales «obesogénicos» indica a las claras que se trata de un problema mucho más complejo de lo que refiere la cantinela de la «poca fuerza de voluntad». De hecho, todavía no terminamos de comprender del todo la intrincada red de interacción entre genética, fisiología y comportamiento cognitivo que regula la energía y el peso corporal.

Algunas teorías sugieren que nuestro cuerpo tiene «interruptores» que influyen en el modo en que envejecemos. No son cien por cien fijos, sino que se van ajustando, y nos dan el potencial de extender los años de vigor juvenil y, al mismo tiempo, posponer las condiciones problemáticas de las edades avanzadas. La alimentación y el peso corporal tienen la llave de muchos de estos interruptores y son un factor

174 SANOS, VITALES Y LONGEVOS

fundamental en la activación o desactivación de los componentes que regulan la vejez celular. La tan frecuentemente citada frase de Hipócrates, «Que la medicina sea tu alimento y el alimento, tu medicina», que ya tiene dos mil años de antigüedad, sigue teniendo relevancia hoy en día ya que existe un renacimiento respecto a nuestra apreciación de la dieta en cuanto a cómo mantenernos saludables en cuerpo y mente.

La dieta respectiva de las diferentes Zonas Azules es un buen punto de partida para analizar las comidas que favorecen un envejecimiento saludable. Las personas centenarias de estas zonas tienen patrones dietarios confirmados que contribuyen a la longevidad y detienen las enfermedades de la vejez. Es un hecho que la alimentación de esas personas tiene muchos rasgos comunes con la tan mentada dieta mediterránea. En pocas palabras, está formada por un noventa y cinco por ciento de plantas, un consumo alto de pescado, muy poca carne roja, un consumo moderado de lácteos y huevos, muy pocos azúcares y nada de comida procesada. La dieta okinawense también incluye mucha cúrcuma y jengibre. Los habitantes de las Zonas Azules comen gran variedad de verduras y también legumbres como frijoles, lentejas, guisantes y garbanzos. Además, son dietas con alto contenido de frutas de todo tipo, cereales integrales, nueces y semillas; el mínimo al día es de media taza de frijoles cocidos y más de medio kilo de nueces.

En la mayoría de las Zonas Azules, no se consumen cantidades significativas de productos derivados de leche de vaca. Los habitantes de Icaria y Cerdeña toman leche de cabra y oveja y sus derivados. Los huevos se comen de dos a cuatro veces por semana, por lo general, uno por vez y mezclados en la preparación de otro plato, más que como fuente de proteínas. En la mayoría de las Zonas Azules, las personas comen pescado hasta tres veces por semana. Las especies más frecuentes son aquellas pertenecientes a la mitad de la cadena alimentaria, como sardinas, anchoas y bacalao, y no están expuestos a niveles altos de mercurio u otros químicos nocivos. Se consume carne, pero de forma aislada, unas cinco veces al mes de media, en porciones de unos sesenta gramos o menos. En lugar de ocupar el centro del plato, la carne se sirve a un lado, en una porción pequeña, y es considerada un plato propio de un día especial o para dar sabor a otra receta principalmente basada en plantas. Los habitantes de las Zonas Azules consumen la quinta parte del azúcar agregado diario respecto de los estadounidenses. El azúcar se disfruta como algo rico y especial, y no se esconde en los alimentos procesados ni se consume como hábito. Las comidas son mayormente caseras, hechas en casa, el desayuno es la comida más abundante y la cena, la más frugal. Salvo en muy pocas excepciones, solo hay cuatro tipos de bebidas: agua, café, té y vino. En todas las Zonas Azules, se toma té a diario.

En Okinawa, el té verde no solo proporciona los antioxidantes tan esenciales para nuestra dieta, sino también un espacio de socialización saludable para amigos y familia. Este té forma parte de las comidas y del ritual para recibir visitas. Y está demostrado que contiene catequina que, en los ratones, reduce el envejecimiento cerebral e incrementa la actividad de los circuitos nerviosos y la adaptabilidad de sus células cuando se manipulan genes con esas funciones. En la mayoría de las Zonas Azules, se consumen entre uno y tres vasos pequeños de vino al día. En Cerdeña, el consumo de vino forma parte de un ritual cuando termina el día de trabajo en que se combinan, además del vino, la socialización y la buena charla.

La dieta mediterránea se basa en comidas tradicionales que las personas consumían hasta hace unos treinta años; y se observó que fueron personas de un estado de salud excepcional y más longevas que los estadounidenses. En aquel tiempo, era la dieta de países como Italia, Grecia y España. Un artículo científico reciente que compila la información dietética de una serie de estudios sobre unos trece millones de participantes confirmó unas muy buenas noticias para la dieta mediterránea: hay una relación sólida entre ese tipo de alimentación y la reducción del riesgo de muerte, así como de enfermedades cardiovasculares como los ataques cardíacos, algunos tipos de cáncer, diabetes y las enfermedades cerebrales como la demencia. En la actualidad, se diversificaron los alimentos de la dieta del estudio original y la versión nueva incluye todo lo detallado a continuación, siempre evitando azúcares, hidratos de carbono o comidas refinadas.

LA DIETA MEDITERRÁNEA

Verduras	Tomate, brócoli, repollo rizado, espinaca, cebolla, coliflor, zanahoria, col de Bruselas, pepino.
Frutas	Manzana, plátano, naranja, pera, fresa, uva, dátiles, higo, melón, durazno.
Frutos secos y semillas	Almendras, nueces, castañas, nueces de macadamia, castaña de Cajú, semillas de girasol y de calabaza.
Legumbres	Frijoles, arvejas, lentejas, legumbres, cacahuate, guisante.
Tubérculos	Patatas, batatas, nabo, boniato.
Granos integrales	Avena integral, arroz integral, centeno, cebada, trigo integral, pan y pastas de trigo integral.
Pescado y mariscos	Salmón, sardina, trucha, atún, caballa, camarones, ostras, almejas, cangrejos, mejillones.
Carne de ave	Pollo, pato, pavo.
Huevos	De gallina, de codorniz y de pato.
Lácteos	Queso, yogurt, yogurt griego.
Especias y hierbas	Ajo, albahaca, menta, romero, salvia, nuez moscada, canela, pimienta.
Grasas saludables	Aceite de oliva extra virgen, aceitunas, aguacate y aceite de aguacate.

Los elementos básicos de la dieta son similares a los de las Zonas Azules. En el estilo de vida mediterráneo también se comparten la comida en compañía y se da el intercambio intergeneracional entre nietos, padres, abuelos, todos por igual. Debido a que la contribución del intercambio social y el placer se mezclan con los constituyentes de la dieta, no es posible determinar cuánto influye cada uno y todos son altamente recomendables.

La restricción calórica es muy prometedora para la desaceleración del envejecimiento y contribuye a los cambios de la tasa metabólica basal relacionados con la edad. Hace ya tiempo que sabemos que la restricción calórica alarga la vida, y se ha verificado para unas cuantas especies como ratones, gusanos, peces y monos. En el mono Rhesus, después de un período de veinte años de reducción del consumo calórico, en que se alimenta a un grupo con menos de la mitad de lo que comería habitualmente, se observa una apariencia más joven con respecto a los del grupo de la misma edad cronológica que han comido su cantidad normal durante el mismo período de veinte años. Además, no se observan los ojos hundidos, presentan mayor cantidad de pelo, las mejillas están más rellenas, la postura corporal es más juvenil y tienen más energía en general. También llama la atención que los monos de este grupo viven un treinta por ciento más.

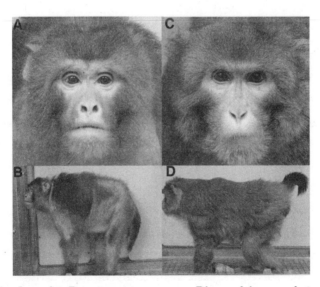

En las fotos A y B, se presenta un mono Rhesus del grupo de ingesta calórica normal durante veinte años. En las fotos C y D, un mono de la misma edad del grupo de ingesta calórica reducida durante el mismo período.

Las sustancias químicas responsables de descomponer la grasa son las cetonas. El cuerpo recurre a ellas para disponer de energía en los momentos en que no nos estamos alimentando y durante el ejercicio físico. Los beneficios de la restricción calórica y el ayuno tienen que ver con la generación de la cetona.

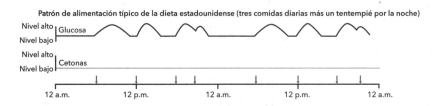

Patrón de alimentación típico de la dieta estadounidense (tres comidas diarias más un tentempié por la noche)

El gráfico anterior ejemplifica el patrón de alimentación típico de la mayoría de los países industrializados. Cada día, la persona toma el desayuno, el almuerzo, la cena y un tentempié poco antes de irse a dormir. Con cada comida, el nivel de azúcar en sangre aumenta, y luego, durante un período de varias horas, regresa al valor inicial. El azúcar se almacena en el hígado en forma de glucógeno. El cuerpo usa este componente, y por lo tanto al azúcar, como fuente de energía principal cuando dispone de ambos en grandes cantidades. Pero los niveles de azúcar elevados no son buenos de por sí. Las cetonas solo se forman en ayunas y se mantienen en niveles bajos cuando los niveles de glucógeno almacenados en el hígado son altos. Cuando descienden, estamos programados para pasar a otro modo de producción de energía y es mediante los ácidos grasos; estos producen cetonas y energía en lugar del glucógeno. Estas cetonas y los mecanismos metabólicos asociados son buenas para las células y para la salud en general.

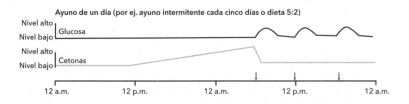

Ayuno de un día (por ej. ayuno intermitente cada cinco días o dieta 5:2)

El gráfico anterior ilustra lo que sucede al realizar ayuno durante un día entero, seguido de tres días de tres comidas respectivamente (conocido como ayuno intermitente). Durante el día de ayuno, los niveles de glucosa se mantienen en el rango bajo normal y los de cetona van aumentando paulatinamente, para luego bajar cuando se consume la primera comida en el segundo día.

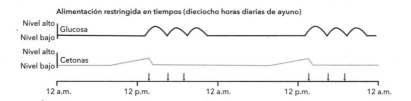

El gráfico anterior ejemplifica lo que sucede con un patrón alimentario por el cual toda la comida se consume en un período de seis horas diarias. El nivel de glucosa es elevado después de este período de consumo de alimentos y se mantiene así durante varias horas, luego baja y permanece así por las siguientes dieciocho horas hasta que se vuelve a consumir alimento al día siguiente. Los niveles de cetonas son elevados durante las últimas seis a ocho horas del período de ayuno.

Hace un tiempo, di una conferencia a un grupo de médicos sobre este tema y un profesor retirado del área de Obstetricia y Ginecología se mostró muy preocupado por el tema del ayuno. Se oponía a la información presentada con el argumento de que no era posible que fuese bueno para el cuerpo disponer de cetonas, y enfatizaba que siempre había tratado de evitar el aumento de esta sustancia en sus pacientes, en especial en los enfermos de diabetes. Desde luego que, en parte, tenía razón. Las cetonas producidas a causa de una enfermedad son indicadores del nivel de esa enfermedad y se diferencian de las cetonas que buscamos producir con un ayuno deliberado. Hoy me complace decir que el mismo profesor de Obstetricia y Ginecología de aquel comentario ahora es un defensor férreo de la restricción calórica, y sigue fresco como una rosa a sus ochenta y pico años.

Existen multitud de programas diferentes para hacer ayuno. Por ejemplo, el de dieciséis a cuarenta y ocho horas de ingesta de muy poca o ninguna comida seguido de un período intermedio y recurrente de ingesta normal, o el de ayuno intermitente de restricción de la ingesta del sesenta por ciento dos días de la semana o día por medio, o el ayuno periódico, por ejemplo, de ingesta de setecientas cincuenta a mil cien calorías diarias durante cinco días. La dieta que yo prefiero es la del ayuno de dieciocho horas, y es bastante popular ya que a muchas personas no se les dificulta. Es la que se ilustra en el gráfico anterior, en que la ingesta de alimento queda restringida a una ventana de seis horas. Se salta el desayuno, se comen dos comidas entre el mediodía y la noche (en un lapso de seis horas) y se ayuna toda la noche hasta la mañana siguiente (lo cual suma las dieciocho horas). Es un tipo de régimen que logro cumplir. Hasta donde sabemos, ninguna de las dietas es superior a otra en cuanto al envejecimiento biológico, así que puedes elegir la que te resulte más fácil. Pero sin importar el ayuno que elijas, todos desencadenarán un cambio metabólico en la producción de energía, que pasará de ser producida por la glucosa, a ser producida por las cetonas. Este cambio, a su vez, desencadenará una cascada de reacciones químicas beneficiosas para la preservación de la célula. Todas estas dietas funcionan porque la energía producida por la cetona a intervalos intermitentes ralentiza el envejecimiento celular por medio de reacciones químicas beneficiosas.

Pero el ayuno no es para todos. Por ejemplo, no es para personas que tienen diabetes o una tendencia a desmayarse o a sentirse débiles, ni para quienes tienen trastornos alimenticios, ni mujeres embarazadas o en período de lactancia. Si te resulta difícil hacer ayuno, intenta restringir la ingesta de alimentación a un período de ocho a diez horas y, de ser posible, evita picar entre comidas. Si necesitas un tentempié, come algo de fruta o algunas nueces. En mi caso, logré aclimatarme al ayuno, a pesar de que mi trabajo en la clínica es intenso casi todas las mañanas, pero me llevó tiempo acostumbrarme. Es necesario tomar agua a lo largo del día porque es muy importante no deshidratarse. También puede ser beneficiosa una restricción calórica diaria menor, de entre el treinta y el cuarenta por ciento. Según un interesante estudio realizado en personas obesas que presentaban los primeros síntomas de (pre)diabetes temprana, se observó que comer durante la primera parte del día, entre las siete de la mañana y las tres de la tarde, para posteriormente ayunar hasta el día siguiente, reducía la insulina a niveles significativos (algo positivo a la hora de reducir el nivel de grasa en la célula). Personalmente opino que este régimen de ayuno es más difícil que el de las mañanas, pero mi sugerencia es que cada persona intente un par de dietas intermitentes hasta dar con la más adecuada.

También podríamos preguntarnos a qué se debe que hayamos evolucionado al punto de que el ayuno traiga beneficios y de qué forma ralentiza el envejecimiento y la aparición de enfermedades a nivel celular. El éxito reproductivo y la supervivencia de todos los organismos depende de su capacidad de obtener alimento. Somos lo que comemos. En respuesta a ello, hemos evolucionado con adaptaciones de conducta y psicológicas para sobrevivir durante períodos de escasez o ausencia total de comida. Algunos organismos permanecen latentes durante los períodos de falta de comida. Los hongos, por ejemplo, entran en una fase estacionaria, y las ardillas y los osos hibernan. Los mamíferos tenemos órganos como el hígado y el tejido adiposo donde almacenamos energía, y esto nos permite ayunar o sobrevivir sin comer durante períodos prolongados, cuya duración depende de la especie que lo practique.

En los mamíferos, los beneficios del ayuno intermitente en la salud no son solo resultado de una producción menor de radicales libres o de la pérdida de peso. Este tipo de régimen también desencadena respuestas supresoras de la inflamación. Durante el ayuno, las células activan circuitos que refuerzan las defensas contra el estrés y los procesos inflamatorios, y retiran o reparan las moléculas dañadas. Todo esto se relaciona con el envejecimiento celular. La restricción calórica hace que la célula de grasa libere la proteína adiponectina, que protege contra enfermedades del corazón y también contra la presión alta por sus efectos antiaterogénicos y antiinflamatorios. En los animales, la restricción calórica reduce las probabilidades de cáncer, y muy probablemente también en humanos.

La generación de cetonas y la reducción de los picos de azúcar son procesos centrales para estos beneficios. Específicamente en los humanos, la restricción calórica mejora la reacción a la insulina que va disminuyendo con la edad. En un estudio multicéntrico realizado en el Reino Unido, se distribuyeron de forma aleatoria pacientes con diabetes subministrándoles una alimentación habitual a algunos o una importante restricción calórica (de ochocientas calorías diarias) a otros. Después de un año, la mitad de los pacientes diabéticos que habían realizado la dieta ya no necesitaban tomar medicación. Esto resalta el impacto real de este tipo de restricción en la remisión de la diabetes de tipo dos y la sensibilidad a la insulina.

En un artículo excelente del *New England Journal of Medicine* que resume las investigaciones científicas recientes, se concluye que el ayuno está determinado evolutivamente en nuestra fisiología, ya que desencadena cantidad de funciones celulares esenciales. En el artículo se afirmaba que el paso de la alimentación al ayuno contribuye a la quema de calorías y la consiguiente pérdida de peso, y además mejora el metabolismo, baja los niveles de azúcar, disminuye el grado de inflamación y libera toxinas y células dañadas: todos ellos procesos que contribuyen a la mejoría de multitud de condiciones, desde la artritis hasta el asma y el cáncer.

La pregunta es si deberíamos ayunar durante toda la vida para acceder a estos beneficios o si deberíamos adoptar el ayuno más adelante en nuestra adultez con tal de envejecer de forma más saludable. Bueno, en este caso ambas preguntas tienen una respuesta positiva. En los animales, el ayuno introducido en cualquier momento de la vida adulta muestra todos los beneficios celulares que señalamos, incluso en individuos de edad avanzada. Los humanos también se benefician del ayuno sin importar la edad a la que empiecen, pero cuanto antes sea, más largos y marcados serán los resultados. Te sugiero que lo intentes: yo llevo tres años practicando el ayuno intermitente y puedo asegurar sinceramente que lo disfruto, por eso lo recomiendo a mis pacientes.

◆

Si bien extender la expectativa de vida y mejorar la salud en la vejez es muy atractivo para la mayoría, es poco probable que un compromiso de por vida con la dieta reducida en calorías pueda adoptarse a nivel poblacional. En consecuencia, existen varias drogas y suplementos en el mercado que tratan de «imitar» el efecto del ayuno en la restricción calórica. Ya existen unas cuantas bastante conocidas como el resveratrol, la quercetina, la fisetina, la metformina y la rapamicina.

El resveratrol forma parte de un grupo de compuestos llamados polifenoles, que funcionan como antioxidantes. Esta sustancia extiende la vida de varias especies y se presenta naturalmente en cantidad de plantas, como las uvas rojas, los cacahuetes, las ciruelas pasas, los arándanos y las frambuesas. Es posible que hayas oído hablar del resveratrol en relación con el vino tinto, que proviene de la piel de la uva. Según unos cuantos estudios, se ha demostrado que por acción de esta sustancia se produce una protección del sistema inmune sobre el gen *sirt1* tanto en células humanas como animales. Se considera que este gen protege al cuerpo de los efectos de la obesidad y algunas de las enfermedades de la vejez. Hasta el momento, los estudios no han determinado la existencia de efectos adversos, incluso en la ingesta de dosis altas, pero se recomienda ser cuidadosos con la dosis, en especial si se toma medicación anticoagulante. Las dosis en los suplementos de resveratrol son en general menores que las cantidades que mostraron ser beneficiosas en las investigaciones. Si se desea alcanzar la dosis estudiada, se recomienda un consumo diario de hasta dos mil mg. En el caso del vino tinto, este contiene entre cinco y quince mg por litro, así que, aunque traiga algunos beneficios, no recomiendo llegar a los dos mil mg a través de la ingesta de vino. ¡Seguramente existan vías mejores!

La quercetina es otro polifenol presente en la fruta, en particular en las fresas, nueces y hierbas. Tiene propiedades antiinflamatorias y algunas antihistamínicas (anti alergénicas), y también aumenta la protección antioxidante.

Una nueva adquisición como sustituto del ayuno es la fisetina, que manipula el gen *mTOR*. Esta proteína sirve como guía para la insulina y mantiene una buena función hepática, muscular, del tejido adiposo blanco y pardo, y del cerebro. Resulta muy importante en los procesos de envejecimiento celular. Un funcionamiento defectuoso de este gen trae como resultado la aparición de diabetes, obesidad, depresión, algunos tipos de cáncer y presencia de células envejecidas. La proporción relativa de fisetina en la fruta y verdura es de ciento sesenta en fresas, veintisiete en manzanas, once en caquis, seis en rizomas de loto, cinco en cebollas, cuatro en uvas y dos en kiwis. En otras palabras, las fresas tienen ochenta veces mayor contenido de fisetina que los kiwis. Pero la investigación sobre suplementos en humanos todavía está en una fase preliminar.

La rapamicina es otro inhibidor del gen *mTOR* y una buena candidata a la hora de imitar los efectos de la restricción calórica. Es posible que esta droga posea beneficios para la inmunidad en edades avanzadas y otros tantos efectos positivos en la salud. Hoy en día, ya se utiliza para complementar tratamientos de quimioterapia en pacientes de cáncer, pero todavía faltan más ensayos clínicos para verificar su eficacia y seguridad.

La acción de la metformina, un tratamiento para la diabetes de tipo dos, también es una imitación de la restricción calórica, y permite extender la expectativa de vida y la salud en muchas especies, por ejemplo, los roedores. Son menores las tasas de mortalidad en casos de diabetes tratada con metformina, en comparación con otras medicaciones. Estos casos han generado mucho interés en el potencial de la droga para ralentizar el envejecimiento. Respecto a la inmunidad, los estudios clínicos recientes registran el rol antiinflamatorio de la metformina y sus efectos beneficiosos en procesos relacionados con la artritis en ratones.

¿Qué podemos concluir de lo aprendido hasta aquí a partir de los primeros ensayos sobre estos agentes restrictivos de las calorías? Algunos de ellos forman parte de una dieta saludable y, como suplemento, pueden ser beneficiosos y es improbable que nos perjudiquen.

Otros, como la rapamicina y la metformina, requieren de mayor investigación para poder establecer sus beneficios, pero parecen muy prometedores, así que sigámoslos de cerca.

◆

Si quieres vivir una vida feliz hasta los cien años, el país a donde mirar es Japón, que tiene, de media, la esperanza de vida más alta del mundo: el de mujeres es 87,3 años y el de varones, 81,3. El tiempo de vida promedio de los japoneses es el más alto de su historia y sigue en aumento. En 2019, la cantidad de personas de noventa años alcanzó los dos millones trescientos diez mil y, de ellas, setenta y un mil eran centenarias. ¿Será entonces que los japoneses encontraron la fuente de la eterna juventud? Sumerjámonos en los secretos de su dieta para la buena salud y la longevidad.

La alimentación es en general exenta de grasas y equilibrada. Entre los alimentos básicos se encuentra el pescado rico en omega, el arroz, los cereales integrales, el tofu, la soja, el miso, las algas marinas y la verdura. Todos estos alimentos son bajos en grasas saturadas y azúcares, y ricos en vitaminas y minerales que reducen el riesgo de cáncer y enfermedad cardíaca. Esta dieta tan saludable los ha conducido a tasas de obesidad increíblemente bajas, mientras que en otros países hay una lucha continua contra el crecimiento de estas cifras. Solo el 4,3 % de los japoneses son obesos, en comparación con el 27,8 % del Reino Unido y esa cifra descomunal del 36,2 %, en Estados Unidos. La obesidad es la causa principal de enfermedades mortales como diabetes, cáncer y las enfermedades del corazón, así que es más que evidente que una razón por la cual los japoneses viven más tiempo debe ser su dieta.

Y las pruebas científicas así lo confirman. Según un estudio publicado en el *British Medical Journal*, los ciudadanos que seguían el régimen dietario recomendado por el gobierno japonés tenían una tasa de mortalidad de un quince por ciento más baja que los que no lo hacían. Y quienes lo hacen, empiezan a edades tempranas. Las escuelas japonesas cumplen dichas dietas saludables y sirven almuerzos ricos en fruta y verdura, con muy poco azúcar refinado. Aprender a comer una dieta equilibrada desde la infancia prepara a los niños para tener una buena salud durante el resto de su vida (¡la cual probablemente sea larga!).

Otra cosa que los niños aprenden desde pequeños es una enseñanza de Confucio, *hara hachi bun me,* que se traduce algo así como «come hasta llenarte en un octavo de tu ser». Es parecido a lo que hacen los habitantes de las Zonas Azules. Por lo general, al cerebro le toma unos veinte minutos darse cuenta de que estamos satisfechos. Las porciones pequeñas y una velocidad lenta a la hora de comer contribuyen a que los japoneses vivan más tiempo. Durante las comidas, los alimentos se sirven en varios platos pequeños, los comensales se sientan en el suelo y comen juntos. Sin olvidarse de los palillos, lo cual también ralentiza todo el proceso y ayuda a la digestión.

Hace siglos que los japoneses consumen té verde o *matcha.* La tradicional ceremonia del té con más de mil años de antigüedad remarca lo importante de esta bebida para su cultura. A la vez, es rico en antioxidantes buenos para el sistema inmune y previene el cáncer, e incluso contribuye a preservar la membrana celular: todos efectos que se combinan para ralentizar el envejecimiento celular. A su vez, el té verde ayuda a la digestión, a los niveles de energía y la regulación de la presión arterial. El secreto de los poderes de este té está en su proceso de producción. A las hojas más jóvenes se las aleja de la luz solar cuando crecen y así se incrementa su contenido de clorofila y de antioxidante. Los japoneses lo toman varias veces al día. La próxima vez que vayas a servirte una taza de café podrías proponerte un cambio y prepararte un té verde.

Además de la dieta, hay otras características que también deben contribuir con la longevidad del pueblo japonés. Cerca del noventa y ocho por ciento de los niños va caminando a la escuela o en bicicleta, y las estaciones de radio nacional transmiten ejercicios de gimnasia todas las mañanas. El trayecto diario al trabajo también implica actividad física: la mayoría de las personas caminan o van en bicicleta hasta la estación de tren, viajan de pie y luego siguen caminando hasta el trabajo. Y no es que no se sienten nunca, cuando lo hacen, lo hacen de un modo más saludable: suelen sentarse en el suelo para las comidas o para socializar con otros, en una posición llamada *seiza*. En esta postura, se apoyan sobre las espinillas, con los pies debajo de las nalgas; esto les mantiene el cuerpo fuerte y flexible. Los japoneses incorporan el movimiento hasta cuando van al baño. Los baños tradicionales en Japón hacen que uno se ponga de cuclillas, lo cual es más saludable para el vientre y los músculos.

Para los adultos mayores japoneses, la actividad física diaria continúa hasta bien entrados en años. Es frecuente verlos caminando o yendo en bicicleta. La larga vida de los japoneses también puede relacionarse con su excelente sistema de salud, que es uno de los mejores del mundo (ocupa el cuarto lugar de un *ranking* de la empresa *Bloomberg Efficient Health Care*). Desde la década de 1960, el gobierno paga el setenta por ciento de todos los costos de salud y hasta un noventa por ciento para los ciudadanos de bajos ingresos. También disponen de equipamiento y formación médica avanzada, lo que contribuye a hacer de Japón un lugar ideal para envejecer.

La tradición dictamina que la familia se ocupe de sus parientes mayores en lugar de llevarlos a residencias. Los beneficios psicológicos de vivir con la familia en la edad adulta hacen que las personas estén más felices y vivan más tiempo. Puede que los japoneses además tengan una ventaja genética. Hay dos genes específicos vinculados a la longevidad que son más comunes en Japón: el gen *DNA 5178* y el genotipo *ND2-23t Leu/Met*. Ambos tienen un rol potencial en la extensión de la vida a la hora de prevenir ciertas enfermedades. El *DNA 5178* ayuda a prevenir la aparición de diabetes de tipo dos, derrames cerebrales e infartos. El genotipo *ND2-23t Leu/Met* brinda resistencia contra derrames cerebrales e infartos. Si bien hay mucho que aprender no solo de la dieta sino del estilo de vida de nuestros amigos japoneses, también es cierto que los factores genéticos juegan un papel importante.

En Okinawa hay un dicho: «Come algo que provenga de la tierra y del mar todos los días». El pescado está repleto de nutrientes que muchas personas no tienen, por ejemplo, proteína de buena calidad, iodo y varias vitaminas y minerales. Se consideran más sanas las especies de pescado más graso porque en ellos, como el salmón, la trucha, las sardinas, el atún y la caballa, hay mayor contenido de nutrientes presentes en la grasa, como la vitamina D y los ácidos grasos de omega 3.

Para alcanzar los niveles óptimos de omega 3, se recomienda comer pescado graso al menos dos veces por semana. Si eres vegano, puedes optar por un suplemento de omega 3 extraído de microalgas. El infarto y el derrame cerebral son dos de las causas más comunes de muerte prematura en el mundo; y el pescado se considera uno de los alimentos más sanos que existen. No sorprende que muchos estudios importantes señalen que las personas que lo consumen con regularidad presenten menos riesgo de sufrir una parada, un derrame cerebral o la muerte a causa de enfermedades del corazón. En un estudio extensivo realizado en el Reino Unido, sobre una muestra de cuarenta mil personas a quienes se hizo seguimiento durante dieciocho años, se verificó que quienes comían pescado presentaban un trece por ciento menos de probabilidad de tener un infarto que quienes comían carne, y, en el caso de los vegetarianos, un veintidós por ciento menos. El pescado también es beneficioso para el sistema inmune y las grasas de omega 3 presentes en este resultan especialmente importantes para el cerebro y la vista.

Algunos pescados tienen contenido alto en mercurio, así que es mejor consumir los que no lo presentan, como el salmón, las sardinas y la trucha. Se ha vinculado los niveles altos de mercurio con las enfermedades cardiovasculares y cerebrales, como posiblemente la demencia, pero aún no se dispone de datos definitivos y los niveles rara vez son altos y no generan preocupación en adultos. Por lo general, el contenido de mercurio no varía demasiado entre el pescado salvaje y el de criadero, pero el salmón de criadero contiene apenas más omega 3, mucho más omega 6 y más grasas saturadas. También tiene un cuarenta y seis por ciento más de calorías, provenientes en especial de la grasa. Por el contrario, el salmón salvaje es más rico en minerales como potasio, zinc y hierro, así como mayor contenido de vitamina D. La prueba de que el pescado es bueno para el cerebro consiste en que las personas que lo consumen regularmente tienen más materia gris en las secciones cerebrales que controlan la memoria y la emoción, y presentan mejores resultados en los test de memoria.

Muchos de nosotros hemos experimentado estados depresivos alguna vez en la vida. Ello se caracteriza por un estado anímico bajo, bajos niveles de energía y pérdida del interés por la vida en general. Aunque como enfermedad no sea tan estudiada como la obesidad o las enfermedades del corazón, la depresión supone uno de los problemas de salud más presentes en todo el mundo. Las personas que consumen pescado regularmente tienen menor probabilidad de deprimirse. Los ensayos también revelan que, en pacientes en quienes se ha diagnosticado este trastorno, los ácidos grasos de omega 3 y el pescado en general reducen la presencia de síntomas e incrementan significativamente la efectividad de la medicación antidepresiva, e incluso reducen la aparición de pensamientos suicidas y de autolesión. En un estudio a pacientes que se habían autoinfligido daño, se les indicó suplemento de aceite omega de forma aleatoria durante doce semanas sumado a la atención psiquiátrica estandarizada, y se observaron reducciones sustanciales de los marcadores de comportamiento suicida y mejoras en el bienestar generalizado en comparación con grupos placebo y de atención psiquiátrica estandarizada. El consumo de pescado también beneficia nuestro descanso. En un estudio realizado sobre hombres de mediana edad, consumir salmón en una de las comidas tres veces por semana durante un período de seis meses demostró mejoras tanto en el sueño como en la energía que exhibían durante el día.

La carne roja es una fuente constante de confusión para quienes intentan comer de modo saludable: ¿es buena o mala? Los beneficios para la salud o de cualquier tipo derivadas del consumo de carne roja son aún un tema polémico. La dieta en las Zonas Azules, el Mediterráneo y Japón es siempre baja en contenido de carne roja, que es más frecuente en las sociedades ricas. Un estudio reciente, a gran escala, que combinó las pruebas de multitud de estudios de investigación, analizó los efectos de la carne roja en una variedad de cuestiones de salud. Los autores concluyeron que si bien existe cierto grado de evidencia de que la carne roja puede ser perjudicial, no es tan sólida como para recomendar a la población que deje de consumirla. No tengo ninguna duda de que este debate continuará con gran intensidad a lo largo del tiempo porque hay muchos intereses en juego y los resultados no están del todo claros aún. Sin embargo, tengamos presente que las sociedades que viven vidas largas comen poca carne roja o directamente no la comen.

◆

¿Sabías que la vitamina D es una hormona? Es la única vitamina que se clasifica así, lo cual explica la influencia que tiene respecto a tantas funciones corporales. Fue descubierta en 1920, y tal vez hayas visto fotografías de época de los niños pequeños con las piernas terriblemente deformadas por el raquitismo, consecuencia de la falta de vitamina D durante los primeros años, cuando se forman los huesos. A partir del descubrimiento del raquitismo, los alimentos para niños vienen fortificados con vitamina D y este trastorno está prácticamente erradicado en los países de Occidente. Sin embargo, como deficiencia sigue presente, y es un problema en adultos y adultos mayores; así como en otros grupos de riesgo como personas con obesidad, con problemas del sistema inmune, personas de piel oscura que deben protegerse continuamente del sol, o quienes tienen trastornos intestinales como la enfermedad inflamatoria intestinal. Estos grupos de personas deben tomar suplementos de vitamina D. En Irlanda, el veintinueve por ciento de las personas de entre dieciocho y treinta años, y una de cada cinco de más de cincuenta tienen deficiencia de esta vitamina en invierno y primavera. Una de cada ocho personas de más de cincuenta años tiene esta deficiencia durante todo el año, así como la mitad las personas mayores de ochenta y cinco años. Estas cifras son las mismas en el Reino Unido y en otros países de latitudes altas donde los alimentos no están reforzados con dicha vitamina. Son tres las fuentes de vitamina D: la luz solar, la alimentación y los suplementos. Es muy difícil recibir la cantidad suficiente por medio de la alimentación en las latitudes altas, de ahí que sean necesarios los suplementos. Los alimentos con contenido alto de vitamina D son los pescados grasos como salmón, atún y caballa y con un contenido algo más bajo, el hígado de vaca, el queso y la yema de huevo.

A la vitamina D se la relaciona principalmente con la función de mantener los huesos fortificados. Lo hace mediante un proceso que le permite al cuerpo absorber el calcio del alimento que comemos. El calcio es uno de los componentes principales en la constitución del hueso y se necesita para prevenir su estrechamiento (la osteoporosis). Esta alteración es mucho más frecuente a medida que envejecemos, en particular en las mujeres, aunque los hombres no son inmunes: se presenta en varones en uno de cada cuatro casos de osteoporosis La buena alimentación y la actividad física reducen el riesgo de osteoporosis, y deben realizarse estudios de huesos al menos cada cinco años desde los cincuenta para verificar su evolución, pues es tratable. De no serlo, los huesos empiezan a fracturarse y, en los casos en que se llega a la fractura, es común que el hueso no se recupere por completo. Siento una gran frustración cuando me llega un paciente con fracturas a causa de una osteoporosis que podrían haberse prevenido (y me sucede muy a menudo).

La vitamina D también es importante para muchas otras funciones del cuerpo. Los músculos la necesitan para la fuerza; los nervios, para transmitir los mensajes del cerebro y el sistema inmune, para combatir las infecciones, la del COVID-19 entre ellas. En nuestra investigación pudimos comprobar que la vitamina D contribuye a disminuir la gravedad de las infecciones a causa del virus y también las tasas de muerte. Y es posible que esta vitamina sea también beneficiosa para las inflamaciones relacionadas con la edad.

192 • SANOS, VITALES Y LONGEVOS

La cantidad de vitamina D que necesitamos diariamente depende de la edad. Según nuestro estudio, para prevenir los efectos más graves del virus del COVID-19, encontramos que una ingesta de al menos ochocientas UI (unidades internacionales) contribuía a reducir la gravedad de la infección y producía índices mucho menores de ingresos en cuidados intensivos. Es seguro tomar una dosis diaria de vitamina D de hasta cuatro mil UI. Yo personalmente tomo mil UI y conozco colegas que toman dosis todavía más altas.

—◆—

Antes de pasar al análisis de los antioxidantes, debemos recordar qué es lo que hacen. Los radicales libres son las moléculas tóxicas que se forman naturalmente en la célula durante el proceso de producción de energía. Son los causantes del «estrés oxidativo», un proceso que desencadena el daño celular y conlleva cantidad de enfermedades. Por lo tanto, los antioxidantes son buenos porque barren con los radicales libres y evitan que causen daño tóxico en la célula y las enfermedades que este proceso conlleva, por ejemplo, infartos, derrames cerebrales, cáncer, diabetes, degeneración macular y cataratas. Entre los ejemplos más comunes de antioxidantes están las vitaminas C y E, el selenio y los carotenoides, como el betacaroteno, el licopeno, la luteína y la zeaxantina.

En los Estados Unidos, los suplementos conforman gran parte del consumo total, con un cincuenta y cuatro por ciento de vitamina C y un sesenta y cuatro de vitamina E. Y aquí es donde comienza la controversia. Según los estudios de laboratorio, se observó que los antioxidantes son efectivos para contrarrestar los efectos de los radicales libres. Sin embargo, los suplementos no tienen los mismos efectos en la salud humana a menos que se los incorpore como parte de una dieta buena, como la mediterránea, que contiene muchos antioxidantes de modo natural. La pregunta es ¿por qué es mucho mejor proveerse de esta vitamina por la alimentación natural que por el consumo de suplementos?

En un estudio realizado en casi cuarenta mil mujeres sanas de cuarenta y cinco años en adelante, se observó que los suplementos de vitamina E no reducían el riesgo de infarto, derrame cerebral, cáncer, degeneración macular o cataratas. En otro gran estudio sobre suplementos de vitamina C, E y betacarotenos, tampoco se encontraron beneficios en la aparición de enfermedades del corazón, derrame cerebral o diabetes. En un estudio llamado *The Physicians' Health Study II*, que analizó a más de catorce mil médicos de cincuenta años en adelante, se encontró que ni los suplementos de vitamina E ni los de vitamina C reducían los riesgos de enfermedad del corazón, derrame cerebral, diabetes, cáncer o cataratas. De hecho, en este estudio se registraron valores más altos de derrame cerebral asociados al consumo de suplementos de vitamina E debido a sangrados en el cerebro. En un estudio realizado a más de treinta y cinco mil hombres de cincuenta años en adelante se observó que los suplementos de selenio y vitamina E, ya sea tomados en conjunto o por separado, no prevenían el cáncer de próstata sino más bien incrementaban el riesgo en un diecisiete por ciento.

Entonces, dado que las dietas saludables contienen antioxidantes y previenen las enfermedades mencionadas, ¿por qué no tienen el mismo efecto los suplementos? Algunas explicaciones indican que, para las dietas con mucha verdura, fruta y otros alimentos ricos en antioxidantes puede ser que los beneficios provengan en realidad de otras sustancias presentes en los mismos alimentos, o de otros factores dietarios o del estilo de vida, más que los antioxidantes per se. O puede que los efectos de las dosis altas de antioxidantes usados en los estudios suplementarios sean diferentes a las cantidades de antioxidantes que se consumen con la comida. También puede influir en los efectos de ambos antioxidantes la diferente composición química entre los de la comida y los presentes en los suplementos. Por ejemplo, en la vitamina E de los alimentos están presentes ocho fórmulas químicas; en la de los suplementos, solo una. Para algunas enfermedades, hay ciertos antioxidantes específicos que pueden ser más efectivos que los estudiados. Por ejemplo, para prevenir enfermedades oculares, posiblemente sean más beneficiosos los antioxidantes presentes en el ojo, como la luteína. Otras posibles explicaciones sugieren que la relación entre los radicales libres y la salud es mucho más compleja de lo que se cree y que, en ciertas circunstancias, los radicales libres pueden ser beneficiosos y no perjudiciales; por lo tanto, no es recomendable prescindir de ellos. También puede suceder que no se hayan administrado los suplementos antioxidantes durante el tiempo suficiente para prevenir una enfermedad crónica; o que el microbioma, un tema que analizaremos a continuación, funcione como mediador en la diferencia entre la dieta y los suplementos.

En conclusión, las dietas con alto contenido de antioxidantes tienen múltiples beneficios para la salud, pero no se cuenta aún con evidencia suficiente para afirmar que los suplementos antioxidantes puedan reemplazarla. Por lo tanto, siempre que sea posible, resulta más beneficioso para la salud obtener los antioxidantes de la comida y no depender solo de los suplementos. Claro que esto no es lo que desea el mercado y, en consecuencia, dudo de que cambie, dado el alto consumo de antioxidantes en los Estados Unidos y la falta de legislación adecuada en relación con esto.

◆

El microbioma, las bacterias en el intestino, es uno de los descubrimientos más apasionantes de la historia médica reciente. Nuestro cuerpo hospeda miles de billones de bacterias, virus y hongos, en lo que se conoce como el microbioma. Si bien algunas bacterias producen enfermedades, hay otras que son extremadamente importantes para nuestro sistema inmune, el corazón, el peso corporal y muchos otros aspectos de la salud (son las llamadas «bacterias buenas»). La mayor parte de los microbios que conforman nuestro microbioma se encuentran en un «bolsillo» del intestino grueso. Pero también hay microbios en la piel y en otros órganos como la vagina; de hecho, se encuentran por todas partes dentro del cuerpo y arriba de él. La relación entre nuestro microbioma y la comida que ingerimos es compleja e importante, y bien puede proveer información valiosa para el envejecimiento.

Todo comenzó con la tribu *hadza* en Tanzania, al este de África, un pueblo de recolectores que habita a la orilla del lago Eyasi, de la que hoy en día solo quedan mil habitantes. A diferencia de la civilización occidental, los *hadzas* se han alimentado de los mismos alimentos durante miles de años. Para estudiar el microbioma intestinal, los investigadores se instalaron a vivir con la tribu para comparar su propia dieta y su microbioma con los de ellos. El estudio postulaba que el microbioma de los *hazdas* reflejaría nuestro intestino cientos de años atrás, cuando eran mucho más infrecuentes las enfermedades como la diabetes o las enfermedades cardíacas.

Los *hazdas* viven rodeados de barro, en cabañas construidas con pasto, y cazan los mismos animales (antílope, ñu, babuino y puercoespín) y comen las mismas plantas que los humanos de hace tres o cuatro millones de años: miel, frutos rojos, frutos del baobab y tubérculos. Sus comunidades son nómades y su movimiento se rige por la disponibilidad de comida, que se consume cruda, con alto contenido de microbios. Por ejemplo, después de una cacería, la tribu consume el estómago del animal, rico en microbios, y luego el colon, del cual expulsan las heces previamente y lo cocinan levemente. Los *hazdas* tienen el doble de microbios que los occidentales y no tienen la misma cantidad de enfermedades.

Para el microbioma, es bueno que haya diversidad. Para que florezca, debemos tener una dieta diversa y variada, que asegure que también lo sea él. Los investigadores notaron que era posible apreciar la variación de la diversidad del microbioma tras un cambio en la dieta incluso durante las primeras setenta y dos horas. Las heces están formadas por microbios vivos y muertos. Los investigadores tomaron muestras de sus propias heces a diario durante su estadía con los *hazdas*, luego las clasificaron y analizaron ya de regreso al laboratorio. Esos análisis demostraron que a medida que ellos consumían la misma dieta que los *hazdas*, su microbioma se iba diversificando en un lapso de pocos días. Y más aún, algunos investigadores se realizaron «transferencias fecales» mediante una técnica de inyección casera, y se insertaron heces de los integrantes de la tribu en el recto propio. Esto permitió demostrar que la diversidad era aún más evidente en estos casos.

Este estudio contribuyó a una enorme cantidad de investigaciones que permitieron expandir lo que se sabe sobre el rol causal del microbioma, no solo en enfermedades como diabetes, obesidad e hipertensión, sino también en cuanto a inmunidad y salud cerebral. Desafortunadamente, a medida que retomamos la dieta occidental, el microbioma vuelve a cambiar y pierde diversidad. Según parece, parte de él se ha extinguido debido a la diversidad restringida de nuestra dieta y los investigadores postularon que los «microbios faltantes» pueden ser la respuesta para algunas de las enfermedades relacionadas con la edad.

Cuando comemos, los microbios se disparan hacia la comida, se pegan a ella y empiezan a descomponerla, a tomar los nutrientes y la energía, y a producir químicos saludables que, por su lado, previenen infecciones, influyen positivamente en el humor y suprimen las alergias. Debido a que la mayoría de ellos se encuentra en el intestino inferior, las grasas y los carbohidratos refinados que se absorben en la parte superior no alcanzan a donde se encuentran los microbios. Estos microorganismos adoran los polifenoles, como los cacahuetes y las semillas, que sí llegan hasta el intestino inferior. Para que nuestro intestino esté sano, debemos tener diversidad de microbios y, por lo tanto, una dieta diversa que los mantenga «interesados y estimulados». En la siguiente tabla, hay una lista de alimentos ricos en polifenoles.

También los alimentos que contienen gran cantidad de fibra son particularmente beneficiosos para la diversidad microbiótica y para incrementar la cantidad de microbios en nuestro organismo. Entre ellos se encuentran los cereales integrales, las pastas de trigo integral, el pan de trigo integral, la avena, la cebada y el centeno, los frutos rojos, las peras, el melón, la naranja, el brócoli, la zanahoria, el maíz, las legumbres, los frutos secos, las algas y las patatas con piel. De modo que hay mucho para elegir y de eso se trata justamente: necesitamos toda esa variedad para que el intestino se mantenga interesado, estimulado y enriquecido en su microbioma.

Especias	Hierbas	Verdura	Frutas del bosque	Fruta
Clavo	Menta	Alcachofa	Sauco negro	Manzana
Anís estrellado	Orégano	Endibia	Arándano silvestre	Jugo de manzana
Alcaparras	Salvia	Achicoria	Ciruela	Jugo de granada
Curry	Romero	Cebolla morada	Cereza	Melocotón
Jengibre	Tomillo	Espinaca	Grosella negra	Jugo de naranja roja
Comino	Albahaca	Brócoli	Moras	Jugo de limón
Canela	Hierba Luisa	Escarola rizada	Fresa	Albaricoque
	Perejil		Frambuesa	
	Orégano		Ciruela pasa	
			Uva negra	
Bebidas	Frutos secos	Aceitunas	Semillas	Aceites
Chocolate	Castaña	Aceitunas negras	Linaza	Aceite de oliva virgen extra
Té verde	Avellana	Aceitunas verdes	Semillas de apio	Aceite de semilla de colza (canola)
Té negro	Nueces			
Vino tinto	Almendra			
	Nuez de nogal			

¿Pero qué relación tiene todo esto con el envejecimiento? ¡Mucha! ¡Quizá toda la relación del mundo! El microbioma del intestino de las personas que viven un tiempo largo y de las personas centenarias es muy diverso. Hay una microbiota específica que se asocia con la posibilidad de alargar la vida y tal vez sea posible manipularla para comprobar si la introducción de estos microbios puede ser efectiva si se realiza en el intestino de personas que no disponen de un microbioma variado y rico. Esta investigación está en curso actualmente, pero para nosotros, en este momento, basta con decir que quienes viven una vida larga y saludable tienen una microbiota muy diversa.

Entonces la dieta es un factor clave en la composición de la microbiota intestinal y esto queda ejemplificado por el contraste entre la dieta occidental y la mediterránea. Cada una produce efectos diferentes en esta composición: en la dieta occidental, rica en grasas, sales y azúcares, las bacterias del intestino cambian de tal modo que tipifican la microbiota presente en personas obesas; en cambio, la dieta mediterránea afecta al microbioma del intestino porque produce cambios que sabemos están relacionados con un mejor funcionamiento mental, más memoria, mejor inmunidad y fortalecimiento óseo.

Hay un tema que encuentro fascinante y es la presencia ubicua del «emulsionante» en la comida. Se halla en todos los alimentos procesados occidentales, como las hamburguesas, el kétchup y la mayonesa. Se lo considera «inofensivo» pero lo cierto es que incrementa los niveles de microbios que producen químicos relacionados con la obesidad y la diabetes. De igual modo, los endulzantes artificiales, si bien son «inofensivos», también producen químicos tóxicos por medio de los microbios. Sin embargo, las dosis de ambas sustancias estudiadas en los experimentos de laboratorio son en general más altas que las presentes en los alimentos, y se necesita más investigación sobre el tema. Aun así, sabemos que los emulsionantes refinados o procesados no están en ninguna de las dietas que prolonga la vida sana: ni en la mediterránea, ni en la japonesa, ni en la de las Zonas Azules.

La dieta mediterránea está llena de polifenoles y fibras dietéticas. No está del todo claro si los beneficios en la salud se deben a los cambios que se producen en el microbioma como consecuencia de la dieta, o si tiene que ver con otros factores relacionados con ella, o a una combinación entre ambos; pero sí es claro que cuanto más nos ciñamos a esta dieta mediterránea, mayores serán los niveles de bacterias buenas en el intestino, que sabemos nos llevará a un envejecimiento saludable. Para muchos investigadores en la actualidad, el microbioma es el eslabón perdido para comprender la relación entre el intestino y la comida. Sin importar cuál sea esta relación, nunca es tarde para comenzar una dieta sana. Los cambios en el intestino ocurren muy rápido, puede ser hasta en setenta y dos horas, y es así a todas las edades. Hay una evidencia circunstancial sólida sobre los beneficios que tiene cambiar nuestro microbioma, y tenemos gran variedad de alimentos para elegir que lo posibilitan. ¡No hay excusas para no hacerlo!

Para que el microbioma se mantenga en forma, además de los cambios en la dieta, se recomiendan dos opciones: los prebióticos y los probióticos. Los prebióticos son las sustancias como la inulina, una fibra soluble en agua que proviene de la raíz de la endivia, que hace florecer las colonias de microbios. Los probióticos son microbios en sí mismos, como las especies del lactobacilo y las bifidobacterias. Si bien tanto probióticos como prebióticos pueden tomarse en forma de suplementos, no sugerimos salir corriendo a comprarlos. Hay poca evidencia sobre cuáles son los prebióticos o probióticos que deben consumirse en humanos, y en lo que respecta a los segundos, ni siquiera es seguro que los microbios colonicen el intestino cuando llegan allí, o si brindan beneficios a las personas que ya tienen un microbioma saludable.

A medida que envejecemos, tenemos más infecciones, en particular pulmonares o renales, y tomamos más antibióticos. Los antibióticos reducen las bacterias y el microbioma intestinal. Para quien los consume o tiene síndrome de intestino irritable, está comprobado que los probióticos ayudan. Idealmente, deberíamos tratar de combinar un prebiótico y un probiótico. El chucrut (repollo crudo cortado muy fino y fermentado) o el kimchi (repollo especiado y fermentado) son ejemplos de comidas que combinan las propiedades de prebióticos y probióticos. Hay gran cantidad de investigaciones en marcha en esta área y no hay duda de que en un futuro cercano podremos disponer de un análisis de nuestro microbioma intestinal individual con recomendaciones personalizadas de los cambios dietéticos necesarios basados en patrones individuales.

Quisiera compartir un breve comentario al margen de cierto interés. ¿Recuerdas el trasplante fecal casero que se hacían en Tanzania? Bueno, te lo creas o no, no es tan inusual. El trasplante fecal es un tratamiento muy reconocido cuyo funcionamiento consiste en pasarle bacterias y un microbioma nuevo a un intestino enfermo. Este tratamiento está muy extendido en la práctica médica en general y, si bien el método es más refinado que el trasplante casero de los investigadores en Tanzania, los principios son los mismos. Se traspasan las heces de una persona sana a otra por enema por ejemplo para tratar casos graves de diarrea, llamada colitis membranosa, que puede darse en pacientes mayores que están tomando antibióticos.

En mis primeros años como médica, esta complicación era frecuente y muy temida ante el uso de antibióticos. El intestino se volvía estéril y se vaciaba de microbiota, por lo tanto, era colonizado por una bacteria muy tóxica llamada *Clostridium difficile*, que cubría las paredes del intestino con una membrana que previene la absorción y provoca una diarrea aguda y con frecuencia, la muerte. A esta bacteria la habíamos apodado «el súper bicho». Fue entonces que empezaron a realizarse trasplantes fecales con efectos curativos muy marcados. En 1958, Ben Eiseman, un cirujano de Colorado, Estados Unidos, publicó un artículo junto con su equipo, en el que describía cuatro casos exitosos de tratamiento mediante trasplante fecal. Tuvieron que pasar otros treinta años hasta que llegó aplicarse este tratamiento en pacientes con diarrea inducida por el uso de antibióticos, e incluso más tiempo antes de que se conociera el microbioma intestinal y su rol curativo en trasplantes fecales. Cabe destacar que el noventa y cinco de los pacientes infectados con el llamado «súper bicho» están curados hoy en día porque las heces trasplantadas contienen una microbiota diversa y viable que combate la toxina. En la actualidad, se recurre a las heces de personas saludables en todo el mundo y se las recolecta, prepara, congela y almacena para utilizarlas como tratamiento por enema.

10. Sexo e intimidad

Me encanta hablar de este tema en relación con la vejez porque es realmente gratificante cuando un especialista se toma el tiempo necesario para comprender su importancia para cada paciente en particular. Durante la formación médica, nos enseñaban a redactar una historia clínica detallada que comprendiera todos los aspectos de la vida del paciente. De ahí en adelante, este proceso se convirtió en la piedra angular de mi práctica médica. A mis estudiantes les enseño que la medicina es noventa por ciento historia clínica y diez por ciento revisar al paciente, hacerle estudios y recurrir a la tecnología. Una buena historia clínica debe incluir preguntas sobre sexualidad y problemas sexuales. Sin embargo, en la realidad, es raro que los médicos incluyan estos detalles en su cuestionario rutinario. De estudiante, yo me tomaba muy en serio estas instrucciones y me esmeraba a la hora de interrogar a los pacientes sobre estos temas. Tengo el recuerdo de ver el cambio en los pacientes más viejos al hablar de su sexualidad: dejaban de mostrarse tímidos y pasivos, y se convertían en personas atentas y animadas.

Una serie de observaciones como estas inspiró a la ginecóloga especializada en problemas sexuales vinculados con la edad, Stacy Lindau, de la Universidad de Chicago, a escribir un artículo de investigación histórico publicado en el año 2007. Lindau estudió un grupo de adultos mayores estadounidenses y observó que para la mayoría de ellos la sexualidad era una parte importante de la vida.

La mayoría mantenía relaciones con su cónyuge u otras personas, y una cantidad sustancial de hombres y mujeres practicaban penetración vaginal, sexo oral y masturbación hasta los ochenta y noventa años. Pero a la sociedad y los medios aún hoy les cuesta tratar estos temas con relación a la edad adulta mayor; es muy diferente en comparación con las edades jóvenes, y muchos lo consideran un tema tabú.

El sexo es bueno para las personas. Con solo estar físicamente cerca de otro ser humano, se incrementan en el cerebro los niveles de «la hormona del abrazo», que nos hace sentir felices y seguros. La oxitocina es secretada por el lóbulo posterior de la glándula pituitaria, una estructura del tamaño de un guisante en la base del cerebro. Se la conoce como «la hormona del abrazo» o «la hormona del amor» porque se libera cuando las personas se abrazan o socializan. La administración de oxitocina en ratas vírgenes mostró que de pronto empezaban a tener un comportamiento maternal, juntaban a las crías y construían nidos. El ratón de campo es un mamífero monógamo pero si se le bloquea la oxitocina en el celebro, pierde interés en su pareja. Esta hormona promueve mayor actividad cerebral, lo que incluye sentimientos de empatía y confianza. Según un estudio que analizó parejas que trabajaban en proyectos artísticos en conjunto en lugar de por separado, se observó que, al mejorar los niveles de la hormona, se inyectaba más empatía a la relación. Las personas a las que se administró oxitocina demostraban más disponibilidad a la hora de confiarle a alguien su dinero que quienes recibían placebo. Y esta hormona no solo incrementa la confianza relacionada con el dinero, sino también con la privacidad y la información confidencial, con cambios de hasta un cuarenta y cuatro por ciento respecto de quienes recibían placebo.

Existe la idea equivocada de que, al envejecer, vamos perdiendo interés en el sexo y capacidad de tener un comportamiento sexual. Esto no es así: las personas más viejas se mantienen sexualmente activas; siguen dando importancia al sexo bien pasados los cincuenta años y, en proporciones sustanciales, hasta los setenta, ochenta y noventa. Por otro lado, es inevitable que los niveles de deseo disminuyan con la edad. La actitud hacia el sexo se determina por la sociedad y la biología, y mucho del aspecto biológico puede modificarse mediante el uso de medicaciones, cremas y tecnología. En líneas generales, a medida que envejecemos, la sexualidad es parte esencial de nuestras relaciones íntimas y nuestra felicidad.

Otra evidencia de lo anterior surge de nuestro estudio TILDA, donde verificamos que el ochenta por ciento de las parejas de una media de edad de sesenta y cuatro años consideran al sexo como importante, y un sesenta por ciento siguen practicándolo semanal o quincenalmente como mínimo. Un estudio reciente realizado en Inglaterra confirma lo mismo. Los adultos mayores ingleses disfrutan más de la vida cuando están sexualmente activos y quienes experimentan una disminución de la actividad sexual registran disminución en los niveles de bienestar con respecto a quienes mantienen el nivel de deseo, actividad y funcionamiento sexual durante la vejez.

Si bien estar activo sexualmente en mayor medida depende de estar casado o en convivencia con una pareja, esto no es excluyente y uno de cada diez adultos mayores que no está casado o en convivencia afirma tener una pareja romántica o íntima, y casi todos se muestran sexualmente activos a los setenta años, lo cual refuerza el mensaje de que la actividad sexual y el placer no es dominio exclusivo de la juventud. Las investigaciones más recientes de Lindau muestran que la frecuencia de la actividad sexual en adultos mayores es similar a la registrada en un estudio realizado en 1992 en Estados Unidos, en adultos de entre dieciocho y cincuenta y nueve años.

Las parejas que practican sexo activo regularmente y que están satisfechas con su vida sexual están más satisfechas en general con la vida en pareja y tienen una actitud más positiva hacia el envejecimiento. Los datos sobre actividad sexual y disfrute de la vida muestran de forma consistente que, con una sexualidad activa, las personas tienen mejor calidad de vida y mejores relaciones, están más felices, tienen menor probabilidad de depresión y, según algunos estudios, hasta viven más tiempo. Los hombres y mujeres sexualmente activos tienen mejor memoria y concentración. La satisfacción y la frecuencia sexual se asocian con una mejor comunicación en la pareja y mayor sincronicidad en el deseo y la actividad sexual.

No es ningún secreto que el sexo puede contribuir a que se produzca ese factor de «sentirse bien» mayormente porque durante la sexualidad, además de la oxitocina, se liberan endorfinas, que generan un sentimiento de felicidad o exaltación. Las personas que tienen relaciones sexuales también tienen mejor salud mental, menos depresión y ansiedad. Los niveles más altos de endorfina benefician al sistema inmune, con todas las mismas ventajas que proporciona la liberación de estas hormonas por el ejercicio físico. Puede sonar como un exceso de esperanza afirmar que el sexo reduce la aparición de enfermedades como las del corazón y el cáncer, pero cada vez existe más evidencia de que podría ser así.

En la década de 1960, hubo una pareja de investigadores, Masters y Johnson, que fueron los mayores pioneros de los estudios sobre sexualidad y llevaron adelante observaciones muy innovadoras de la actividad sexual y sus consecuencias biológicas. Tuvieron un impacto revolucionario y es justo decir que las opiniones estaban divididas en cuanto al valor de los estudios en ese momento, pero ahora sabemos que fueron invaluables y que orientaron gran parte del trabajo en este campo hasta el día de hoy. Masters y Johnson analizaron a trescientas ochenta y dos voluntarias mujeres de dieciocho a setenta y ocho años de edad y trescientos doce varones de entre veintiuno y ochenta y nueve, durante un período de once años de observaciones fisiológicas. La investigación confirmó que el sexo es una actividad física que consume un promedio de cuatro calorías por minuto. Durante la práctica sexual, la respiración progresiva se incrementa a niveles de hasta cuarenta respiraciones por minuto. La frecuencia cardíaca también aumenta a niveles elevadísimos, de hasta ciento ochenta pulsaciones por minuto, el equivalente de lo que experimenta un corredor en la cinta mecánica en el pico de la práctica; así como los niveles de presión arterial, y también en niveles extremos, hasta los ochenta mm Hg. Para contextualizar un poco esta información, tengamos en cuenta que, durante el día, la presión arterial varía en unos veinte mm Hg a menos que estemos haciendo ejercicio físico intenso. Esto explica por qué el sexo es ejercicio y por qué libera tantos neurotransmisores o factores de «sentirse bien», también liberados durante el ejercicio.

Más recientemente, se han realizado estudios con dispositivos tecnológicos que se colocan durante el acto sexual y así determinan el gasto de energía en ese momento. Con ellos, se ha demostrado que el sexo es comparable a una rutina de carrera de resistencia en cinta de correr, a intensidad moderada, durante treinta minutos, y es ligeramente superior en los varones.

A pesar de los beneficios físicos saludables que brinda la actividad sexual regular, los profesionales de la salud, y hasta los medios, rara vez dan información sistemática a las personas mayores para que la exploren, ni tampoco la alientan. En muchos casos, en lo que respecta a los adultos mayores y el sexo, tanto médicos, como enfermeras y otros profesionales, escurren el bulto y tratan de no hablar del tema. Si se dieran estas conversaciones, contribuirían a desafiar las normas y expectativas sobre la sexualidad, y ayudarían a las personas a vivir de un modo más pleno y saludable incluso hasta los últimos años de la vejez. Lo que, es más, es posible estudiar la mayor parte de las cuestiones biológicas que complican el sexo en las últimas etapas de la vida y es posible tratarlas, si se las evalúa adecuadamente. Según estudios tanto estadounidenses como del Reino Unido, más de la mitad de las personas sexualmente activas informaron de problemas sexuales a los sesenta, setenta y ochenta años. Todo esto enfatiza aún más la importancia de que profesionales y pacientes analicen la sexualidad y los problemas sexuales siempre que puedan, porque la mayoría de ellos son remediables.

◆

¿Es posible que el sexo sea bueno para el cerebro a medida que envejecemos? En un estudio realizado a unas siete mil personas de entre cincuenta y noventa años, se les consultó sobre una serie de detalles de su vida sexual, y además se les solicitó que completaran algunas pruebas de habilidad mental. El estudio incluía también un conjunto de evaluaciones de otra índole, lo cual permitiría a los investigadores corregir todos los elementos que afectaran la salud mental además del sexo y, de ahí, ver exclusivamente los efectos de la sexualidad sobre la habilidad mental. El artículo se tituló «El sexo está en el cerebro» y confirmó que los adultos mayores sexualmente activos presentaban mejores habilidades mentales para planificar y mejor memoria. En otras palabras, estar sexualmente activo era un beneficio independiente para la salud cerebral. Los investigadores especularon, muy razonablemente, que los beneficios se debían a la liberación de oxitocina, dopamina y otras endorfinas, todos neurotransmisores clave que controlan la transferencia de mensajes entre células. Hay otra investigación más reciente, de los últimos diez años, realizada en humanos y animales, que subraya que la actividad sexual frecuente puede mejorar habilidades mentales, en particular, la memoria. Además del sexo vaginal y oral, la masturbación, los besos, las caricias y los abrazos o arrumacos, están todos asociados a un mejor funcionamiento de la memoria.

El sexo es bueno incluso para el cerebro animal. En un estudio del año 2010, se descubrió la relación que existe entre la vida sexual y el crecimiento de células cerebrales nuevas en ratas macho. Puntualmente, las ratas a las que se permitía tener sexo a diario durante un período de dos semanas mostraban más cantidad de células cerebrales que las que estaban restringidas a solo una vez en el mismo período. A partir de esta investigación, se realizaron más estudios en ratas macho y se encontró que la actividad sexual diaria no solo estaba asociada a la formación de nuevas células cerebrales sino también con un mejor funcionamiento cerebral. En este caso, se observó que las ratas más viejas expuestas al sexo diario tenían más crecimiento de células cerebrales y mejores resultados en los test de memoria. Cuando se interrumpía el sexo, la formación de células nuevas se detenía y los test de memoria empeoraban. Los autores concluyeron que la actividad sexual es buena para el cerebro, siempre y cuando sea reiterada y persistente en el tiempo. Desde luego que estos experimentos no fueron realizados en humanos y queda aún por demostrar si es posible extrapolar los resultados obtenidos en animales. Además, ¡es necesario estudiar el cerebro de las ratas hembra y comprender su experiencia!

Hay algunas explicaciones posibles sobre las razones por las que la actividad sexual puede tener como resultado la formación de células nuevas y una mejoría en la memoria. En los estudios sobre animales, el sexo con penetración es una forma de actividad sexual que favorece la cognición. Más aún, el aspecto de «gratificación o recompensa» de la relación sexual puede ser un mecanismo por el cual se forman nuevas células cerebrales. El sistema de recompensa es la capacidad de aprender a partir de las experiencias positivas y de comprender la motivación. La exposición a las feromonas masculinas activa el sistema de recompensa femenino y también estimula la formación de nuevas células cerebrales. Por otra parte, el sexo se asocia a menores niveles de estrés y depresión, ambos trastornos mitigadores de la formación de nuevas células. Por último, el sexo vaginal incrementa los niveles de serotonina y oxitocina, dos neurotransmisores relacionados con la estimulación para la formación de células nuevas.

Si bien las mujeres son menos activas que los varones a todas las edades y se masturban con menor frecuencia, tienen menor reducción del deseo sexual, así como de la frecuencia y capacidad de excitación, a lo largo del tiempo. No está del todo claro a qué se debe, pero es posible que se relacione con la disfunción eréctil de los varones. Más aún, las dificultades con la excitación sexual, el orgasmo, la sequedad vaginal y el dolor disminuyen en las mujeres sexualmente activas de ochenta a noventa años. Esto puede reflejar el hecho de que las mujeres más sanas, y sus parejas igualmente sanas, sobreviven hasta los ochenta y noventa años; dicho de otro modo: que la actividad sexual ayuda a la habilidad sexual.

La epidemióloga Elizabeth Barrett-Connor, de California, y su equipo, realizaron una serie de trabajos muy influyentes por el hecho de ser los primeros en registrar que, durante la menopausia, las mujeres experimentan un aumento del deseo sexual al que le seguirá una disminución tanto del deseo, como de la receptividad y frecuencia de la vida sexual postmenopausia. Sin embargo, la sexualidad no desaparece por completo, solo se vuelve menos aparente. La menor frecuencia de las relaciones sexuales en las mujeres se debe a la disminución en los niveles de estrógenos y testosterona. Los estrógenos se producen al nivel de los ovarios. A medida que los ovarios van muriendo, disminuye el nivel de estrógenos. El resultado de este proceso es la sequedad vaginal, el desgaste de los labios, la vulva y el clítoris, y el estrechamiento de la pared de la vejiga, que causa dolor durante las relaciones sexuales. También se vuelven más frecuentes las infecciones urinarias después del sexo. Los síntomas de cistitis e infecciones del tracto urinario incluyen: dolor durante las relaciones, dolor con el pasaje de la orina, picor en el área de la vulva, necesidad más frecuente de orinar y, a veces, incontinencia. Tanto esta última como la cistitis responden al tratamiento antibiótico, en combinación con terapias de reemplazo hormonal u óvulos vaginales de estrógenos. En algunos casos, la incorporación de más medicaciones, como la amitriptilina o el polisolfato de pentosan, de ser insuficientes las demás intervenciones, puede contribuir con la cistitis. Como tratamiento preventivo, el jugo de arándanos reduce el riesgo de infecciones urinarias. La actividad sexual regular también ayuda a prevenir los síntomas, porque las relaciones sexuales mejoran la circulación de la sangre a la vagina, lo cual ayuda a mantener el tejido vaginal en buenas condiciones.

La disminución del deseo sexual puede impactar en la autoestima de la mujer, así como su calidad de vida, y a veces hasta llevar a una angustia emocional que trae problemas en la relación. De ahí la importancia de abordar un tratamiento para mitigar estos síntomas desagradables. Es frecuente que las personas sientan vergüenza de hablar sobre sexo «después de cierta edad». Pero no debería ser así. Los médicos no opinan así, y pueden ayudarte si lo necesitas. Y lo harán.

Debido a que las mujeres viven más tiempo, hay escasez de varones solteros en su mismo grupo etario. Pero hay esperanza y nos llega de Alemania: en un estudio de mujeres solteras, se informó que había una buena predisposición a las relaciones sexuales no convencionales y que las mujeres mayores tenían experiencias concretas al respecto. Para una muestra de noventa y una mujeres nacidas entre 1895 y 1936, una de cada seis entrevistadas había tenido una relación con un hombre más joven que ella, el cuatro por ciento había tenido una relación homosexual y una de cada doce había tenido relaciones con un hombre casado durante la vejez.

La mayoría de los estudios sobre la vida sexual en este período tradicionalmente se centraban en la disfunción sexual o los trastornos y tratamientos de esta. Sin embargo, por suerte este enfoque y el interés global en la vida sexual, la salud y el bienestar crece cada vez más. Un estudio extenso realizado en California analizó la actividad y satisfacción sexual de mil trescientas mujeres sanas de entre cuarenta y cien años. Se trataba de mujeres cultas, de clase media alta, de una media de edad de sesenta y siete años, y se observó que su satisfacción con la vida sexual iba incrementándose después de los cuarenta. El período de media desde la menopausia para las mujeres del estudio era de veinticinco años. En general, dos tercios de las mujeres activas en su sexualidad estaban moderadamente satisfechas o muy satisfechas con su vida sexual. La mitad del grupo informaba haber tenido sexo en el último mes. Para algunas, la satisfacción era superior si el sexo había sido bueno; para otras, si tenían menos deseo sexual y, por lo tanto, expectativas más bajas. La mayoría lograban sentirse excitadas, mantener la lubricación y lograr el orgasmo durante el sexo, incluso después de los ochenta años. De hecho, muchas mujeres estaban completamente satisfechas después de esa edad. Un conjunto de mujeres que no eran sexualmente activas también expresó aún sentirse satisfechas con su vida sexual, lo cual habla del rol de la intimidad y las caricias en la satisfacción sexual.

Entonces, ¿por qué algunas mujeres se sienten más satisfechas con la vida sexual a medida que envejecen? Hay varias explicaciones posibles: las mujeres mayores tienen más experiencia y se sienten más a gusto con el sexo; aquellas mujeres que no son sexualmente activas logran la satisfacción a través de otras áreas de la intimidad como el contacto y las caricias; o algunas mujeres mayores no tienen contacto íntimo de ningún tipo y se sienten muy a gusto con ello. En contraposición con las jóvenes, las mujeres mayores no están pensando en el sexo, ni planeándolo de antemano, ni anhelándolo durante distintos momentos del día; pero sí afirman haber tenido experiencias sexuales satisfactorias. Estos datos sugieren que, si esperamos con paciencia, hay una relación sexual buena y satisfactoria para muchas de nosotras al final del camino.

La sexualidad en la edad adulta es más importante para los hombres que para las mujeres. El porcentaje de los varones sexualmente activos del Reino Unido es del ochenta y cinco por ciento entre los sesenta y los sesenta y nueve años; del sesenta por ciento entre los setenta y los setenta y nueve, y del treinta dos por ciento, de los ochenta en adelante. Los estudios hechos en Estados Unidos informan de niveles similares de actividad sexual a lo largo de los mismos grupos etarios. Entre los hombres sexualmente activos, tener relaciones sexuales dos veces al mes o más, y compartir besos, caricias o arrumacos regularmente, se asocia con un mayor disfrute de la vida.

El principal problema sexual que expresan los varones es la disfunción eréctil (D. E.): la incapacidad de tener una erección o de sostenerla en el tiempo con la firmeza necesaria para mantener relaciones sexuales. A veces se la denomina impotencia, aunque este término es menos usado en la actualidad. No es infrecuente que la D. E. sea ocasional. La mayoría de los varones la experimentan en algún momento de su vida y puede suceder a cualquier edad. Uno de cada cinco varones ha tenido una D. E. más problemática. Debido a que se vuelve más frecuente con la edad, inicialmente los tratamientos del mercado estaban dirigidos específicamente a hombres más viejos. El más conocido entre ellos, la Viagra, se introdujo en el mercado unos veinte años atrás para el tratamiento de la D. E. y desde entonces lleva acumulados mil millones de dólares para el laboratorio que lo produce, Pfizer. En el último tiempo, los tratamientos contra la D. E. se han expandido a un mercado creciente entre los hombres más jóvenes, en particular para su uso combinado con drogas recreativas.

La D. E. puede deberse a diversos problemas en cualquier etapa del proceso de erección. Este proceso es el resultado de un incremento del flujo sanguíneo hacia el pene, como resultado de pensamientos sexuales o del contacto directo con el pene. Cuando un hombre está excitado, los músculos del pene se relajan, lo cual permite que se incremente el flujo sanguíneo por las arterias peneanas, que llenan dos cámaras dentro del pene. A medida que estas cámaras se llenan de sangre, el pene coge rigidez. La erección termina cuando los músculos se contraen y, en consecuencia, la sangre acumulada vuelve a fluir hacia afuera por las venas peneanas.

Muchos hombres experimentan D. E. en épocas de estrés. También puede ser un indicador de dificultades emocionales o relacionales que pueden requerir ayuda profesional. Sin embargo, si la D. E. es frecuente, puede indicar la presencia de problemas de salud, así que se requiere tratamiento para el problema de salud subyacente además de la D. E. Debido a que la erección involucra primordialmente los vasos sanguíneos, no sorprende que las causas más comunes entre los hombres mayores sean condiciones que bloqueen el flujo de sangre hacia el pene, así como la presencia de arterias endurecidas o diabetes. Otra causa vascular puede ser la de una vena defectuosa que haga que la sangre del pene se drene demasiado pronto. Otros desórdenes físicos, así como desequilibrios hormonales, pueden tener como resultado la disfunción eréctil; entre ellos la presión arterial alta, el colesterol alto, la obesidad, los desórdenes neurológicos y los niveles bajos de testosterona, entre otros. Son muchas las drogas que pueden causar la D. E., entre ellas, las que se usan para tratar la presión alta y los trastornos del sueño. No es infrecuente que el consumo excesivo de alcohol sea también causa de ella. Entonces, todos estos factores contribuyen y deben considerarse al evaluar la D. E. El tratamiento dependerá de la causa subyacente y puede requerir una combinación de enfoques y medicaciones. Hay multitud de variantes de Viagra que han ido surgiendo desde su lanzamiento al mercado y todas pueden ser de ayuda. A veces, la terapia basada en testosterona es efectiva si los niveles de esta hormona son bajos, pero no es algo muy común.

Cuando Diane Keaton, a los setenta y cinco años, admitió en un programa televisivo estadounidense que se sentía «sexualmente frustrada», entrevistadora y entrevistada conversaron un largo rato sobre la cantidad de amantes que había tenido la actriz en el pasado y sus expectativas en cuanto a futuros amantes. Esto nos muestra que el mundo avanza y que se reconoce y valora la importancia del sexo para todas las edades, en hombres y mujeres. Afortunadamente, la vida sexual durante la vejez va dejando de ser un tema tabú.

11. Amar nuestros músculos de por vida

Es difícil de creer, pero fue un autobús londinense, de esos rojos de dos pisos llamados *Routemaster*, que dio lugar a la escena que inspiró la investigación más pionera sobre enfermedades del corazón. La historia dice así:

La primera vez que estos icónicos transportes salieron a la calle en Londres fue en 1954 y, desde aquella primera versión, su estilo cambió muy poco. Ya desde aquel entonces, cada coche tenía un conductor y un revisor que iba de acá para allá por todo el bus vendiendo billetes y revisándolos. El conductor, por su parte, permanecía en la cabina, sentado la mayor parte del día.

En la década de 1950, las tasas de muerte súbita a causa de infarto en hombres de mediana edad eran muy altas, hasta el punto de que el modo de referirse a ella era «la epidemia de las enfermedades del corazón». A diferencia de ahora, en aquel momento era muy común realizar autopsias de rutina en todos los casos de muerte súbita. Dos patólogos londinenses, Jerry Morris y Margaret Crawford, observaron que parecía que se practicaran más autopsias a conductores de autobús que a revisores, y lo mismo pasaba entre los trabajadores del servicio postal que permanecían en las oficinas, respecto de los carteros que repartían la correspondencia. Se les ocurrió entonces que las enfermedades de corazón podrían ser más frecuentes entre las personas que tienen trabajos inactivos y postularon que el trabajo sedentario podría ser la causa de la epidemia de enfermedades del corazón, dado que los revisores del autobús y los carteros tenían más actividad física que los conductores y oficinistas. Entonces, con el fin de explorar esta hipótesis, Morris y Crawford contactaron a todos los patólogos del Reino Unido y les pidieron detalles sobre todas las autopsias realizadas en varones, junto con la información sobre su historial ocupacional. Casi el noventa por ciento de los patólogos respondió a la petición, en una tasa de respuesta notablemente alta que da cuenta de la gran colaboración entre sus pares del mundo académico, ¡algo improbable hoy en día a esta escala!

Con este nivel de respuesta, la pareja de investigadores se puso a estudiar los detalles del registro de autopsias y los antecedentes ocupacionales de cinco mil hombres. Así, confirmaron su sospecha: las ocupaciones sedentarias tenían relación con la muerte temprana, y esos hombres habían muerto de infartos como consecuencia de bloqueos en las arterias al corazón. Por primera vez, se verificaba claramente que los trabajos sedentarios suponían mayor probabilidad de muerte que aquellos que implicaban actividad física regular, como, simplemente, caminar. Esta observación abrió un mundo de investigaciones enteramente nuevo que llega directamente hasta el día de hoy, cuando aún continuamos profundizando sobre las razones biológicas de esta asociación entre actividad física y enfermedades del corazón.

Desde aquel primer trabajo de Morris y Crawford, se han producido miles de artículos de investigación sobre esta relación. Por ejemplo, según un análisis extensivo de casi un millón de personas en quienes se realizó un seguimiento de veinte años, las personas inactivas tenían un cuarenta por ciento más de probabilidad de morir tempranamente en comparación con quien se mostraba regularmente activo. Entonces podemos decir que gracias a los autobuses londinenses hemos llegado a este hito tan importante en la investigación.

Si bien la información sobre el ejercicio y las enfermedades del corazón es muy convincente, y personalmente me entusiasmo y doy miles de detalles cada vez que puedo hablar de eso, una vez en una entrevista en la radio, me cortaron en seco cuando estaba por empezar con mi discurso tan bien aprendido. El entrevistador me interrumpió de pronto y me dijo: «Estoy harto de escuchar hablar del ejercicio y la dieta. Las personas están cansadas de todo eso. Personalmente, no creo que importe tanto como ustedes los médicos quieren hacernos creer». Yo pude entender desde dónde me hablaba; para él todo era «más de lo mismo». Desde ese entonces, me propuse abordar el tema de un modo renovado cada vez que hablara de comportamiento y salud. No es suficiente con dar recomendaciones sin explicar el trasfondo que justifica nuestro razonamiento. En otras palabras, me propuse volver a los principios y al fundamento biológico de por qué los comportamientos saludables, como el ejercicio físico, tienen efectos en la salud. Vamos allá:

Hay multitud de formas en las que el ejercicio beneficia al corazón: mejora la circulación sanguínea, lo cual reduce el riesgo de aparición de coágulos en las arterias. El corazón desde luego es un músculo y, como con cualquier otro músculo del cuerpo, el ejercicio regular contribuye a que se mantenga tonificado y fortalecido. A medida que el corazón se vuelve más fuerte, la frecuencia cardíaca disminuye porque se requiere de menor cantidad de latidos para bombear la misma cantidad de sangre por el cuerpo. Todo esto reduce la presión sobre el corazón. Un corazón fuerte bombea más sangre con menor esfuerzo. Si el corazón puede hacer menos esfuerzo para bombear, disminuye la fuerza sobre las arterias y también la presión sanguínea. Esta disminución lo beneficia aún más porque cuando la presión es alta se genera una contrapresión no deseada en el músculo del corazón. Es más, el «colesterol bueno», o colesterol HDL, llamado así por disminuir el riesgo de endurecimiento arterial, incrementa al hacer ejercicio. Las arterias endurecidas después de un tiempo se bloquean y pueden causar infartos.

La actividad física regular también mejora la salud mental y el bienestar, previene o alivia los estados de depresión, e incrementa la vitalidad y el enfoque optimista. El cerebro reconoce el comienzo del ejercicio como un momento estresante y piensa que uno está luchando con un enemigo o escapando de algo. En respuesta, libera una proteína llamada factor neurotrófico derivado del cerebro (BDNF, por sus siglas en inglés), que es un protector contra el estrés. Puede ser que esto explique por qué nos sentimos a gusto y en un estado de mayor felicidad después de hacer ejercicio, y por qué sentimos que los problemas se esclarecen. El BDNF liberado durante el ejercicio físico contribuye al crecimiento de células nerviosas nuevas que fortalecen aún más el funcionamiento y la salud cerebrales, el factor de sentirse bien y el desempeño cognitivo.

Ya en el año 1905, en una investigación publicada en la revista tristemente llamada *American Journal of Insanity* (Revista Americana sobre la Demencia), se describían los beneficios del ejercicio para el tratamiento de la depresión. Desde esta primera publicación temprana, se han descubierto cantidad de químicos que el cerebro libera durante el ejercicio físico y que son importantes tanto para la prevención como para el tratamiento de la depresión y la ansiedad; entre ellos están los opiáceos, los cannabinoides y las endorfinas, así como el BNDF. El ejercicio también trae beneficios psicológicos adicionales como la auto-estima, el sentimiento del logro, de estar en control y de propósito. También agrega variedad a la vida y, en algunas circunstancias, suma socialización e interacción con amigos. Casi todos hemos sentido alguna vez que estábamos demasiado cansados para salir, solo con ganas de acurrucarnos frente a la tele y no movernos más; y desde ese estado, hemos hecho el esfuerzo de salir a caminar, para luego sentirnos vivos y vigorizados al volver. El ejercicio nos hace sentir bien incluso estando deprimidos. Sin embargo, a pesar de las pruebas que demuestran que el ejercicio ayuda a prevenir la depresión, nuestro estudio TILDA demostró que los niveles de actividad física de los adultos que la padecen son bajos. Es posible que se deba a la falta de motivación que con frecuencia se expresa junto con el estado depresivo. Por lo tanto, debemos hacer correr la voz sobre la actividad física con más fuerza. Hasta en dosis bajas, con un mínimo de ciento cincuenta minutos de caminata por semana, el ejercicio nos protege de la depresión y si lo hacemos con intensidad y vigor, como salir a correr, andar en bicicleta, nadar o remar, los beneficios son todavía más notables.

Uno de los descubrimientos más emocionantes sobre la ciencia del cerebro fue caer en la cuenta de que podemos hacer crecer células nerviosas nuevas. Hasta ahora, se asumía que nacíamos con un número determinado de células que, a medida que envejecíamos, íbamos perdiendo hasta en algunos casos desarrollar demencia. Y no es necesariamente así. Hace tiempo que se sabe que el ejercicio agudiza ciertas capacidades cognitivas. En los últimos veinte años, hemos llegado a la raíz de cómo sucede este proceso.

Llama mucho la atención el hecho de que hacer actividad física aumente el tamaño del hipocampo, el sitio del cerebro donde se aloja el aprendizaje y la memoria. Normalmente, este órgano se achica en la última etapa de la adultez, es decir, disminuye la cantidad de neuronas, lo cual acarrea defectos de la memoria y, después de un tiempo, aumento en el riesgo de demencia. La actividad física ralentiza el estrechamiento del hipocampo. Incluso entre adultos mayores, los estudios han demostrado que el ejercicio aeróbico lo aumenta de tamaño, lo cual trae mejoras en la memoria. El entrenamiento físico revierte la pérdida de volumen vinculada al envejecimiento en un equivalente a dos años. No hay ninguna otra actividad que tenga un efecto tan drástico. El aumento del tamaño del hipocampo también incrementa la liberación de BDNF, lo cual es doble beneficio. Es más, el ejercicio aeróbico aumenta las células de otras áreas del cerebro también vinculadas con tareas cognitivas importantes, como la capacidad de hacer planes y de preparar tareas y acciones complejas.

Otro componente desencadenado por el ejercicio físico que se ha descubierto recientemente es la catepsina B. Se sabe también que este factor favorece el funcionamiento cerebral. En particular, se sabe que los niveles de catepsina B aumentan con el ejercicio de salir a correr, ya que es segregada por las células musculares y promueve y acelera el crecimiento de nervios nuevos. No tengo dudas de que en un futuro cercano sabremos mucho más sobre la catepsina y su relación con el ejercicio físico.

Uno de los componentes químicos más conocidos relacionados con el sentimiento de bienestar son las endorfinas. Se liberan en el cerebro durante la actividad física y también minimizan la incomodidad del ejercicio y bloquean el sentimiento de dolor. Tanto ellas como el BDNF son responsables de los sentimientos de euforia que pueden surgir al hacer ejercicio. La parte un poco aterradora es que generan un comportamiento psicológico adictivo muy similar al de otras sustancias como la morfina, heroína o nicotina. La gran diferencia, desde luego, es que esta adicción es muy buena para nosotros.

Uno de los temores más grandes que expresan las personas en relación con el envejecimiento es a tener demencia. Existe cada vez más consenso respecto de que el ejercicio físico en la mediana edad previene o demora la aparición de la demencia en años posteriores. Algunos estudios sugieren que la reducción puede alcanzar niveles tan relevantes como hasta del treinta por ciento. En otras palabras, que las personas que hacen actividad física regularmente tienen tres veces menos probabilidad de padecer demencia. Sin embargo, hasta el momento es difícil de comprobar de forma definitiva porque hay tantos otros elementos ligados a esta enfermedad que también guardan relación con el ejercicio físico, como el peso, la presión arterial, la educación, la ocupación y la diabetes. La mayoría de las investigaciones que han estudiado la relación entre actividad física y demencia lo han hecho de dos maneras: o bien por un análisis retrospectivo de la cantidad de ejercicio que la persona ha realizado a lo largo de su vida, y por lo tanto dependiendo de la habilidad de la persona de recordar con detalle, o bien por estudios que comienzan a los cuarenta y cincuenta años y realizan el seguimiento desde entonces. Este último enfoque es el mejor para abordar la pregunta adecuadamente, pero estos análisis son a largo plazo y, como es evidente, actualmente se encuentran todavía en curso.

Los ratones son un buen modelo para estudiar la relación entre ejercicio físico y demencia y proporcionan una conclusión más rápida, dado que viven dos o tres años. En un estudio de investigación que modificó genes de ratones para que tuvieran mayor probabilidad de desarrollar demencia, se observó que el ejercicio físico los protegía de ello y el BDNF era clave.

Esta cantidad de información valiosa sobre los beneficios de la actividad física en el funcionamiento cerebral hace que los médicos hayan comenzado a recomendarla para el tratamiento de pacientes con enfermedades que afectan directamente al cerebro, como Párkinson o Alzheimer, y para otros trastornos cerebrales, desde epilepsia hasta ansiedad. Actualmente, hay muchos ensayos clínicos en curso que estudian la intervención del ejercicio físico en los trastornos cerebrales relacionados con la edad. De obtenerse resultados prometedores, se podría apuntalar aún más el uso del ejercicio como neuroterapia.

◆

Ya hemos analizado la importancia de la inflamación en el envejecimiento de las células y el modo en que este proceso se ralentiza o directamente desaparece cuando la inflamación subyacente es baja, y cómo se acelera cuando es alta. El ejercicio no solo es bueno para el corazón, los vasos sanguíneos y el cerebro, sino que, debido a que disminuye los estados de inflamación subyacente en el cuerpo, conlleva una reducción de todas las condiciones que se vuelven mucho más comunes con la vejez y que se relacionan con las inflamaciones, por ejemplo, artritis, cáncer, diabetes, derrame cerebral, entre otras. En este contexto, quisiera detenerme para profundizar en las inflamaciones y el envejecimiento acelerado.

Ante una infección, el cuerpo articula una respuesta inflamatoria que «se come» al agente infeccioso. Esto es bueno y es lo que queremos que pase. Una vez tratada la infección, la inflamación desaparece. Sin embargo, si la respuesta inflamatoria continúa activa de forma subyacente, esto es malo para la célula y genera liberación de proteínas tóxicas que a su vez incrementan la inflamación aún más. Entonces, este proceso inflamatorio solo es deseable en casos de infección o de otro tipo de ataque al cuerpo; de no ser así, lo queremos quietecito y sin molestar a ninguno de nuestros sistemas.

La inflamación subyacente está muy relacionada con la grasa corporal porque son las células de grasa las que producen proteínas tóxicas que desencadenan inflamación. Es más probable que la grasa que las produzca sea la blanca, instalada en nuestra barriga y alrededor de los órganos internos, razón por la cual no es bueno tener una barriga demasiado grande. A medida que envejecemos, la masa muscular disminuye y la masa adiposa se incrementa; en consecuencia, estas proteínas tóxicas aumentan y causan inflamación crónica de grado bajo. La actividad física regular disminuye la presencia de grasa de cualquier tipo y de la más propensa a producir condiciones inflamatorias.

Por otra parte, las células de grasa también hacen menos eficiente la respuesta inmune. Lo hemos visto con el virus de COVID-19, en que la obesidad era uno de los factores de riesgo principales que podía conducir a las consecuencias más graves e incluso a la muerte. Estas conclusiones se vieron ejemplificadas dramáticamente en un estudio realizado en Francia donde se registró la necesidad de respiradores en terapia intensiva para pacientes con COVID-19 y se observó que era siete veces superior para los pacientes obesos (de un índice de masa corporal o IMC mayor de treinta y cinco kg/m) en comparación con aquellos de menor IMC (mayor de veinticinco kg/m). Dos de mis colegas con sobrepeso u obesidad, condición que padecen desde que los conozco, tomaron consciencia de esta asociación muy al comienzo de la pandemia y, cuando volvimos a encontrarnos después de unos meses, no los reconocí de todo el peso que habían perdido de forma voluntaria.

En la actualidad, la prioridad global está en comprender cómo mejorar las defensas contra las infecciones. Y las personas que hacen actividad física con regularidad presentan menor frecuencia de infecciones pulmonares tanto virales como bacterianas porque esta práctica fortalece el sistema inmune y regulariza la respuesta a la inflamación. El ejercicio físico marca la diferencia respecto a estas defensas. Ejercitar los músculos también permite la liberación de unas enzimas llamadas mioquinas que bloquean transitoriamente las proteínas inflamatorias y promueven la liberación de otras proteínas antiinflamatorias. Esto produce otro frente potente de contraataque a la inflamación crónica subyacente que caracteriza el envejecimiento.

Hay muchas personas que piensan que «es demasiado tarde para empezar a hacer actividad física» o que «se les ha pasado el arroz». No es así. Sin importar la edad en la que se empiece a hacer ejercicio se producen cambios para bien en la respuesta inmune. Hay pruebas contundentes que demuestran que nunca es tarde para empezar o para incrementar el nivel de ejercicio. Según varios estudios sobre el ejercicio que se realiza de una a seis veces por semana durante períodos de seis semanas a diez meses, se ha demostrado que hay múltiples efectos en el sistema inmune y en la inflamación, incluso durante la vejez.

Una causa frecuente de las infecciones invernales que tanto debilitan a los adultos mayores es el virus conocido como «influenza», la gripe común. Se trata de una infección viral que ataca al sistema respiratorio: nariz, garganta y pulmones. Las personas de más de sesenta y cinco años tienen mayor predisposición a contraerla, así como a sufrir sus efectos colaterales más graves. Es esperanzador saber que el ejercicio no solo mejora la respuesta del cuerpo a la gripe sino la reacción ante la vacuna contra el virus. Se recomienda la administración de esta vacuna a todos los mayores de sesenta años, así como a trabajadores de la salud de todas las edades y a cualquier integrante de grupo de riesgo en la población debido a enfermedades coexistentes. Desafortunadamente, la vacuna no es tan efectiva en los adultos mayores como en los jóvenes: en este grupo, funciona en el noventa por ciento de los casos, frente a una efectividad del cincuenta por ciento en personas mayores de sesenta y cinco años. Cualquier variable que pueda mejorar la efectividad es importante y el ejercicio es una de ellas. Según un estudio interesante que analizó el efecto de realizar ejercicio aeróbico durante tres meses antes de la administración de la vacuna, se verificó que los niveles de respuesta a la vacuna mejoraban significativamente.

A pesar de que la actividad física regular está asociada a estos importantes beneficios para la salud, el envejecimiento se acompaña de una disminución tanto en duración como en intensidad del ejercicio, y la mayoría de los adultos no cumplen con las recomendaciones de la Organización Mundial de la Salud de realizar ciento cincuenta minutos de ejercicio aeróbico por semana. Las cifras en Irlanda y el Reino Unido son francamente vergonzosas: casi dos tercios de las personas de cincuenta años o más no cumplen con los criterios recomendados.

En un estudio a gran escala realizado en Inglaterra, los adultos de cuarenta años en adelante informaron que pasaban más tiempo semanal en el baño que caminando; la media de tiempo en el baño era de tres horas y nueve minutos, mientras que el que pasaban caminando era de una hora y treinta minutos. Sería interesante saber quién realizó el conteo del tiempo para un estudio de tan asombrosas características. Es más, solo uno de cada diez adultos en el Reino Unido estaba al tanto de estas recomendaciones acerca de la actividad física. La principal barrera en cuanto al incremento de la actividad física es el trabajo, según indica el veinte por ciento de la gente, cuando afirma que la razón para no hacer ejercicio es estar «muy ocupado con el trabajo». Sin embargo, la productividad mejora después de hacer ejercicio. Otro problema pertinente es que dos de cada tres personas pasamos al menos seis horas diarias sentados, otro factor que incrementa significativamente el riesgo de muerte temprana.

◆

El dentista retirado Charles Eugster dio una charla TED muy inspiradora sobre el tema del ejercicio físico a los noventa y cinco años. Charles había empezado a levantar pesas a los ochenta y siete, y su historia hasta ese momento era muy común: de joven, había sido un atleta profesional, pero a medida que envejecía fue dejando de estar activo. Las glorias de la juventud atlética dieron lugar a la vida sedentaria de casado. Los días de verano de salir a remar y practicar boxeo se convirtieron en noches sentado frente al televisor: una narrativa bien familiar. Durante cuarenta años, Eugster dejó de lado sus búsquedas de superación en el plano del atletismo mientras acompañaba el crecimiento de sus hijos y su práctica como dentista. Pero la inactividad no le sentaba del todo bien a este afamado corredor inglés, así que a los sesenta y cinco años decidió retomar su afición y volver al ruedo con esmero. Eugster comenzó a esquiar y retomó los remos, y así empezó un recorrido admirable en varios deportes de competición. Durante veinte años ocupó los primeros puestos entre los remeros de categoría senior y ganó treinta y seis medallas de oro.

Sus esfuerzos dieron frutos, sin embargo, notó que el cuerpo se le deterioraba. A los ochenta y cinco años, quedó viudo de su segunda esposa y los músculos se le aflojaron considerablemente. En sus propias palabras, «tenía el trasero como una tortita», y eso lo llevó a una nueva búsqueda: el fisicoculturismo. Lo que Eugster quería era tener un cuerpo de Adonis, y anhelaba mayor fortaleza y una vida más larga. Entonces toco el palo que le faltaba: comenzó a levantar pesas, volvió a correr y a tomar suplementos de proteína de suero de leche. Enseguida le llegó el éxito: ganó tres títulos mundiales de fisicoculturismo y rompió el récord mundial de carreras de doscientos y de sesenta metros en la categoría de noventa y cinco años en adelante. Viajó por todo el mundo compartiendo con gente de todas las edades los beneficios del fisicoculturismo, la alimentación saludable y la vida activa. Instaba a las personas a no retroceder, a activar el cuerpo y la mente y a perseguir siempre la excelencia.

A partir de los cincuenta, perdemos masa muscular año tras año. Esta pérdida va en paralelo con la de fuerza y potencia. Para que los ejercicios de fortalecimiento tengan un efecto óptimo, es necesario combinarlos con suplementos proteicos. Los seres humanos tenemos un cuerpo de cazador y recolector, que fue diseñado para la actividad física. Un cálculo estimado del equivalente moderno al desgaste físico típico de un cazador y recolector es el de correr o caminar unos veinte kilómetros diarios y ponerse de cuclillas con frecuencia, sin sentarse. Un cazador y recolector debía buscar comida y usar su mente todo el tiempo. Así que, además del ejercicio, las recomendaciones actuales son de estar de pie cada vez que sea posible y hacerlo a intervalos de cuarenta y cinco minutos tras períodos prolongados de estar sentado. Esto es bueno para que «despierten» nuestros sistemas fisiológicos y para mejorar el flujo sanguíneo. En resumen, lo que se alinea más de cerca con el modo en que hemos evolucionado es la combinación de ejercicios aeróbicos y estiramiento muscular junto con el acto de ponerse de pie regularmente cuando estemos sentados durante períodos prolongados.

El concepto de sarcopenia es relativamente nuevo en medicina, pero está cada vez más difundido. Lo veo muchas veces en el día al tratar con pacientes mayores y en particular con quienes han estado mal de salud durante períodos de tiempo largos o que han sufrido una caída. Está estrechamente relacionado con la actividad física y el ejercicio. Su nombre proviene del griego, de las palabras *sarx* y *penia*, que significan «pérdida de la carne» y son indicativas de las características centrales de la sarcopenia: la pérdida de músculo esquelético. Es una enfermedad progresiva y generalizada vinculada al envejecimiento de los músculos y se caracteriza por la pérdida de masa en estos tejidos, así como su debilitamiento y la infiltración de grasa dentro del músculo.

Los factores principales que la causan son el envejecimiento, las enfermedades crónicas, la poca actividad física y la mala nutrición. Perdemos un quince por ciento de fuerza muscular debido a la disminución de la masa muscular cada diez años después de los cincuenta. Esta pérdida de fortaleza se acelera aún más pasados los setenta. Por esa razón se vuelve hasta incluso más importante aumentar, en lugar de disminuir, la actividad física con la edad, y asegurarse de hacer ejercicio aeróbico y también de resistencia. Tenemos que esforzarnos después de los cincuenta años y aún más después de los setenta si queremos prevenir la sarcopenia vinculada con la edad. Los estudios varían en cuanto a si es un trastorno muy común o no, pero algunas estimaciones indican que lo tienen hasta dos de cada tres personas mayores de setenta años. Por supuesto, que una vez contraída, se vuelve más difícil de revertir y entonces disminuye aún más la posibilidad de realizar actividad física, de modo que es un círculo vicioso que hace aún más complicado contrarrestar la enfermedad de debilitamiento relacionada con la edad en los músculos esqueléticos y compensar o revertir la sarcopenia. Por lo tanto, si tienes un resfriado y debes quedarte en cama unos cuantos días, haz un esfuerzo para mantener los músculos en movimiento mientras estás acostado y en prepararte unos buenos programas de ejercicios una vez que comiences la recuperación.

¿Qué se puede hacer para prevenir o revertir la sarcopenia? La solución radica en el ejercicio y la dieta. El tipo de ejercicio también es importante. Mientras que la actividad aeróbica es obligatoria, no es suficiente si no se agregan ejercicios de resistencia desde la mediana edad. Debido a que la pérdida de masa muscular generalmente es gradual, ya que puede empezar tan pronto como a los treinta años y se acelera después de los sesenta, quienes han hecho ejercicio desde los primeros años tienen ventaja. Cuanto mejor esté nuestra masa muscular al inicio, antes de que empiece el deterioro, mayor será nuestra capacidad de reserva y menor el impacto de la pérdida de músculo futura. Pero lo reitero, una vez más: nunca es tarde para comenzar y sin duda obtendremos beneficio de los programas de resistencia a todas las edades.

Los ejercicios de resistencia mitigan los efectos del envejecimiento en los nervios que alimentan el músculo esquelético, así como en los músculos en sí. Un programa de entrenamiento bien diseñado mejora la fortaleza y potencia musculares. A nivel celular, se mejora el estrés oxidativo y «la planta generadora de energía» de las células musculares, la mitocondria, que funciona con más eficiencia si el entrenamiento es de resistencia. Un programa completo debe incluir un enfoque individualizado y periódico, con un trabajo de dos a tres series de ejercicios de uno o dos o múltiples puntos para cada grupo muscular principal, dos o tres veces por semana. Los programas deben ser progresivos. Cuanto más temprano empieces, mejor, pero sin importar la edad que tengas, acabarás notando sus efectos positivos. Si el entrenamiento se pausa o suspende, ello provoca una regresión de la fortaleza del músculo y el tejido adiposo se infiltra hasta alcanzarlo. Así que haz lo posible por no interrumpir tu rutina de ejercicio y si lo haces, que la mayoría de nosotros lo hacemos, retómala cuanto antes.

A pesar de los beneficios comprobados del entrenamiento de resistencia, solo el ocho por ciento de los estadounidenses de setenta y cinco años en adelante lo practican o realizan ejercicios de fortalecimiento muscular en su tiempo libre. Las barreras más comúnmente referidas para no hacerlo son, entre otras, el miedo, las preocupaciones de salud, el dolor, la fatiga, la falta de apoyo social y, desde luego, la falta de consciencia acerca de los beneficios que conlleva. Yo personalmente hago ejercicio bajo la supervisión de un entrenador. De este modo, mantengo la motivación mientras él controla la progresión del programa de resistencia. ¿No sería maravilloso que se le diera más reconocimiento y apoyo al entrenamiento supervisado por profesionales, y que los adultos pudieran disponer fácilmente de programas a precios accesibles? Los beneficios a largo plazo superarían los costes, siempre que los beneficiarios mantuvieran los niveles de participación requeridos.

Si no practicas ejercicios de resistencia como complemento al trabajo aeróbico, te recomiendo que comiences a prevenir o reducir la sarcopenia. Esto es lo que Charles Eugster reconocía y promocionaba: el valor que tiene hacer pesas, aún a los ochenta y siete años. Los estudios confirman sus afirmaciones y muestran que incluso para personas de noventa años o más, los ejercicios de resistencia son factibles y marcan la diferencia en cuanto a fortaleza y bienestar general.

Los suplementos para mejorar la potencia muscular no son del dominio exclusivo de fisicoculturistas jóvenes. Dado que la producción de proteína se ve afectada, que esta es clave para la fortaleza de los músculos y que el deterioro de ellos se acelera con la edad, como en los casos de sarcopenia, deben usarse suplementos proteicos para complementar los programas de ejercicios de resistencia. Los más adecuados son los suplementos que atacan la síntesis de proteínas y, por lo tanto, el metabolismo y la fortaleza musculares, por ejemplo, la proteína de suero. En un ensayo reciente realizado en trescientos ochenta adultos con sarcopenia manifestada en la baja potencia muscular y los niveles bajos de masa muscular, se demostró que el grupo tratado con proteína de suero a diario, que era leucina (un aminoácido), y vitamina D durante un período de tres meses, presentaba una mejora significativa tanto en masa muscular como en fortaleza y no presentaba efectos colaterales de los suplementos. Esto sucedía también en los casos de personas que ya habían tenido pérdida de músculo, así que los resultados son muy prometedores. En mi caso, tomo una bebida de proteína de suero después de cada sesión de entrenamiento de resistencia.

Las moléculas de vitamina E con sus capacidades antioxidantes y antiinflamatorias también fomentan la regeneración del músculo y reducen la sarcopenia. Se realizaron estudios experimentales en animales y humanos que muestran que esta vitamina beneficia la formación de músculos nuevos y mejora la fortaleza muscular. Así que, para este último punto, la respuesta radica en las vitaminas D y E, los ácidos grasos del aceite omega, los aminoácidos, en particular la leucina, y todos ellos parecen funcionar cuando se combinan con ejercicio aeróbico y de resistencia.

El ejercicio y la dieta son algunos de los factores modificables más importantes contra el envejecimiento biológico y, como a esta altura podrás apreciar, hay una cantidad de ejercicios diferentes y de opciones de alimentación saludables disponibles. A medida que vamos envejeciendo, la tendencia es a ir ralentizando nuestro ritmo año tras año. En lugar de eso, propongo que tengamos un objetivo al que apuntar y que año tras año nos esforcemos por lograr *un poquito más* en esa dirección.

◆

Espero que hayas disfrutado de leer este libro tanto como yo he disfrutado de compartir mi experiencia de treinta y cinco años de ejercicio médico e investigación clínica sobre este tema tan fascinante y, en particular, de compartir los descubrimientos del estudio que he iniciado y que coordino, el estudio TILDA, junto con otros estudios longitudinales globales. Espero que tengáis ganas de ver cómo os va en las distintas tareas propuestas, en comparación con otra gente de vuestra misma edad. Con esa intención, he incluido algunos test referidos a las áreas principales que hemos analizado. Al final de cada uno, encontraréis un gráfico que ilustra la distribución normal según el estudio TILDA de modo que tengáis un punto de referencia respecto a otras personas de vuestra misma edad y sexo. ¡Espero que lo disfrutéis!

Test de autoevaluación

Con mi equipo de investigación, decidimos llamar TILDA (por sus siglas en inglés, que en español significan: Estudio Longitudinal Irlandés sobre el Envejecimiento) al estudio que realizamos sobre este tema. Que un estudio sea «longitudinal» indica que se observarán y registrarán las mismas variables a lo largo de un período de tiempo determinado, para identificar tendencias y fluctuaciones. Hace doce años que el estudio TILDA analiza a los mismos nueve mil participantes y realiza pruebas detalladas cada dos años. La muestra se seleccionó de un modo específico al inicio del proyecto para asegurarse de que fuera «representativa» de personas irlandesas de cincuenta años en adelante. Por lo tanto, pudimos extender los hallazgos a la población entera y generalizar y, en consecuencia, hemos generado gráficos «normativos» que se deducen de los datos.

A continuación, queremos darte la oportunidad de probar algunos de los test que utilizamos en el estudio TILDA para evaluar el envejecimiento, y luego aplicar los resultados que obtengas a los gráficos poblacionales para evaluar tu rendimiento en comparación con el de la gente de tu misma edad. Aunque los gráficos aplican solo a personas de cincuenta años o más, los lectores más jóvenes también podrán autoevaluarse y sus resultados deberán estar más cerca de la línea discontinua de raya larga. En el caso de la felicidad, podréis verificar cómo se compara con la de las personas mayores. Si te encuentras por debajo de la media en cualquiera de los campos sobre calidad de vida, es decir, cerca de la línea discontinua de raya corta, para mejorar la puntuación debes considerar lo mencionado en los capítulos sobre amistad, risa, reposo, alimentación, sexualidad y agua fría. Los test que elegimos miden la calidad de vida, la percepción del envejecimiento, los niveles de preocupación, depresión, ansiedad, soledad, propósito en la vida y ¡hasta el tiempo en que puedes estar a la pata coja! Todos son indicadores fiables a la hora de medir el envejecimiento biológico.

CALIDAD DE VIDA: ESCALA CASP-12

¿Cómo calificarías tu calidad de vida? Esta medición tiene en cuenta las características importantes que definen cómo experimentamos en nuestra vida algunas variables como control, autonomía, placer/felicidad y plenitud o potencial. Las puntuaciones más altas de cada área representan una mejor calidad de vida. Haz el test de cada sección por separado y luego suma las puntuaciones individuales para llegar a la puntuación total. Compara la de cada una de las secciones con la de la población general y si tu puntuación es realmente buena, debería estar cerca de la línea discontinua de rayas largas.

Este test mide los diferentes aspectos de la calidad de vida.

Haz un círculo en la respuesta para cada ítem y luego suma las cantidades para obtener la puntuación general de cada sección. No dejes ningún ítem sin responder.

Control – la capacidad de participar activamente en nuestro entorno

	A menudo	A veces	No muy a menudo	Nunca
Mi edad no me permite hacer las cosas que me gustaría.	0	1	2	3
Siento que lo que me sucede está fuera de mi control.	0	1	2	3
Me siento libre de hacer planes de futuro.	0	1	2	3
Me siento excluido.	0	1	2	3

Total: _____

Autonomía – nuestro derecho de librarnos de cualquier interferencia no deseada

	A menudo	A veces	No muy a menudo	Nunca
Siento que puedo estar satisfecho con las cosas que hago.	3	2	1	0
Mi salud no me permite hacer las cosas que quiero hacer.	0	1	2	3
La falta de dinero no me permite hacer las cosas que quiero hacer.	0	1	2	3

Total: _____

Placer – el sentimiento de felicidad o alegría derivado de afrontar la vida a diario

	A menudo	A veces	No muy a menudo	Nunca
Tengo ganas de empezar un nuevo día.	3	2	1	0
Siento que la vida tiene sentido.	3	2	1	0
Disfruto de la compañía de los demás.	3	2	1	0

Total: _____

Autorrealización – sacar partido al propio potencial

	A menudo	A veces	No muy a menudo	Nunca
Me siento satisfecho con cómo ha resultado mi vida.	3	2	1	0
Siento que la vida está llena de oportunidades.	3	2	1	0

Total: _____

Puntuación total general

Para obtener tu puntuación total general, suma las cuatro totales obtenidas en las secciones anteriores de control, autonomía, autorrealización y placer.

Puntuación total general: _____

Comparación de los resultados

Busca tu edad en el eje horizontal y únela con el total de cada categoría en el eje vertical para ver dónde se encuentra en la escala. Si tu resultado se acerca a la línea continua estás en la media, si se acerca a la línea discontinua de rayas largas (percentil noventa y cinco) estás por encima de la media y si está más cercano a la línea discontinua de rayas cortas (percentil cinco) estás por debajo. El noventa por ciento de las personas se encuentra entre ambos límites separados por las líneas discontinuas.

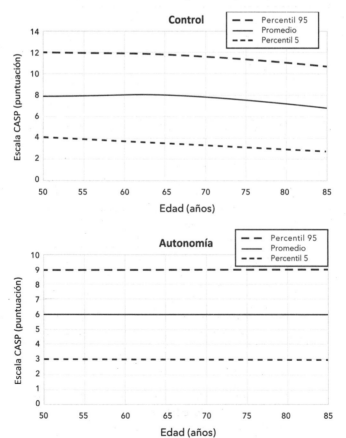

Placer

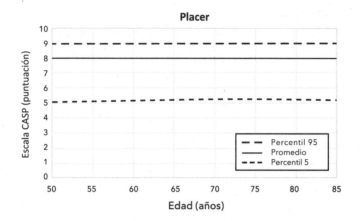

Realización personal

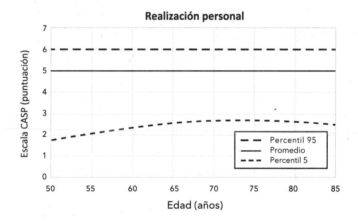

Puntuación total general

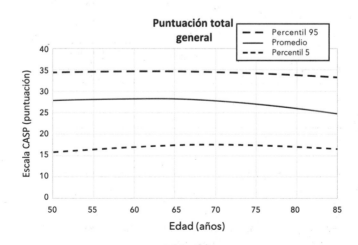

CUESTIONARIO DE PREOCUPACIÓN DEL ESTADO DE PENSILVANIA

¿Eres del tipo de persona que se preocupa mucho? Este test mide las diferentes dimensiones de la preocupación y la ansiedad. Una puntuación alta indica la presencia de temores o preocupaciones grandes. Si te encuentras por encima de la media, es decir, cerca de la línea discontinua de rayas cortas, entonces te recomendamos considerar los mecanismos analizados en el capítulo seis para reducir el estrés. Al completar este test, una puntuación más baja significa que tienes menos miedos y preocupaciones, y que te acercas a la línea de rayas largas.

Cómo llevar la puntuación: haz un círculo en el valor numérico de tu respuesta y luego suma todos los valores para obtener una puntuación general. No dejes ningún ítem sin responder.

	No es típico de mí		Es poco típico	Es muy típico de mí	
Las preocupaciones me abruman.	1	2	3	4	5
Hay muchas situaciones que me preocupan.	1	2	3	4	5
No debería preocuparme por todo, pero no puedo evitarlo.	1	2	3	4	5
Cuando estoy bajo presión, me preocupo mucho.	1	2	3	4	5
Siempre hay algo que me preocupa.	1	2	3	4	5
En cuanto termino una tarea, empiezo a preocuparme por todas las que siguen.	1	2	3	4	5
Siempre he sido de preocuparme mucho.	1	2	3	4	5
Últimamente, me he preocupado bastante.	1	2	3	4	5

Total: _____

Comparación de los resultados

Selecciona tu edad y puntuación total para ver dónde te encuentras según la escala. Si tu resultado se acerca a la línea continua estás en la media, si se acercas a la línea discontinua de rayas largas (percentil noventa y cinco) estás por encima de la media, y si está más cerca de la línea discontinua de rayas cortas (percentil cinco), estás por debajo. El noventa por ciento de las personas se encuentra entre ambos límites separados por las líneas discontinuas.

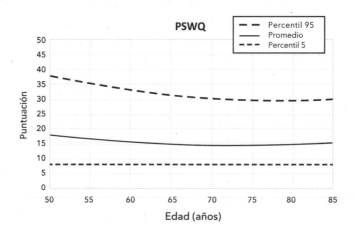

PERCEPCIÓN DE LA EDAD

En el capítulo uno analizamos el modo en que nuestra propia percepción sobre cómo envejecemos tiene influencia concreta en el ritmo de nuestro envejecimiento futuro. Cuanto más jóvenes creemos ser, más lento resulta el ritmo de envejecimiento. A continuación, hay una serie de test para saber cómo percibimos la llegada de la vejez. Cuanto más cerca te encuentres de la línea discontinua de rayas cortas en el gráfico que sigue al test, mejor es tu percepción del envejecimiento. Estas preguntas miden los cambios de la percepción (en una línea de tiempo) de los beneficios del envejecimiento, el control que tenemos sobre ellos, aquello que percibimos como negativo y si consideramos que podemos controlarlo o no y, por último, si estas percepciones negativas cambian con el tiempo.

¿Cómo ves el proceso de envejecer? Esta lista mide los distintos aspectos de las percepciones sobre el envejecimiento. Las puntuaciones más altas indican mayor concordancia con una percepción específica.

Haz un círculo en la respuesta para cada ítem y luego suma las cantidades para obtener la puntuación general de cada sección. No dejes ningún ítem sin responder.

Línea de tiempo desde estado agudo a crónico: hasta qué punto somos conscientes de que envejecemos

	Muy en desacuerdo	En desacuerdo	Ni de acuerdo ni en desacuerdo	De acuerdo	Muy de acuerdo
Soy consciente de que envejezco de forma constante.	1	2	3	4	5
Soy consciente de mi edad de forma constante.	1	2	3	4	5
Me considero «viejo» y me defino como tal.	1	2	3	4	5
Soy consciente del hecho de envejecer.	1	2	3	4	5
Siento la edad que tengo en cada cosa que hago.	1	2	3	4	5

Total: _____

Consecuencias en sentido positivo: consciencia de los beneficios de envejecer

	Muy en desacuerdo	En desacuerdo	Ni de acuerdo ni en desacuerdo	De acuerdo	Muy de acuerdo
A medida que envejezco, me vuelvo más sabio.	1	2	3	4	5
A medida que envejezco, sigo creciendo como persona.	1	2	3	4	5
A medida que envejezco, aprecio más las cosas.	1	2	3	4	5

Total: _____

Representaciones emocionales: nuestra respuesta emocional ante el envejecimiento

	Muy en desacuerdo	En desacuerdo	Ni de acuerdo ni en desacuerdo	De acuerdo	Muy de acuerdo
Me deprimo al pensar que envejecer me afecta respecto a lo que puedo hacer.	1	2	3	4	5
Me deprimo al pensar en el efecto que envejecer puede tener en mi vida social.	1	2	3	4	5
Me deprimo al pensar que me hago viejo.	1	2	3	4	5
Me preocupan los efectos que envejecer puede tener respecto a mi relación con los demás.	1	2	3	4	5
Me enfado cuando pienso en envejecer.	1	2	3	4	5

Total: _____

Control en sentido positivo: la percepción del control sobre los beneficios del envejecimiento

	Muy en desacuerdo	En desacuerdo	Ni de acuerdo ni en desacuerdo	De acuerdo	Muy de acuerdo
La calidad de mi vida social durante la vejez depende de mí.	1	2	3	4	5
La calidad de mis relaciones con los demás durante la vejez depende de mí.	1	2	3	4	5
El hecho de continuar viviendo la vida al máximo es algo que depende de mí.	1	2	3	4	5
A medida que envejezco, hay muchas cosas que puedo hacer para mantener mi independencia.	1	2	3	4	5
El hecho de que envejecer tenga un lado positivo depende de mí.	1	2	3	4	5

Total: _____

Consecuencias en sentido negativo: consciencia de las desventajas de envejecer

	Muy en desacuerdo	En desacuerdo	Ni de acuerdo ni en desacuerdo	De acuerdo	Muy de acuerdo
El envejecimiento me restringe respecto a las actividades que puedo hacer.	1	2	3	4	5
El hecho de envejecer me hace menos independiente.	1	2	3	4	5
El hecho de envejecer hace que todo sea más difícil para mí.	1	2	3	4	5
A medida que envejezco, puedo participar en menos actividades.	1	2	3	4	5
A medida que envejezco, no puedo enfrentar los problemas que se me presentan como hacía antes.	1	2	3	4	5

Total: _____

Control en sentido negativo: percepción del control sobre las experiencias negativas del envejecimiento

	Muy en desacuerdo	En desacuerdo	Ni de acuerdo ni en desacuerdo	De acuerdo	Muy de acuerdo
El hecho de ir más lento debido a mi edad, es algo que no puedo controlar.	1	2	3	4	5
El grado de movilidad que tenga durante la vejez no depende de mí.	1	2	3	4	5
No tengo control sobre el hecho de perder la vitalidad o la alegría de vivir.	1	2	3	4	5
No tengo control sobre los efectos que el envejecimiento causa en mi vida social.	1	2	3	4	5

Total: _____

Línea de tiempo cíclica: el grado en que experimentamos variaciones en nuestra consciencia del envejecimiento

	Muy en desacuerdo	En desacuerdo	Ni de acuerdo ni en desacuerdo	De acuerdo	Muy de acuerdo
Tengo ciclos en los que mi percepción del envejecimiento es buena y otros en que pasa a ser mala.	1	2	3	4	5
Mi consciencia de envejecer va y viene por ciclos.	1	2	3	4	5
Paso por etapas en las que me siento viejo.	1	2	3	4	5
Mi consciencia de estar envejeciendo cambia mucho de un día al otro.	1	2	3	4	5
Paso por etapas en las que me veo viejo.	1	2	3	4	5

Total: _____

Comparación de los resultados

Busca tu edad en el eje horizontal y únela con tu puntuación en cada categoría en el eje vertical para ver dónde te encuentras en la escala. Si tu resultado se acerca a la línea continua estás en la media, si se acerca a la línea discontinua de rayas largas (percentil noventa y cinco) estás por encima de la media, y si está más cerca de la línea discontinua de rayas cortas (percentil cinco), estás por debajo. El noventa por ciento de las personas se encuentra entre ambos límites separados por las líneas discontinuas.

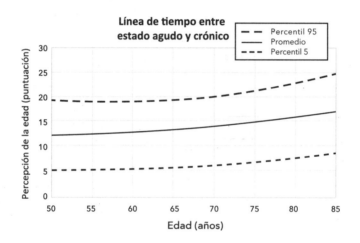

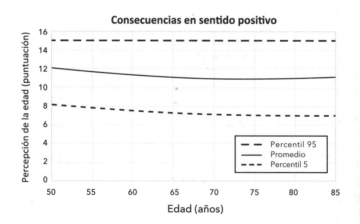

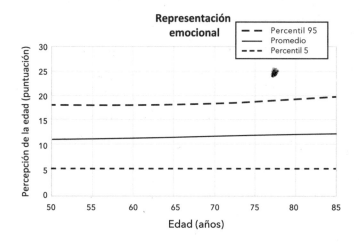

Representación emocional

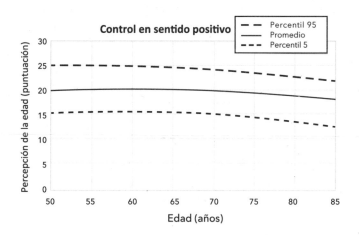

Control en sentido positivo

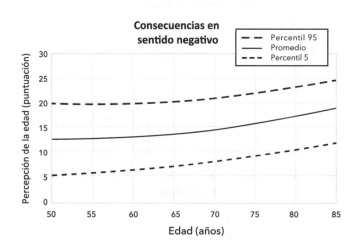

Consecuencias en sentido negativo

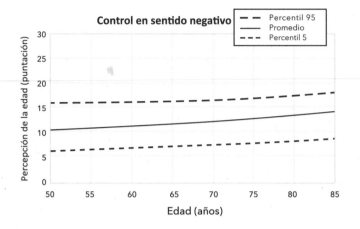

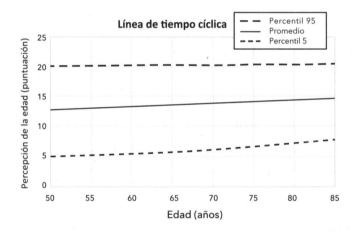

SUBESCALA DEL PROPÓSITO EN LA VIDA Y ESCALA DE BIENESTAR PSICOLÓGICO DE RYFF

Tener un propósito en la vida es algo importante si queremos envejecer de forma saludable. La mayoría de las estrategias contra los efectos negativos de la vejez tienen que ver con tener algún tipo de propósito. Los científicos concuerdan en que podemos crearnos un propósito para cada día. Puede ser algo de gran importancia, como conseguir un empleo, o bien objetivos pequeños y significativos, como las tareas del hogar, ayudar a amigos y vecinos, ofrecerse como voluntario, la jardinería o cualquier otro pasatiempo similar, como, por

ejemplo, algo creativo. Cuando les llegan los nietos, muchas personas sienten un gran sentido de retribución y propósito. Las puntuaciones óptimas están cerca de la línea discontinua de raya larga. Una vez que sumes tu puntuación total, únela con tu edad en el gráfico.

Este test mide el propósito en la vida, una de varias mediciones de bienestar psicológico.

Haz un círculo en la respuesta para cada ítem y luego suma las cantidades para obtener la puntuación general de cada sección. No dejes ningún ítem sin responder.

	Muy en desacuerdo	En desacuerdo	Algo en desacuerdo	De acuerdo	Algo de acuerdo	Muy de acuerdo
Disfruto de hacer planes para el futuro y de proponerme hacerlos realidad.	1	2	3	4	5	6
Las actividades cotidianas me resultan triviales e irrelevantes.	6	5	4	3	1	0
Soy una persona activa que se dedica a llevar a cabo los planes que se propone.	1	2	3	4	5	6
No tengo un sentido claro de propósito en la vida.	6	5	4	3	2	1
A veces siento que ya he hecho todo lo que tenía que hacer en mi vida.	6	5	4	3	1	1
Vivo día a día y no pienso mucho en el futuro.	6	5	4	3	1	1
Tengo un sentido de propósito en la vida y veo hacia dónde me lleva.	1	2	3	4	5	6

Total: _____

Comparación de los resultados

Busca tu edad en el eje horizontal y únela con tu puntuación total de las preguntas anteriores en el eje vertical para ver dónde te encuentras en la escala. Si tu resultado se acerca a la línea continua estás en la media, si se acerca a la línea discontinua de rayas largas (percentil noventa y cinco) estás por encima de la media, y si está más cerca de la línea discontinua de rayas cortas (percentil cinco), estás por debajo. El noventa por ciento de las personas se encuentra entre ambos límites separados por las líneas discontinuas.

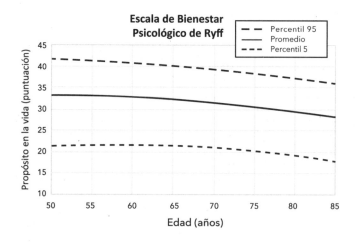

ESCALA DE SOLEDAD DE LA UCLA

Este test es una medición de la soledad. Las puntuaciones más altas representan sentimientos de soledad más intensos.

Las preguntas se refieren a cómo nos sentimos en cuanto a diferentes aspectos de la vida. Para cada una, indica la frecuencia con la que te sientes así.

Haz un círculo en la respuesta para cada ítem y luego suma las cantidades para obtener la puntuación general de cada sección. No dejes ningún ítem sin responder.

	Con frecuencia	A veces	Casi nunca o nunca
¿Sientes que te falta compañía?	2	1	0
¿Te sientes excluido?	2	1	0
¿Te sientes aislado de los demás?	2	1	0
¿Te sientes en sintonía con quienes te rodean?	0	1	2
¿Te sientes solo?	2	1	0

Total: _____

Comparación de los resultados

Busca tu edad en el eje horizontal y úncla con tu puntuación total de las preguntas anteriores en el eje vertical para ver dónde te encuentras en la escala. Si tu resultado se acerca a la línea continua estás en la media, si se acerca a la línea discontinua de rayas largas (percentil noventa y cinco) estás por encima de la media, y si está más acerca de la línea discontinua de rayas cortas (percentil cinco), estás por debajo. El noventa por ciento de las personas se encuentra entre ambos límites separados por las líneas discontinuas.

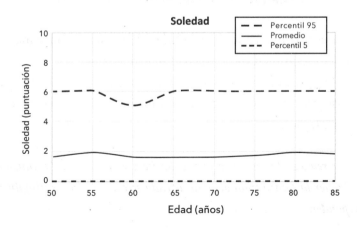

ESCALA DE FORMATO CORTO DEL CENTRO PARA LOS ESTUDIOS EPIDEMIOLÓGICOS SOBRE LA DEPRESIÓN

Este test mide los síntomas de la depresión. Una puntuación más alta representa que estos síntomas están presentes con más intensidad.

Haz un círculo en la respuesta para cada ítem y luego suma las cantidades para obtener la puntuación general de cada sección. No dejes ningún ítem sin responder.

	Casi nunca o nunca (menos de 1 día)	Poco o algo del tiempo (1 – 2 días)	En ocasiones o durante cierta cantidad de tiempo (3 – 4 días)	Todo el tiempo (5 – 7 días)
Me he sentido deprimido.	0	1	2	3
He sentido que todo lo que hago me supone un esfuerzo.	0	1	2	3
Me he despertado constantemente mientras duermo y me he sentido inquieto.	1	2	3	4
Me he sentido feliz.	3	2	1	0
Me he sentido solo.	0	1	2	3
He disfrutado de la vida.	3	2	1	0
Me he sentido triste.	0	1	2	3
No he logrado «ponerme en marcha».	0	1	2	3

Total: _____

Comparación de los resultados

Busca tu edad en el eje horizontal y únela con tu puntuación total en el eje vertical para ver dónde te encuentras en la escala. Si tu resultado se acerca a la línea continua estás en la media, si se acerca a la línea discontinua de rayas largas (percentil noventa y cinco) estás por encima de la media, y si está más cerca de la línea discontinua de rayas cortas (percentil cinco), estás por debajo. El noventa por ciento de las personas se encuentra entre ambos límites separados por las líneas discontinuas.

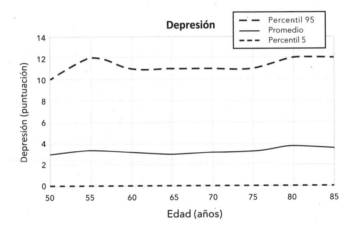

EL EQUILIBRIO A LA PATA COJA

Este test es una medición del equilibrio. Los mejores tiempos representan un nivel de equilibrio indicativo de una edad biológica más joven. Asegúrate de realizarlo sobre una superficie estable.

Ponerse a la pata coja con los ojos abiertos

Traslada el peso a uno de los pies y levanta el otro apenas unos centímetros del suelo. Mantente en esta posición todo lo que puedas, hasta un máximo de treinta segundos. Puedes mover los brazos libremente pero no puedes enganchar la pierna libre alrededor de la otra, ni apoyarla sobre ella. Tú eliges con cuál de las piernas hacer el test.

Ponerse a la pata coja con los ojos cerrados

Haz esta parte del test solamente si has podido hacer la anterior con los ojos abiertos durante al menos cinco segundos.

Cierra los ojos, apoya el peso sobre una de las piernas y levanta la otra apenas unos centímetros del suelo durante todo el tiempo que puedas, hasta un máximo de treinta segundos. Puedes mover los brazos libremente pero no puedes enganchar la pierna libre alrededor de la otra, ni apoyarla sobre ella. Tú eliges con cuál de las piernas hacer el test y no tiene que ser la misma con la que hiciste el primer ejercicio.

Cronometra el tiempo total que has podido mantenerte a la pata coja con los ojos cerrados.

Tiempo (en segundos): _____

Comparación de los resultados

Encuentra tu edad en el eje horizontal y tu puntuación total en segundos en el eje vertical. La línea continua es la media.

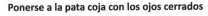

Ponerse a la pata coja con los ojos cerrados

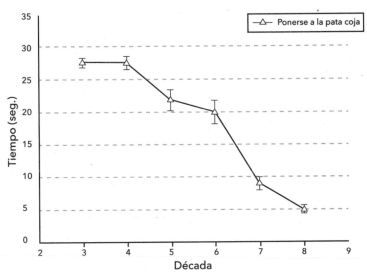

Fuente: Vereeck, Luc; Wuyts, Floris; Truijen, Steven y Van de Heyning, Paul (2008), «*Clinical assessment of balance: Normative data, and gender and age effects*», en *International Journal of Audiology*, Londres, 47:2, pp. 67-75.

Agradecimientos

Quiero dar las gracias a:

Mi marido, Gary, por su paciencia y conocimiento. A mis hijos, Redmond and Pearse Traynor, por ayudarme con la edición (gracias a Pearse por su profunda investigación de la información y por compartir su perspectiva como veinteañero). A mis hermanas Kate, Paula y Grace con las cuales he compartido risas y lágrimas durante mi proceso de escritura.

Al fabuloso equipo de TILDA con los cuales he trabajado de manera tan cercana durante los últimos quince años, incluyendo al Dr. Silvin Knight por algunos de los gráficos, al Dr. Cathal McCrory por modificar los tests de TILDA, a Deirdre O'Connor y a Eleanor Gaffney por el soporte administrativo para este libro.

A los participantes de TILDA que, generosamente, me han concedido su tiempo para lograr un gran estudio que ha ayudado a contribuir a la comprensión del proceso del envejecimiento y que ha ayudado a cambiar las normas y las prácticas a nivel global.

A Daniel McCaughey, quien hábilmente me ayudó con las búsquedas literarias y la comprobación de datos mientras estudiaba Medicina, y a mis queridos mentores, el profesor Richard Sutton y el profesor David Coakley.

A mi secretaria durante los últimos quince años, Helen Fitzpatrick, por su paciencia, sabiduría y trabajo duro y ayuda con *Sanos, vitales y longevos*.

Me gustaría agradecer también a Bill Hamilton, mi agente literario, y al brillante equipo de Bonnier con los cuales he disfrutado muchísimo trabajando.

He tenido una vida muy privilegiada en Medicina, la sigo amando cada minuto de mi vida. Gracias a todos mis pacientes que han compartido conmigo sus vidas y experiencias para ampliar la mía.

Bibliografía

CAPÍTULO 1

Stringhini, S., *et al.* (2018), «*Socioeconomic status, non-communicable disease risk factors, and walking speed in older adults: multi-cohort population based study*», en *BMJ*, Londres.

McCrory, C., Kenny, R. A., *et al.* (2015), «*The lasting legacy of childhood adversity for disease risk in later life*» en *Health Psychol*, pp. 687-96.

Stringhini, S., *et al.* (2017), «*Socioeconomic status and the 25 × 25 risk factors as determinants of premature mortality: a multicohort study and meta-analysis of 1·7 million men and women*» en *The Lancet*, pp. 1229-1237.

Chignon, A., *et al.* (2020), «*Single-cell expression and Mendelian randomization analyses identify blood genes associated with lifespan and chronic diseases*» en *Commun Biol*, p. 206.

Kenyon, C. J. (2010), «*The genetics of ageing*» en *Nature*, pp. 504-512.

Milman, S., *et al.* (2014), «*Low insulin-like growth factor-1 level predicts survival in humans with exceptional longevity*» en *Aging Cell*, pp. 769-771.

El Khoury, L.Y., *et al.* (2019), «*Systematic underestimation of the epigenetic clock and age acceleration in older subjects*» en *Genome Biology*, p. 283.

McCrory, C., Kenny, R. A., *et al.* (2020), «*Association of 4 epigenetic clocks with measures of functional health, cognition, and all-cause mortality in The Irish Longitudinal Study on Ageing (TILDA)*» en *bioRxiv*, p. 2020.04.27.063164.

Belsky, D., *et al.* (2020), «*Quantification of the pace of biological aging in humans through a blood test: a DNA methylation algorithm*» en *bioRxiv*, p. 2020.02.05.927434.

Mouratidis, Y. (2020), «*We Are More Than Our DNA*», en *Science* [2018 nov. 17, 2018 julio 16]; <https://www.forbes.com/sites/

yiannismouratidis/2018/11/17/we-are-more-than-our-dna/?sh=68f3ca852e9c>

McCrory, C., Kenny, R. A., *et al.*(2020), «*Epigenetic Clocks and Allostatic Load Reveal Potential Sex-Specific Drivers of Biological Aging*» en *J Gerontol A Biol Sci Med Sci*, pp. 495-503.

Marioni, R.E., *et al.* (2015), «*DNA methylation age of blood predicts allcause mortality in later life*» en *Genome Biol*, p. 25.

Lupien, S. J., *et al.* (1997), «*Stressinduced declarative memory impairment in healthy elderly subjects: relationship to cortisol reactivity*» en *J Clin Endocrinol Metab*, pp. 2070-2075.

Lupien, S. J., *et al.* (2009), «*Effects of stress throughout the lifespan on the brain, behaviour and cognition*» en *Nat Rev Neurosci*, pp. 434-445.

Caspi, A., *et al.* (2020), «*Longitudinal Assessment of Mental Health Disorders and Comorbidities Across 4 Decades Among Participants in the Dunedin Birth Cohort Study*» en *JAMA Netw Open*, 2020 Abr; 3(4): p. e203221-e203221.

Elliott, M. L., *et al.* (2019), «*Brain-age in midlife is associated with accelerated biological aging and cognitive decline in a longitudinal birth cohort*» en *Mol Psychiatry*, dic 10:10.1038/s41380-019-0626-7.

Belsky, D. W., *et al.* (2018), «*Eleven Telomere, Epigenetic Clock, and Biomarker-Composite Quantifications of Biological Aging: Do They Measure the Same Thing?*» en *Am J Epidemiol*, pp. 1220-1230.

Elliott, M. L., *et al.* (2021), «*Disparities in the pace of biological aging among midlife adults of the same chronological age have implications for future frailty risk and policy*» en *Nat Aging*, pp. 295-308.

Shalev, I., *et al.* (2013), «*Retinal vessel caliber and lifelong neuropsychological functioning: retinal imaging as an investigative tool for cognitive epidemiology*» en *Psychol Sci*, pp. 1198-1207.

Wong, T.Y. y Mitchell, P. (2004), «*Hypertensive retinopathy*» en *N Engl J Med*, pp. 2310-2317.

Ikram, M. A., *et al.* (2017), «*The Rotterdam Study: 2018 update on objectives, design and main results*» en *Eur J Epidemiol*, pp. 807-850.

Nolan, J. M.; Kenny, R.A., *et al.* (2012), «*Education is positively associated with macular pigment: the Irish Longitudinal Study on Ageing (TILDA)*» en *Invest Ophthalmol Vis Sci*, pp. 7855-7861.

Connolly, E.; Kenny, R. A.; *et al.* (2018), «*Prevalence of age-related macular degeneration associated genetic risk factors and 4-year progression data in the Irish population*» en *Br J Ophthalmol*, pp. 1691-1695.

Feeney, J.; Kenny, R. A.; *et al.* (2013), «*Low macular pigment optical density is associated with lower cognitive performance in a large, population-based sample of older adults*» en *Neurobiol Aging*, pp. 2449-2456.

Belsky, D. W. (2015), «*Reply to Newman: Quantification of biological aging in young adults is not the same thing as the onset of obesity*» en *Proc Natl Acad Sci USA*, 112(52): E7164-E7165.

Snowdon, D. (2002), *Aging with Grace: What the Nun Study Teaches Us About Leading Longer, Healthier, and More Meaningful Lives*, Bantam Books, Nueva York.

Weiss, D. y Lang, F. (2012), «*"They" Are Old But "I" Feel Younger: Age-Group Dissociation as a Self-Protective Strategy in Old Age*» en *Psychol Aging*, pp. 153-163.

Wurm, S. y Benyamini, Y. (2014) «*Optimism buffers the detrimental effect of negative selfperceptions of ageing on physical and mental health*» en *Psychol Health*, pp. 832-848.

Wurm, S., *et al.* (2013), «*How do negative self-perceptions of aging become a self-fulfilling prophecy?*» *Psychol Aging*, pp. 1088-1097.

Robertson, D. A.; Kenny, R. A.; *et al.* (2015), «*Negative perceptions of aging and decline in walking speed: a self-fulfilling prophecy*» en *PLoS One*. 10(4): e0123260.

Robertson, D. A. y Kenny, R.A. (2016), «*Negative perceptions of aging modify the association between frailty and cognitive function in older adults*» en *Pers Individ Differ*, pp. 120-125.

Robertson, D. A.; King-Kallimanis, B. L. y Kenny, R. A. (2016), «*Negative perceptions of aging predict longitudinal decline in cognitive function*» en *Psychol Aging*, pp. 71-81.

McGarrigle, C.; Ward, M. y Kenny, R. A. (en imprenta) «*Negative Ageing Perceptions and Cognitive and Functional Decline: Are You As Old As You Feel?*» en *JAGS*.

Levy, B.R., *et al.* (2000), «*Reducing cardiovascular stress with positive self-stereotypes of aging*» en *J Gerontol B Psychol* Sci Soc Sci, pp. 205-213.

Levy, B.R., *et al.* (2009), «*Age stereotypes held earlier in life predict cardiovascular events in later life*» en *Psychol Sci*, pp. 296-298.

Lang, P.O., Michel, J. P. y Zekry, D. (2009), «Frailty syndrome: a transitional state in a dynamic process» en *Gerontology*, pp. 539-549.

Levy, B. (1996), «*Improving memory in old age through implicit self-stereotyping*» en *J Pers Soc Psychol*, pp. 1092-1107.

Levy, B. R., *et al.* (2014), «*Subliminal strengthening: improving older individuals' physical function over time with an implicit-age-stereotype intervention*» en *Psychol Sci*, pp. 2127-2135.

Orr, J.; McGarrigle, C.; Kenny, R. A.; en representación del equipo del estudio TILDA, febrero de 2017 (2017), *Sexual activity in the over 50s population in Ireland* <https://tilda.tcd.ie/publications/reports/pdf/Report_SexualActivity.pdf>

Orr, J.; Layte, R.; O'Leary, N.; Kenny, R. A. (2019), «*Sexual Activity and Relationship Quality in Middle and Older Age: Findings From The Irish Longitudinal Study on Ageing (TILDA)*» en *J Gerontol B Psychol Sci Soc Sci*, pp. 287-297.

Levy, B. (2009), «*Stereotype Embodiment: A Psychosocial Approach to Aging*» en *Curr Dir Psychol Sci*, pp. 332-336.

Jang, Y.; Poon, L. W. y Martin, P. (2004), «*Individual Differences in the Effects of Disease and Disability on Depressive Symptoms: The Role of Age and Subjective Health*» en *Int J Aging Hum Dev*, pp. 125-137.

Kim, S.H. (2009), «*Older people's expectations regarding ageing, health-promoting behaviour and health status*» en *J Adv Nurs*, pp. 84-91.

Moor, C., *et al.* (2006), «*Personality, aging self-perceptions, and subjective health: a mediation model*» en *Int J Aging Hum Dev*, pp. 241-257.

Wikipedia. (2020) *As Young As You Feel*. [10 mayo, 2020 - julio 16, 2020]. <https://en.wikipedia.org/w/index.php?title=As_Young_as_You_Feel&oldid=955839774>

von Wachter, T. (2020) «*The End of Mandatory Retirement in the US: Effects on Retirement and Implicit Contracts*», Columbia University, p. 60.

Aegon Centre for Longevity and Retirement (ACLR), (2015), «*Aegon Retirement Readiness Survey 2015: Inspiring a World of Habitual Savers*» [mayo 27, 2015 - julio 16, 2020] <https://www.alfa.hu/media/2015/06/Aegon-Retirement-Readiness-Report-2015_final.pdf>

Eurofound (2017), «*European Quality of Life Survey 2016: Quality of Life, quality of public services, and quality of society*» en *Oficina de Publicaciones de la Unión Europea*, Luxemburgo, p. 122.

Nikolova, M. y Graham, C. (2014) «*Employment, late-life work, retirement, and well-being in Europe and the United States*» en *IZA J Labor Stud 3*, pág. 5.

Walker, J. W. y Lazer, H. L. (1978), *The End of Mandatory Retirement: Implications for Management*. *Wiley & Sons*, Chichester, New York.

OCDE, (2017), *Pensions at a Glance 2017: OECD and G20 Indicators*. Centro de Publicaciones de la OCDE, París.

Lupien, S. J. y Wan N. (2004), «*Successful ageing: from cell to self*» en *Philos Trans R Soc Londres (Biol)*, pp. 1413-1426.

Organización Mundial de la Salud (2020) «*Ageism*» [julio 16, 2020], <https://www.who.int/ageing/ageism/en/>

Layte, R.; Sexton, E.; Savva, G.; Kenny, R. A. (2013), «*Quality of life in older age: evidence from an Irish cohort study*» en *J Am Geriatr Soc*, pp. S299-305.

Royal Society for Public Health (RSPH): (2018), *That Age Old Question: How Attitudes To Ageing Affect Our Health and Wellbeing*, RSPH, Londres.

Abrams, D.; Eilola, T. y Swift, H. (2009), *Attitudes to age in Britain 2004-2008*. Universidad de Kent: Reino Unido.

ESS9 (2018) «*European Social Survey 2018*» [julio 30, 2020] <https://www.europeansocialsurvey.org/data>

Jackson, S.; Hackett, R. y Steptoe, A. (2019), «*Associations between age discrimination and health and wellbeing: cross-sectional and prospective analysis of the English Longitudinal Study of Ageing*» en *Lancet Public Health*, pp. e200-e208.

Hill, A. (2020), «*Favouring young over old in COVID-19 treatment justifiable, says ethicist*» [22 abril, julio 30, 2020], <https://www.theguardian.com/world/2020/apr/22/favouring-young-over-old-in-covid-19-treatment-justifiable-says-ethicist>

Chappelow, J. (2020) «*Baby Boomer*» en *Economics 2020* [febrero 28, 2020 - julio 30, 2020] <https://www.investopedia.com/terms/b/baby_boomer.asp>

Porter M. E.; Stern, S. y Green, M. (2017) *The Social Progress Index 2017*. Washington DC.

Parkinson, J. (2015) «*A heart-warming lesson from Denmark*».

Avers, D., *et al.* (2011), «*Use of the Term "Elderly"*» en *J Geriatr Phys Ther*, pp. 153-154.

Sarkisian, C. A., *et al.* (2005), «*The relationship between expectations for aging and physical activity among older adults*» en *J Gen Intern Med*, pp. 911-915.

Sarkisian, C. A., *et al.* (2002), «*Development, reliability, and validity of the expectations regarding aging (ERA-38) survey*» en *Gerontologist*, pp. 534-542.

Sarkisian, C. A., *et al.* (2001), «*Correlates of attributing new disability to old age. Study of Osteoporotic Fractures Research Group*» en *J Am Geriatr Soc*, pp. 134-141.

Palmore, E. *(1999)*, «*Ageism: Negative and Positive*». *Springer Publishing Company*, Nueva York.

Nemmers, T. M. (2005), «*The Influence of Ageism and Ageist Stereotypes on the Elderly*» en *Phys Occup Ther Geriatr*, pp. 11-20.

European Commission DG for Employment Social Affairs and Inclusion and DG Communication (2020), «*Special Eurobarometer 378 on Active ageing*» [2012 17 mayo - 2012 septiembre 9] <https://ec.europa.eu/eip/ageing/library/special-eurobarometer-378-active-ageing_en>

Walker, A. y Gemeinschaften, G. B. E. (1993), *Age and attitudes: main results from a Eurobarometer survey, Commission of the European Communities.*

UN Committee on Economic Social and Cultural Rights (CESCR) (1995), General Comment No. 6: The Economic, Social and Cultural Rights of Older Persons. CESCR. p. 11.

Dahmen, N. y Cozma, R. (2008), «*Media takes: on aging*» en *International Longevity Center,* (ILC). Nueva York.

Kleinspehn-Ammerlahn, A.; Kotter-Grühn, D y Smith, J. (2008), «*Self-perceptions of aging: do subjective age and satisfaction with aging change during old age?*» en *J Gerontol B Psychol Sci Soc Sci*, pp. P377-385.

Kotter-Grühn, D., *et al.* (2009): «*Self-perceptions of aging predict mortality and change with approaching death: 16-year longitudinal results from the Berlin Aging Study*», en *Psychol Aging*, pp. 654-667.

Levy, B. R. y Myers, L. M. (2004), «*Preventive health behaviors influenced by self-perceptions of aging*», en *Prev Med*, pp. 625-629.

Tomasulo, D. (2020), *Learned Hopefulness: The Power of Positivity to Overcome Depression*, New Harbinger Publications, p. 192.

Tomasulo, D (2010), «*Proof Positive: Can Heaven Help Us? The Nun Study - Afterlife*» [13 de mayo 2021]. <https://www.scirp.org/ (S(lz5mqp453edsnp55rrgjct55))/reference/referencespapers. aspx?referenceid=672479>

CAPÍTULO 2

Poulain, M., *et al.* (2004), «*Identification of a geographic area characterized by extreme longevity in the Sardinia island: the AKEA study*» en *Exp Gerontol*, pp. 1423-1429.

Poulain, M.; Herm, A. y Pes, G. (2013), *The Blue Zones: areas of exceptional longevity around the world, Vienna Yearbook of Population Research*, pp. 87-108.

Buettner, D. (2009), «*The Blue Zones. Lessons for living longer from the people who've lived the longest*», Washington DC: National Geographic.

Hill, P. L. y Turiano, N. A. (2014), «*Purpose in Life as a Predictor of Mortality Across Adulthood*» en *Psychol Sci*, pp. 1482-1486.

Wallace, L.E., *et al.* (2019), «*Does Religion Stave Off the Grave? Religious Affiliation in One's Obituary and Longevity*» en *Soc Psychol Personal Sci*, pp. 662-670.

Buettner, D. (2005), «*The Secrets of a Long Life*», en *National Geographic*. National Geographic.

Wikipedia (2020) *Okinawa Island* [2020 21 julio - 2020 julio 28] <https://en.wikipedia.org/w/index.php?title=Okinawa_Island&oldid=968792880>

Wikipedia (2020) *Icaria* [2020 6 julio - 2020 julio 28] <https://en.wikipedia.org/w/index.php?title=Icaria&oldid=966277626>

Leaf, A. (1973), «*Every day is a gift when you are over 100*» En: *National Geographic. Vol 143. No. 1, National Geographic Society:* Washing D.C., pp. 92-119.

Leaf, A., (1981), «*Statement Regarding the Purported Longevous Peoples of Vilcabamba*» en *Controversial Issues in Gerontology*, H. Hershow (ed.), Springer, Nueva York. pp.25-26.

Mazess, R. B. y Forman, S. H. (1979) «*Longevity and age exaggeration in Vilcabamba, Ecuador*» en *J Gerontol*, pp. 94-98.

Zak, N. (2018), «*Jeanne Calment: the secret of longevity*», DOI: 10.13140/ RG.2.2.29345.04964.

Zak, N. (2019), «*Evidence that Jeanne Calment Died in 1934– Not 1997*» en *Rejuvenation Res*, pp. 3-12.

CAPÍTULO 3

Gladwell, M. (2008) *Outliers: The Story of Success*, Penguin.

Oransky, I. (2005), «Stewart Wolf» en *The Lancet*, p. 1768.

Wolf, S. y J.G. Bruhn, J. G. (1998) «*The Power of Clan: Influence of Human Relationships on Heart Disease*». Routledge.

Grossman, R. y Leroux, C. (2020), *A New "Roseto Effect"*. [1996 octubre 11, 1996 agosto 17], <https://www.chicagotribune.com/news/ct-xpm-1996-10-11-9610110254-story.html>

Mattison, J.A., *et al.* (2017), «*Caloric restriction improves health and survival of rhesus monkeys*» en *Nat Commun*, p. 14063.

Christakis, N. A. y Allison, P. D. (2006), «*Mortality after the hospitalization of a spouse*» en *N Engl J Med*, pp. 719-730.

Holt-Lunstad, J.; Smith, T. B. y Layton, J. B. (2010) «*Social relationships and mortality risk: a meta-analytic review*» en *PLoS Med*, Jul 27; 7(7): e1000316.

House, J.S.; Landis, K. R. y Umberson, D. (1988), «*Social relationships and health*» en *Science*, p. 540-545.

Seeman, T.E. (1996), «*Social ties and health: the benefits of social integration*» en *Ann Epidemiol*, pp. 442-451.

Brent, L.J.N.; Ruiz-Lambides, A. y Platt, M. L. (2017), «*Family network size and survival across the lifespan of female macaques*» en *Proc Biol Sci*, 284(1854).

Ellis, S., *et al.* (2019) «*Deconstructing sociality: the types of social connections that predict longevity in a group-living primate*» en *Proc Royal Soc B*, 286(1917): 20191991.

Archie, E. A., *et al.* (2014), «*Social affiliation matters: both same-sex and opposite-sex relationships predict survival in wild female baboons*» en *Proc Royal Soc B*, 281(1793): 20141261.

Silk, J. B., *et al.*(2010), «*Strong and consistent social bonds enhance the longevity of female baboons*» en *Curr Biol*, pp. 1359-1361.

Stanton, M. A. y Mann, J. (2012), «*Early social networks predict survival in wild bottlenose dolphins*» en *PLoS One*, 7(10): e47508.

Yee, J. R., *et al.* (2008), «*Reciprocal affiliation among adolescent rats during a mild group stressor predicts mammary tumors and lifespan*», en *Psychosomatic medicine*, pp. 1050-1059.

Brent, L. J., *et al.* (2014), «*The neuroethology of friendship*» en *Ann N Y Acad Sci*, pp. 1-17.

Almeling, L., *et al.* (2016), «*Motivational Shifts in Aging Monkeys and the Origins of Social Selectivity*» en *Curr Biol*, pp. 1744-1749.

Brent, L. J. N., *et al.* (2015), «*Ecological knowledge, leadership, and the evolution of menopause in killer whales*» en *Curr Biol*, pp. 746-750.

Nussey, D. H., *et al.* (2013), «*Senescence in natural populations of animals: widespread evidence and its implications for bio-gerontology*» en *Ageing Res Rev*, pp. 214-225.

Giles, L. C., *et al.* (2005), «*Effect of social networks on 10 year survival in very old Australians: the Australian longitudinal study of aging*», en *J Epidemiol Community Health*, pp. 574-579.

Steptoe, A., *et al.* (2013), «*Social isolation, loneliness, and all-cause mortality in older men and women*» en *Proc Natl Acad Sci USA*, pp. 5797-5801.

Luo, Y., *et al.* (2012) «*Loneliness, health, and mortality in old age: a national longitudinal study*» en *Soc Sci Med*, pp. 907-914.

Yang, Y. C., *et al.* (2016) «*Social relationships and physiological determinants of longevity across the human lifespan*» en *Proc Natl Acad Sci USA*, pp. 578-583.

Berkman, L. F. y Syme, S. L. (1979), «*Social networks, host resistance, and mortality: a nine-year follow-up study of Alameda County residents*», en *Am J Epidemiol*, pp. 186-204.

Kim, D. A., *et al.* (2016), «*Social connectedness is associated with fibrinogen level in a human social network*» en *Proc Biol Sci*, 283(1837): 20160958.

Vandeleest, J. J., *et al.* (2019), «*Social stability influences the association between adrenal responsiveness and hair cortisol concentrations in rhesus macaques*» en *Psychoneuroendocrinology*, pp. 164-171.

Capitanio, J.P.; Cacioppo, S. y Cole, S. W. (2019), «*Loneliness in monkeys: Neuroimmune mechanisms*» en *Curr Opin Behav Sci*, pp. 51-57.

Denworth, L. (2020), *Friendship: The Evolution, Biology, and Extraordinary Power of Life's Fundamental Bond*. W.W. Norton & Company.

Brent, L. J., *et al.* (2013), «*Genetic origins of social networks in rhesus macaques*» en *Sci Rep*, 3: 1042.

Brent, L. J. N.; Lehmann, J. y Ramos-Fernández, G. (2011), «*Social network analysis in the study of nonhuman primates: a historical perspective*», en *American journal of primatology*, pp. 720-730.

Fehr, B. (1996), *Friendship Processes*. SAGE Publications, Inc: 1 edición.

Settle, J. E., *et al.*, (2010), «*Friendships Moderate an Association Between a Dopamine Gene Variant and Political Ideology*» en *J Politics*, pp. 1189-1198.

Christakis, N. A. y Fowler, J. H. (2014), «*Friendship and natural selection*» en *Proc Natl Acad Sci USA*, pp. 10796-10801.

Domingue, B. W., *et al.* (2014), «*Genetic and educational assortative mating among US adults*» en *Proc Natl Acad Sci USA*, pp. 7996-8000.

Fowler, J.H.; Settle, J. E. y Christakis, N. A. (2011), «*Correlated genotypes in friendship networks*» en *Proc Natl Acad Sci USA*, pp.1993-1997.

Cacioppo, J. T.; Fowler, J. H. y Christakis, N. A. (2009), «*Alone in the crowd: the structure and spread of loneliness in a large social network*» en *J Pers Soc Psychol*, pp. 977-991.

Murthy, V. (2020), *Together - The Healing Power of Human Connection in a Sometimes Lonely World*. Harper Wave.

Tara, J. (2020), «*How the World's First Loneliness Minister Will Tackle "the Sad Reality of Modern Life"*» [2018 abril 25, 2018 agosto 17] <https://time.com/5248016/tracey-crouch-uk-loneliness-minister/>

Ward M.; Kenny, R. A., *et al.* (2020), «*Loneliness and social isolation in the COVID-19 Pandemic among the over 70s: Data from The Irish Longitudinal Study on Ageing (TILDA) and ALONE*» TILDA, Trinity College Dublin. Dublin.

Onishi, N. A. (2020), «*Generation in Japan Faces a Lonely Death*» [2017 nov. 30, 2017 agosto 17], <https://www.nytimes.com/2017/11/30/world/asia/japan-lonely-deaths-the-end.html>

Suzuki Hikaru (2012), *Death and Dying in Contemporary Japan*. Londres, Routledge, 1a. Edición.

Wikipedia. (2020) *Kodokushi* [2020 agosto 4 - 2020 agosto 18] <https://en.wikipedia.org/w/index.php?title=Kodokushi&oldid=971219759>

Leng Leng Thang, (2001), *Generations in Touch: Linking the Old and Young in a Tokyo Neighborhood. The Anthropology of Contemporary Issues.* Cornell University Press. Nueva York.

Bruce, L. D., *et al.* (2019), «*Loneliness in the United States: A 2018 National Panel Survey of Demographic Structural, Cognitive, and Behavioral Characteristics*» en *Am J Health Promot*, pp. 1123-1133.

Eurostat. (2020) [2019 agosto, 19], <https://ec.europa.eu/eurostat/statistics-explained/index.php?title=Household_composition_statistics>

Roberts, B. W.; Wood, D. y Smith, J. L. (2005), «*Evaluating Five Factor Theory and social investment perspectives on personality trait development*» en *J Res Pers*, pp. 166-184.

Carstensen, L. L.; Isaacowitz, D. M. y Charles, S. T. (1999), «*Taking time seriously: A theory of socioemotional selectivity*» en *Am Psychol*, pp. 165-181.

Solomon, B. C. y. Jackson, J. J. (2014), «*The Long Reach of One's Spouse: Spouses' Personality Influences Occupational Success*» en *Psychol Sci*, pp. 2189-2198.

Umberson, D. (1992), «*Relationships between adult children and their parents: Psychological consequences for both generations*» en *J Marriage Fam*, pp. 664-674.

Chopik, W. J. (2017), «*Associations among relational values, support, health, and well-being across the adult lifespan*» en *Pers Relatsh*, pp. 408-422.

Bearman, P. S. y Moody, J. (2004), «*Suicide and friendships among American adolescents*» en *Am J Public Health*, pp. 89-95.

Christakis, N. A. y Fowler, J. H. (2007), «*The spread of obesity in a large social network over 32 years*» en *N Engl J Med*, pp. 370-379.

Sandstrom, G. M. y Dunn, E. W. (2014), «*Social Interactions and Well-Being: The Surprising Power of Weak Ties*» en *Pers Soc Psychol Bull*, pp. 910-922.

Huxhold, O.; Miche, M. y Schüz, B. (2014), «*Benefits of having friends in older ages: differential effects of informal social activities on well-being in middle-aged and older adults*» en *J Gerontol B Psychol Sci Soc Sci*, pp. 366-375.

Larson, R.; Mannell, R. y Zuzanek, R. (1986), «*Daily well-being of older adults with friends and family*» en *Psychology and Aging*, pp. 117-126.

Clarke, N.; Kenny, R. A., *et al.* (2021), «*Altered lives in a time of crisis: The impact of the COVID-19 pandemic on the lives of older adults in Ireland Findings from The Irish Longitudinal Study on Ageing*». Dublín.

Lee, K. S. y Ono, H. (2012), *«Marriage, Cohabitation, and Happiness: A Cross-National Analysis of 27 Countries»* en *J Marriage Fam*, pp. 953-972.

Diener, E., *et al.* (2000) *«Similarity of the Relations between Marital Status and Subjective Well-Being Across Cultures»* en *J Cross Cult Psychol*, pp. 419-436.

Stutzer, A. y Frey, B. S. (2006), *«Does marriage make people happy, or do happy people get married?»* en *J Socio Econ*, pp. 326-347.

Carr, D., *et al.* (2014), *«Happy Marriage, Happy Life? Marital Quality and Subjective Well-being in Later Life»* en J Marriage Fam, pp. 930-948.

Hostetler, A. J. (2012), *«Singlehood and Subjective Well-Being among Mature Gay Men: The Impact of Family, Friends, and of Being "Single by Choice"»* en *J GLBT Fam*, pp. 361-384.

Bourassa, K. J.; Sbarra, D. A y Whisman, M. A (2015), *«Women in very low quality marriages gain life satisfaction following divorce»* en *J Fam Psychol*, pp. 490-499.

Dolan, P. (2019), *Happy Ever After: Escaping The Myth of The Perfect Life*, Bristol, Allen Lane.

Butler, R. N.; Forette, F. y Greengross, B. S. (2004), *«Maintaining cognitive health in an ageing society»* en *J R Soc Promot Health*, pp. 119-121.

Zahodne, L. B., *et al.* (2019), *«Social relations and age related change in memory»* en *Psychol Aging*, pp. 751-765.

Fratiglioni, L.; Paillard-Borg S. y Winblad, B. (2004), *«An active and socially integrated lifestyle in late life might protect against dementia»*, en *Lancet Neurol*, pp. 343-353.

Hackett, R. A., *et al.* (2019), *«Social engagement before and after dementia diagnosis in the English Longitudinal Study of Ageing»*, en *PLoS One*, p. e0220195.

Winocur, G. (1998), *«Environmental influences on cognitive decline in aged rats»* en *Neurobiol Aging*, pp. 589-597.

Pham, T. M., *et al.* (1999), *«Effects of environmental enrichment on cognitive function and hippocampal NGF in the non-handled rats»* en *Behav Brain Res*, pp. 63-70.

Pham, T. M., *et al.* (2002), *«Environmental influences on brain neurotrophins in rats»* en *Pharmacol Biochem Behav*, pp. 167-175.

Churchill, J. D., *et al.* (2002), *«Exercise, experience and the aging brain»* en *Neurobiol Aging*, pp. 941-955.

Scarmeas, N. y Stern, Y. (2003), «*Cognitive reserve and lifestyle*» en *J Clin Exp Neuropsychol*, p. 625-633.

Skoog, I., *et al.* (1996), «*15-year longitudinal study of blood pressure and dementia*» en *Lancet*, 1996. 347(9009): pp. 1141-1145.

de la Torre, J. C. (2002), «*Alzheimer disease as a vascular disorder: nosological evidence*» en *Stroke*, pp. 1152-1162.

Launer, L. J. (2002), «*Demonstrating the case that AD is a vascular disease: epidemiologic evidence*», en *Ageing Res Rev*, pp. 61-77.

Yaffe, K., *et al.* (2010), «*Posttraumatic stress disorder and risk of dementia among US veterans*» en *Arch Gen Psychiatry*, pp. 608-613.

CAPÍTULO 4

Wellenzohn, S.; Proyer, R. T y Ruch, W (2018), «*Who Benefits From Humor-Based Positive Psychology Interventions? The Moderating Effects of Personality Traits and Sense of Humor*» en *Front Psychol*, p. 821.

O'Nions, E., *et al.* (2017), «*Reduced Laughter Contagion in Boys at Risk for Psychopathy*» en *Curr Biol*, pp. 3049-3055 e4.

Lavan, N., *et al.* (2019), «*Flexible voices: Identity perception from variable vocal signals*» en *Psychon Bull Rev*, pp. 90-102.

Lavan, N.; Scott, S. y McGettigan, C. (2016), «*Laugh Like You Mean It: Authenticity Modulates Acoustic, Physiological and Perceptual Properties of Laughter*» en *J Nonverbal Behav*, pp. 133-149

Lavan, N., *et al.* (2017), «*Neural correlates of the affective properties of spontaneous and volitional laughter types*» en *Neuropsychologia*, pp. 30-39.

Goldstein, J. H. (1982), «*A Laugh A Day*» en *The Sciences*, pp. 21-25.

Cai, Q. C., *et al.* (2019), «*Modulation of humor ratings of bad jokes by other people's laughter*» en *Current Biology*, pp. R677-R678.

Scott, S. (2017), «*What do we know about laughter?*» en *Huxley Summit* 2017 [dic. 2017] <https://www.youtube.com/watch?v=Ow824i0nvRc>

Scott, S. (2015) «*Why we laugh*» [Archivo de video] en TED2015 [marzo 2015] <https://www.ted.com/talks/sophie_scott_why_we_laugh?referrer=playlist-10_days_of_positive_thinking>

Savage, B.M., *et al.* (2017), «*Humor, laughter, learning, and health! A brief review*» en *Adv Physiol Educ*, pp. 341-347.

Proverbs 17:22 NIV «*A cheerful heart is good medicine, but a crushed spirit dries up the bones*» en *La Biblia.*

Kleisiaris, C. F.; Sfakianakis, C. y Papathanasiou, I. V. (2014), «*Health care practices in ancient Greece: The Hippocratic ideal*» en *J Med Ethics Hist Med*, p. 6.

Emmons, S. L. (2000), «*A disarming laughter: The role of humor in tribal cultures. An examination of humor in contemporary Native American literature and art*» en Department of English. University of Oklahoma, p. 262.

Clarke, C. C. (1931), «Henri De Mondeville» en *Yale J Biol Med*, pp. 458-481.

Burton, R. (1977), *The Anatomy of Melancholy.* Nueva York, Vintage Books.

Wells, K. (2001), «*Humor Therapy, in The Gale Encyclopedia of Alternative Medicine*» en *L. J.*, Thomson Gale, Detroit. pp. 1009-1010.

Scott, E. (2020), «*How to Deal With Negative Emotions and Stress*» en *Emotions 2020* [abril 30, 2020 - junio 23, 2020], <https://www.verywellmind.com/how-should-i-deal-with-negative-emotions-3144603>

Ghiadoni, L., *et al.* (2000), «*Mental stress induces transient endothelial dysfunction in humans*» en *Circulation*, pp. 2473-2478.

Hayashi, T., *et al.* (2007), «*Laughter up-regulates the genes related to NK cell activity in diabetes*» en *Biomed Res J*, pp. 281-285.

Berk, L.; Tan, L. G.; Tan, S. A. (2008), «*Mirthful Laughter, as Adjunct Therapy in Diabetic Care, Attenuates Catecholamines, Inflammatory Cytokines, C – reactive protein, and Myocardial Infarction Occurrence*» en *FASEB 2008. Experimental Biology 2017 Meeting Abstracts.* San Diego, California.

Tan, S. A., *et al.* (2007), «*Humor, as an adjunct therapy in cardiac rehabilitation, attenuates catecholamines and myocardial infarction recurrence*» en *Adv Mind Body Med*, pp. 8-12.

Takahashi, K., *et al.* (2001), «*The elevation of natural killer cell activity induced by laughter in a crossover designed study*» en *Int J Mol Med*, pp. 645-650.

Scott, S. (2018), «*Voluntary and Involuntary Mechanisms in Laughter Production and Perception*» en *Proceedings of Laughter Workshop 2018.* Sorbonne University: academia.eu.

Dillon, K. M.; Minchoff, B. y Baker, K. H. (1985), *«Positive emotional states and enhancement of the immune system»* en *Int J Psychiatry Med*, pp. 13-18.

Berk, L. S.; Tan, S. A. y Berk, D. (2008), *«Cortisol and Catecholamine stress hormone decrease is associated with the behavior of perceptual anticipation of mirthful laughter»* en *The FASEB Journal*, pp. 946.11-946.11.

Bressington, D., *et al.* (2018), *«The effects of group-based Laughter Yoga interventions on mental health in adults: A systematic review»* en *J Psychiatr Ment Health Nurs*, pp. 517-527.

Yim, J. (2016), *«Therapeutic Benefits of Laughter in Mental Health: A Theoretical Review»* en *Tohoku J Exp Med*, pp. 243-249.

Yoshikawa, Y., *et al.* (2019) *«Beneficial effect of laughter therapy on physiological and psychological function in elders»* en *Nurs Open*, pp. 93-99.

Ryff, C. D. (2017), *«The Benefits of Purposeful Life Engagement on Later-Life Physical Function»* en *JAMA Psychiatry*, pp. 1046-1047.

Frankl, V. E. (1959), *Man's Search for Meaning*, Boston, Massachussetts, Beacon Press.

Ward, M., *et al.* (2018), *«The Irish Longitudinal Study on Ageing* (TILDA) TILDA»*, en *Wave 4 Report: Wellbeing and Health in Ireland's over 50s 2009-2016*, Trinity College Dublin. Dublín.

Ward, M.; Gibney, S. y Mosca, I. (2018), *«Volunteering and social participation»*, en *TILDA Wave 4 Report: Wellbeing and health in Ireland's over 50s 2009-2016*. Kenny, R. A., Trinity College Dublin. Dublín.

Aassve, A.; Arpino, B. y Goisis, A. (2012), *«Grandparenting and mothers' labour force participation: A comparative analysis using the Generations and Gender Survey»*, en *Demogr Res*, pp. 53-84.

Antonini, F. M., *et al.* (2008), *«Physical performance and creative activities of centenarians»* en *Archives of Gerontology and Geriatrics*, pp. 253-261.

Katz, J., *et al.* (2011), *«A Better Life: what older people with high support needs value»* en I. Blood, ed., *Joseph Rowntree Foundation*, <https://www.jrf.org.uk/sites/default/files/jrf/migrated/files/older-people-and-high-support-needs-full.pdf>

Cohen, G. D., *et al.* (2006), *«The impact of professionally conducted cultural programs on the physical health, mental health, and social functioning of older adults»* en *Gerontologist*, pp. 726-734.

Nimrod, G. (2007), *«Retirees' Leisure: Activities, Benefits, and their Contribution to Life Satisfaction»* en *Leisure Studies*, pp. 65-80.

Price, K. A. y Tinker, A. M. (2014), «*Creativity in later life*» en *Maturitas*, pp. 281-286.

Mclean, J., *et al.* (2011), *An Evidence Review of the impact of Participatory Arts on Older People, Mental Health Foundation*, Londres, Reino Unido.

Miller, B.L. y Hou, C. A. (2004), «*Portraits of artists: emergence of visual creativity in dementia*» en *Arch Neurol*, pp. 842-844.

Haier, R. J. y Jung, R. E. (2008), «*Brain Imaging Studies of Intelligence and Creativity: What is the Picture for Education?*» en *Roeper Review*, pp. 171-180.

Orr, J.; Kenny, R. A., *et al.* (2019), «*Religious Attendance, Religious Importance, and the Pathways to Depressive Symptoms in Men and Women Aged 50 and Over Living in Ireland*» en *Res Aging*, pp. 891-911.

Central Statistics Office, (2017), *Census 2016 Results Profile 8 - Irish Travellers, Ethnicity and Religion*, en *Census 2016 Results*, C.S. Office, Editor. Dublín.

Inglis, T. (1998), *Moral monopoly: The rise and fall of the Catholic Church in modern Ireland*, Univ College Dublin Press. Dublín.

Chida, Y.; Steptoe, A. y Powell, L. H. (2009), «*Religiosity/spirituality and mortality. A systematic quantitative review*» en *Psychother Psychosom*, pp. 81-90.

Seeman, T. E., Dubin, L. F. y Seeman, M. (2003), «*Religiosity/spirituality and health. A critical review of the evidence for biological pathways*» en *Am Psychol*, pp. 53-63.

Koenig, H.; King, D. y Carson, V. B. (2012), *Handbook of Religion and Health*. Oxford University Press. Londres.

Ano, G. y Vasconcelles, E. (2005), «*Religious coping and psychological adjustment to stress: A meta-analysis*» en *J Clin Psychol*, pp. 461-480.

Ellison, C. G., *et al.* (2001), «*Religious Involvement, Stress, and Mental Health: Findings from the 1995 Detroit Area Study**» en *Social Forces*, pp. 215-249.

Strawbridge, W. J., *et al.* (2001), «*Religious attendance increases survival by improving and maintaining good health behaviors, mental health, and social relationships*» en *Ann Behav Med*, pp. 68-74.

Van Ness; P. H., Kasl, S. V. y Jones, B. A. (2003), «*Religion, race, and breast cancer survival*» en *Int J Psychiatry Med*, pp. 357-375.

Ferraro, K. F. y Kim, S. (2014*), «Health benefits of religion among Black and White older adults? Race, religiosity, and C-reactive protein»* en *Soc Sci Med,* pp. 92-99.

Krause, N. (2002), «*Church-based social support and health in old age: exploring variations by race»* en *J Gerontol B Psychol Sci Soc Sci,* pp. S332-347.

Debnam, K., *et al.* (2012), «*Relationship between religious social support and general social support with health behaviors in a national sample of African Americans»* en *J Behav Med,* pp. 179-189.

Hackney, C. H. y Sanders, G. S. (2003), «*Religiosity and Mental Health: A Meta-Analysis of Recent Studies»* en *J Sci Study Relig,* pp. 43-55.

Deaton, A. y Stone, A. A. (2013), «*Two happiness puzzles»* en *Am Econ Rev,* pp. 591-597.

Myers, D. G. y Diener, E. (2018), «*The Scientific Pursuit of Happiness»* pp. 218-225.

Zuckerman, M.; Li, C. y Diener, E. (2018), «*Religion as an Exchange System: The Interchangeability of God and Government in a Provider Role»* en *Pers Soc Psychol Bull,* pp. 1201-1213.

Graham, C. y Crown, S. (2014), «*Religion and well-being around the world: Social purpose, social time, or social insurance?»* en *Int J Wellbeing.* 4(1).

Diener, E. y Chan, M. Y. (2011), «H*appy people live longer: Subjective well-being contributes to health and longevity»* en *Appl Psychol: Health Well-Being,* pp. 1-43.

Tay, L., *et al.* (2014), «*Religiosity and Subjective Well-Being: An International Perspective, in Religion and Spirituality Across Cultures»* en C. Kim-Prieto, Editor. Springer Netherlands, Dordrecht, pp. 163-175.

Diener, E., *et al.* (2018), «*Advances and open questions in the science of subjective well-being»* en *Collabra: Psychology,* 4(1).

Moons, P. y Luyckx, K. (2019), «*Quality-of-life research in adult patients with congenital heart disease: current status and the way forward»* en *Acta Paediatr,* pp. 1765-1772.

Burlacu, A., *et al.* (2019), «*Religiosity, spirituality and quality of life of dialysis patients: a systematic review»* en *Int Urol Nephrol,* pp. 839-850.

Abu, H. O., *et al.* (2018), «*Association of religiosity and spirituality with quality of life in patients with cardiovascular disease: a systematic review»* en *Qual Life Res,* pp. 2777-2797.

Eger, R. J. y Maridal J. H. (2015), «*A statistical meta-analysis of the wellbeing literature*» en *Int J Wellbeing*, 5(2).

CAPÍTULO 5

Siegel, J. M. (2005), «*Clues to the functions of mammalian sleep*» en *Nature*, pp. 1264-1271.

Porkka-Heiskanen, T. (1999), «*Adenosine in sleep and wakefulness*» en *Ann Med*, pp. 125-129.

Frank, M. G. (2006), «*The mystery of sleep function: current perspectives and future directions*» en *Rev Neurosci*, pp. 375-392.

University of California – Berkeley (2020), «*Stressed to the max? Deep sleep can rewire the anxious brain*» [2019 4 noviembre - 2019 12 junio], <https://www.sciencedaily.com/releases/2019/11/191104124140.htm>

Molano J.; Boeve, B.; Roberts, R.; *et al* (2009), «*Frequency of sleep disorders in community-dwelling elderly: The Mayo Clinic Study of Aging*» en *Neurology*, p. A107.

Stallman, H. M. y Kohler, M. (2016), «*Prevalence of Sleepwalking: A Systematic Review and Meta-Analysis*» en *PlOS One*, pp. e0164769-e0164769.

Llorente, M. D., *et al.* (1992), «*Night terrors in adults: Phenomenology and relationship to psychopathology*» en *J Clin Psychiatry*, pp. 392-394.

Dahlitz, M. y Parkes, J. D. (1993), «*Sleep paralysis*» en *Lancet*, pp. 406-407.

Ohayon, M. M. (2000). «*Prevalence of hallucinations and their pathological associations in the general population*» en *Psychiatry Res*, pp. 153-164.

Division of Sleep Medicine Harvard Medical School (2020), «*Homeostatic sleep drive*» en *Healthy Sleep Web Site*. [2008 junio 9], <https://sleep.hms.harvard.edu/education-training/public-education/sleep-and-health-education-program/sleep-health-education-40>

Clark, N. (2020), «*How to power nap like a pro*» [2018 noviembre 16, 2018 junio 9]. <https://www.sleepcycle.com/how-to-fall-asleep/how-to-power-nap-like-a-pro/>

Goldman, S. E., *et al.* (2008), «*Association between nighttime sleep and napping in older adults*» en *Sleep*, pp. 733-740.

Leng, Y., *et al.* (2018), «*Who Take Naps? Self-Reported and Objectively Measured Napping in Very Old Women*» en *The Journals of Gerontology. Series A, Biological sciences and medical sciences*, pp. 374-379.

Ben-Simon, E., *et al.* (2020), «*Overanxious and underslept*» en *Nat Hum Behav*, pp. 100-110.

División de Medicina del Sueño de la Harvard Medical School (2020), «*Why Sleep Matters. Benefits of Sleep*», en *Healthy Sleep* [2008, junio 9], <https://sleep.hms.harvard.edu/education-training/public-education/sleep-and-health-education-program/sleep-health-education-40>

Knoblauch, V., *et al.* (2005), «*Age-related changes in the circadian modulation of sleep-spindle frequency during nap sleep*», en *Sleep*, pp. 1093-1101.

Siegel, J. M. (2005), «*Clues to the functions of mammalian sleep*» en *Nature*, pp. 1264-1271.

Porkka-Heiskanen, T. (1999), «*Adenosine in sleep and wakefulness*», en *Ann Med*, pp. 125-129.

Frank, M. G. (2006), «*The mystery of sleep function: current perspectives and future directions*», en *Rev Neurosci*, pp. 375-392.

Diekelmann, S. y Born, J. (2019), «*The memory function of sleep*» en *Nat Rev Neurosci*, pp. 114-126.

Anwar, Y. (2020), «*Stress to the max? Deep sleep can rewire the anxious brain*» en *Mind & Body*, [2019 noviembre 4, 2019 julio 31], <https://news.berkeley.edu/2019/11/04/deep-sleep-can-rewire-the-anxious-brain/.>

Chang, J., *et al.* (2020), «*Circadian control of the secretory pathway maintains collagen homeostasis*» en *Nat Cell Biol*, pp. 74-86.

American Sleep Association (ASA), (s/a), «*Deep Sleep: How to get more of it*» [2019 11 junio], <https://www.sleepassociation.org/about-sleep/stages-of-sleep/deepsleep/#Function_of_Deep_Sleep>

Adam, K. (1980), «*Dietary Habits and Sleep After Bedtime Food Drinks*» en *Sleep*, pp. 47-58.

Papalambros, N. A., *et al.* (2017), «*Acoustic Enhancement of Sleep Slow Oscillations and Concomitant Memory Improvement in Older Adults*» en *Frontiers in Human Neurosci*, p. 109.

Scarlett, S.; Kenny, R. A., *et al.* (2020), «*Objective Sleep Duration in Older Adults: Results From The Irish Longitudinal Study on Ageing*» en *J Am Geriatr Soc*, pp. 120-128.

Eugene, A. R.y Masiak, J. (2015), «*The Neuroprotective Aspects of Sleep*» en *MEDtube Sci*, pp. 35-40.

Baranello, R. J., *et al.* (2015), «*Amyloid-beta protein clearance and degradation (ABCD) pathways and their role in Alzheimer's disease*» en *Curr Alzheimer Res*, pp. 32-46.

Benedict, C., *et al.* (2020), «*Effects of acute sleep loss on diurnal plasma dynamics of CNS health biomarkers in young men*» en *Neurology*, (11)e1181-e1189.

Ooms, S., *et al.* (2014), «*Effect of 1 night of total sleep deprivation on cerebrospinal fluid β amyloid 42 in healthy middle-aged men: a randomized clinical trial*» en *JAMA Neurol*, pp. 971-977.

Pandi-Perumal, S. R., *et al.* (2002), «*Senescence, sleep, and circadian rhythms*» en *Ageing Res Rev*, pp. 559-604.

Della Monica, C., *et al.* (2018), «*Rapid Eye Movement Sleep, Sleep Continuity and Slow Wave Sleep as Predictors of Cognition, Mood, and Subjective Sleep Quality in Healthy Men and Women, Aged 20-84 Years*» en *Front Psychiatry*, p. 255.

Fan, M., *et al.* (2020), «*Sleep patterns, genetic susceptibility, and incident cardiovascular disease: a prospective study of 385 292 UK biobank participants*» en *Eur Heart J*, pp.1182-1189.

Yaffe, K., *et al.* (2011), «*Sleep-Disordered Breathing, Hypoxia, and Risk of Mild Cognitive Impairment and Dementia in Older Women*» en *JAMA*, pp. 613-619.

Osman, A. M., *et al.* (2018), «*Obstructive sleep apnea: current perspectives*» en *Nat Sci Sleep*, pp. 21-34.

McMillan, A. y Morrell, M. J. (2016), «*Sleep disordered breathing at the extremes of age: the elderly*» en *Breathe (Sheffield, England)*, pp. 50-60.

Bixler, E. O., *et al.* (1998), «*Effects of age on sleep apnea in men: I. Prevalence and severity*» en *Am J Respir Crit Care Med*, pp. 144-148.

Olson, E. J. (2020), «*Lack of sleep: Can it make you sick?*» [2018 noviembre 28, 2018 junio 9], <https://www.mayoclinic.org/diseases-conditions/insomnia/expert-answers/lack-of-sleep/faq-20057757>

The Sleep Foundation (2020) [2020 junio 16], <https://www.sleepfoundation.org/>

Perras, B. y Born, J. (2005), «*Sleep associated endocrine and immune changes in the elderly*» en *Advances in Cell Aging and Gerontology*. Elsevier, pp. 113-154.

University of Washington Health Sciences/UW Medicine (2020), «*Chronic sleep deprivation suppresses immune system: Study one of first conducted outside of sleep lab*» [2017 enero 27, 2017 junio 9], <www.sciencedaily.com/releases/2017/01/170127113010.htm>

Phillips, D. J., Savenkova, M. I. y Karatsoreos, I. N. (2015), «*Environmental disruption of the circadian clock leads to altered sleep and immune responses in mouse*» en *Brain Behav Immun*, pp. 14-23.

Bryant, P. A.; Trinder, J. y Curtis, N. (2004), «*Sick and tired: Does sleep have a vital role in the immune system?*» en *Nat Rev Immunol*, pp. 457-467.

Van Someren, E. J. W. (2000), «*Circadian and sleep disturbances in the elderly*» en *Experimental Gerontology*, pp. 1229-1237.

Santos, R. V. T., *et al.* (2012), «*Moderate exercise training modulates cytokine profile and sleep in elderly people*» en *Cytokine*, pp. 731-735.

Prinz, P. N. (2004), «*Age impairments in sleep, metabolic and immune functions*» en *Exp Gerontol*, pp. 1739-1743.

Wang, D., *et al. (2017)*, «*The effect of sleep duration and sleep quality on hypertension in middle-aged and older Chinese: the Dongfeng-Tongji Cohort Study*» en *Sleep Med*, pp. 78-83.

Shi, G., *et al.* (2019), «*A Rare Mutation of -(1)-Adrenergic Receptor Affects Sleep/Wake Behaviors*» en *Neuron*, pp. 1044-1055 e7.

Olson, E. J. (s/a), «*Lack of sleep: Can it make you sick?*» en Sitio Web de la Mayo Clinic [nov. 28, 2018 - junio 9, 2020], <https://www.mayoclinic.org/diseasesconditions/insomnia/expert-answers/lack-of-sleep/faq-20057757>

Morin, L. P. y Allen, N. C. (2006), «*The circadian visual system, 2005*» en *Brain Res Rev*, pp. 1-60.

Reppert, S. M. y Weaver, D. R. (2002), «*Coordination of circadian timing in mammals*» en *Nature*, pp. 935-941.

Lin, J. B.; Tsubota, K. y Apte, R. S. (2016), «*A glimpse at the aging eye*» en *npj Aging and Mech Dis 2*, p. 16003.

Lucas, R. J., *et al.* (2003), «*Diminished pupillary light reflex at high irradiances in melanopsinknockout mice*» en *Science*, pp. 245-247.

Lucas, R. J., *et al.* (2012), «*How rod, cone, and melanopsin photoreceptors come together to enlighten the mammalian circadian clock*» en *Prog Brain Res*, pp. 1-18.

Ray, S., *et al.* (2020), «*Circadian rhythms in the absence of the clock gene Bmal1*» en *Science*, pp. 800-806.

Zisapel, N. (2018), «*New perspectives on the role of melatonin in human sleep, circadian rhythms and their regulation*» en *Br J Pharmacol*, pp. 3190-3199.

Auld, F., *et al.* (2017), «*Evidence for the efficacy of melatonin in the treatment of primary adult sleep disorders*» en *Sleep Med Rev*, pp. 10-22.

Faraone, S. (2014), «*ADHD: Non-Pharmacologic Interventions, An Issue of Child and Adolescent Psychiatric Clinics of North America*». Elsevier.

Chattoraj, A., *et al.* (2009), «*Melatonin formation in mammals: in vivo perspectives*» en *Rev Endocr Metab Disord*, pp. 237-243.

Reiter, R. J., (1991), «*Pineal melatonin: cell biology of its synthesis and of its physiological interactions*» en *Endocr Rev*, pp. 151-180.

Dominguez-Rodriguez, A.; Abreu-Gonzalez, P. y Reiter, R. J. (2009), «*Clinical aspects of melatonin in the acute coronary syndrome*» en *Curr Vasc Pharmacol*, pp. 367-373.

Waldhauser, F.; Kovács, J. y Reiter, E. (1998), «*Age-related changes in melatonin levels in humans and its potential consequences for sleep disorders*» en *Exp Gerontol*, pp. 759-772.

Emet, M., *et al.* (2016), «*A Review of Melatonin, Its Receptors and Drugs*» en *Eurasian J Med*, pp. 135-141.

Duggan, E.; Kenny, R. A.; *et al* (2017), «*Time to Refocus Assessment of Vision in Older Adults? Contrast Sensitivity but Not Visual Acuity Is Associated With Gait in Older Adults*» en *J Gerontol A Biol Sci Med Sci*, pp. 1663-1668.

Connolly, E.; Kenny, R. A.; *et al.* (2018), «*Prevalence of age-related macular degeneration associated genetic risk factors and 4-year progression data in the Irish population*» en *Br J Ophthalmol*, pp. 1691-1695.

Maynard, M. L., *et al.* (2017), «*Intrinsically Photosensitive Retinal Ganglion Cell Function, Sleep Efficiency and Depression in Advanced Age-Related Macular Degeneration*» en *Invest Ophthalmol Vis Sci*, pp. 990-996.

Wulff, K. y Foster, R. G. (2017), «*Insight into the Role of Photoreception and Light Intervention for Sleep and Neuropsychiatric Behaviour in the Elderly*» en *Curr Alzheimer Res*, pp. 1022-1029.

Haimov, I., *et al.* (1994), «*Sleep disorders and melatonin rhythms in elderly people*» en *BMJ*, Londres, p. 167.

Tordjman, S., *et al.* (2013), «*Advances in the research of melatonin in autism spectrum disorders: literature review and new perspectives*» en *Int J Mol Sci*, pp. 20508-20542.

Wade, A. G., *et al.* (2011), «*Prolonged release melatonin in the treatment of primary insomnia: evaluation of the age cut-off for short- and long-term response*» en *Curr Med Res Opin*, pp. 87-98.

Sateia, M. J., *et al.* (2017), «*Clinical Practice Guideline for the Pharmacologic Treatment of Chronic Insomnia in Adults: An American Academy of Sleep Medicine Clinical Practice Guideline*» en *J Clin Sleep Med*, pp. 307-349.

Riemersma-van der Lek, R.F., *et al.* (2008), «*Effect of bright light and melatonin on cognitive and noncognitive function in elderly residents of group care facilities: a randomized controlled trial*» en *JAMA*, pp. 2642-255.

Matheson, E. y. Hainer, B. L. (2017), «*Insomnia: Pharmacologic Therapy*» en *Am Fam Physician*, pp. 29-35.

British National Formulary, BNF 76 (2018), 76 ed, ed. J.F. *Committee. Pharmaceutical Press.* Londres.

Scott, A. C. (2018), *Burning Planet. The Story of Fire Through Time.* Oxford University Press. Oxford.

Scott, A. C., *et al.* (21016) «*The interaction of fire and mankind: Introduction*» en *Philosophical Transactions of the Royal Society B: Biological Sciences*, p. 20150162.

Cornell University Program of Computer Graphics (2010), *Light Source Spectra* [2001 junio 2 - junio 10], <http://www.graphics.cornell.edu/online/measurements/source-spectra/index.html>

Hysing, M., *et al.* (2015), «*Sleep and use of electronic devices in adolescence: results from a large population-based study*» en *BMJ*, Londres Open, p. e006748.

Kayumov, L., *et al.* (2005), «*Blocking low-wavelength light prevents nocturnal melatonin suppression with no adverse effect on performance during simulated shift work*» en *J Clin Endocrinol Metab*, pp. 2755-2761.

Burkhart, K. y Phelps, J. R. (2009), «*Amber lenses to block blue light and improve sleep: a randomized trial*» en *Chronobiol Int*, pp. 1602-1612.

Biello, S. M., *et al.* (2018), «*Alterations in glutamatergic signaling contribute to the decline of circadian photoentrainment in aged mice*» en *Neurobiology of Aging*, pp. 75-84.

Wright, K. P., *et al.*(2013), «*Entrainment of the Human Circadian Clock to the Natural Light-Dark Cycle*» en *Current Biology*, pp. 1554-1558.

Rosenberg, J., *et al.* (2014), «"*Early to bed, early to rise": Diffusion tensor imaging identifies chronotype-specificity*» en *NeuroImage*, pp. 428-434.

Geddes, L. (2020), «*First physical evidence of why you're an owl or a lark*», en *Health* [2013, 30 septiembre - junio 12], <https://www.newscientist.com/article/dn24292-first-physical-evidence-of-why-youre-an-owl-or-a-lark/>

Matsumura, R. y Akashi, M. (2019), «*Role of the clock gene Period3 in the human cell-autonomous circadian clock*» en *Genes Cells*, pp. 162-171.

Xu, Y., *et al.* (2019), «*Association Between Period 3 Gene Polymorphisms and Adverse Effects of Antidepressants for Major Depressive Disorder*» en *Genet Test Mol Biomarkers*, pp. 843-849.

Leocadio-Miguel, M. A., *et al.* (2018), «*PER3 gene regulation of sleep-wake behavior as a function of latitude*» en *Sleep Health*, pp. 572-578.

Cheng, P., *et al.* (2018), «*Daytime Sleep Disturbance in Night Shift Work and the Role of PERIOD3*» en *J Clin Sleep Med*, pp. 393-400.

Golalipour, M., *et al.* (2017), «*PER3 VNTR polymorphism in Multiple Sclerosis: A new insight to impact of sleep disturbances in MS*» en *Mult Scler Relat Disord*, pp. 84-86.

Didikoglu, A., *et al.* (2019), «*Longitudinal change of sleep timing: association between chronotype and longevity in older adults*» en *Chronobiology International*, pp. 1285-1300.

Escribano, C. y Díaz-Morales, J. F, (2016), *Are achievement goals different among morning and evening-type adolescents? Personality and Individual Differences.*

Hess, A. (2020), «*10 highly successful people who wake up before 6 a.m.*» en *Careers* [2018 17 mayo - 2018 11 junio 1] <https://www.cnbc.com/2018/05/17/10-highly-successful-people-who-wake-up-before-6-a-m.html.>

Gjermunds, N., *et al.*, (2019), «*Musicians: Larks, Owls or Hummingbirds?*» en *J Circardian Rhythms*, p. 4.

Chaix, A., *et al.* (2019), «*Time-Restricted Feeding Prevents Obesity and Metabolic Syndrome in Mice Lacking a Circadian Clock*» en *Cell Metabolism*, pp. 303-319.

Richard, D. M., *et al.* (2019), «*L-Tryptophan: Basic Metabolic Functions, Behavioral Research and Therapeutic Indications*» en *Int J Tryptophan Res*, pp. 45-60.

St-Onge, M.-P.; Mikic, A. y Pietrolungo, C. E. (2016), *«Effects of Diet on Sleep Quality»* en *Advances in Nutrition*, pp. 938-949.

Halson, S. L. (2014), *«Sleep in elite athletes and nutritional interventions to enhance sleep»* en *Sports medicine (Auckland, N.Z.)*, pp. S13-S23.

Zick, S. M., *et al.*(2011), *«Preliminary examination of the efficacy and safety of a standardized chamomile extract for chronic primary insomnia: A randomized placebo-controlled pilot study»* en *BMC Complementary and Alternative Medicine*, p. 78.

Hansen, A. L., *et al.* (2014), *«Fish consumption, sleep, daily functioning, and heart rate variability»* en *J Clin Sleep Med*, pp. 567-575.

Yoneyama, S., *et al.* (2014), *«Associations between rice, noodle, and bread intake and sleep quality in Japanese men and women»* en *PLoS One*, p. e105198.

CAPÍTULO 6

Andrews, S., *et al.* (2015), *«Beyond Self-Report: Tools to Compare Estimated and Real-World Smartphone Use»* en *Plos One*, p. e0139004.

Clayton, R. B.; Leshner, G. y Almond, A. (2015), *«The Extended iSelf: The Impact of iPhone Separation on Cognition, Emotion, and Physiology»* en *J Comput-Mediat Comm*, pp. 119-135.

Harrison, G. y Lucassen, M (2020), *«Stress and anxiety in the digital age: The dark side of technology»* [2019 1 marzo - 2019 21 julio] <https://www.open.edu/openlearn/health-sports-psychology/mental-health/stress-and-anxiety-the-digital-age-the-dark-side-technology>

Elhai, J. D., *et al.* (2017), *«Problematic smartphone use: A conceptual overview and systematic review of relations with anxiety and depression psychopathology»* en *J Affect Disord*, pp. 251-259.

Lam, S. S. M.; Jivraj, S. y Scholes, S. (2020), *«Exploring the Relationship Between Internet Use and Mental Health Among Older Adults in England: Longitudinal Observational Study»* en *J Med Internet Res*, p. e15683.

Aldwin, C. M. (2007), *Stress, coping, and development: An integrative perspective*, Guilford Press, Nueva York.

Li, A. W. y Goldsmith, C.A. (2012), *«The effects of yoga on anxiety and stress»* en *Altern Med Rev*, pp. 21-35.

Juster, R. P.; McEwen, B. S. y Lupien, S. J. (2010), «*Allostatic load biomarkers of chronic stress and impact on health and cognition*» en *Neurosci Biobehav Rev*, pp. 2-16.

Tan, S. y Weller, R. (2012), «*Sudden whitening of the hair in an 82-year-old woman: the 'overnight greying' phenomenon*» en *Clinical and experimental dermatology*, p. 458.

Navarini, A. A.; Nobbe, S. y Trüeb, R. M. (2009), «*Marie Antoinette syndrome*» en *Arch Dermatol*, p. 656.

Coram, R., (2007), *American Patriot: The Life and Wars of Coloney Bud Day*. Little Brown and Company, Boston.

Rochester, S. I. y Kiley, F.T. (1999), *Honor Bound: American Prisoners of war in Southeast Asia, 1961-1973*. Naval Inst Pr. Annapolis.

Zhang, B., *et al.* (2020), «*Hyperactivation of sympathetic nerves drives depletion of melanocyte stem cells*» en *Nature*, p. 676-681.

GALLUP, *Gallup 2019 Global Emotions Report*. gallup.com.

Stone, A. A.; Schneider, S. y Broderick, J. E. (2017), «*Psychological stress declines rapidly from age 50 in the United States: Yet another well-being paradox*» en *J Psychosom Res*, pp. 22-28.

Ward, M.; McGarrigle, C. A. y Kenny, R. A. (2019), «*More than health: quality of life trajectories among older adults-findings from The Irish Longitudinal Study of Ageing* (TILDA)» en *Qual Life Res*, pp. 429-439.

Horovitz, B. (2020), *The Secrets to Happiness as You Age* [2017 septiembre 6, 2017 julio 21] <https://www.nextavenue.org/the-secret-to-chronic-happiness-as-you-age/>

Antczak, S. (2020), «*Does Wisdom Come With Age?*» en *Living* [2018 abril 30, 2018 julio 21] <from: https://www.nextavenue.org/wisdom-come-age/>

Meeks, T. W. y Jeste, D. V. (2009), «*Neurobiology of wisdom: a literature overview. Arch Gen Psychiatry*» pp. 355-365.

Jeste, D. V., *et al.*, (2016), «*Age-Friendly Communities Initiative: Public Health Approach to Promoting Successful Aging*» en *Am J Geriatr Psychiatry*, pp. 1158-1170.

Gen2Gen. (2020), *Generation to Generation*. [2020 agosto 4] <https://www.facebook.com/pg/iamGen2Gen/community/>

Buettner, D. (2009), «*The Blue Zones. Lessons for living longer from the people who've lived the longest*», Washington DC: National Geographic.

Townsend, S. S. M.; Kim, H. S. y Mesquita, B. (2014), «*Are You Feeling What I'm Feeling? Emotional Similarity Buffers Stress*» en *Social Psychological and Personality Science*, pp. 526-533.

Gonzalez, M. T., *et al.*, (200), «*Therapeutic horticulture in clinical depression: a prospective study*» en *Res Theory Nurs Pract*, pp. 312-328.

Genter, C., *et al.* (2015), «*The contribution of allotment gardening to health and wellbeing: A systematic review of the literature*» en *Br J Occup Ther*, pp. 593-605.

Soga, M.; Gaston, K. J. y Yamaura, Y. (2016), «Gardening is beneficial for health: A metaanalysis» en *Rev Med Rep*, pp. 92-99.

Thompson, R., (2018), «*Gardening for health: a regular dose of gardening*» en *Clin Med (Lond)*, pp. 201-205.

Vaz, M., *et al.*, (2005), «*A compilation of energy costs of physical activities*» en *Public Health Nutr*, pp. 1153-1183.

Simons, L. A., *et al.* (2006), «*Lifestyle factors and risk of dementia: Dubbo Study of the elderly*» en *Med J Aust*, pp. 68-70.

Wolf, S. L., *et al.*(2006), «*Effect of constraint-induced movement therapy on upper extremity function 3 to 9 months after stroke: the EXCITE randomized clinical trial*» en *JAMA*, pp. 2095-2104.

Van Den Berg, A.E. and M.H.G. Custers, (2011), «*Gardening Promotes Neuroendocrine and Affective Restoration from Stress*» en *J Health Psychol*, pp. 3-11.

Reber, S. O., *et al.* (2016), «*Immunization with a heat-killed preparation of the environmental bacterium –Mycobacterium vaccae – promotes stress resilience in mice*» en *Proc Natl Acad Sci USA*, pp. E3130-E3139.

van Dillen, S.M., *et al.* (2012), «*Greenspace in urban neighbourhoods and residents' health: adding quality to quantity*» en *J Epidemiol Community Health*, e8.

Frumkin, H. (2001), «*Beyond toxicity: human health and the natural environment*» en *Am J Prev Med*, pp. 234-240.

Kinzler, D. (2020) «*Reduce pandemic stress and anxiety with gardening and greenery*» en *Home and Garden* [2020 marzo 21 - 2020 julio 22] https://www.ncbi.nlm.nih.gov/pmc/articles/PMC9100102/

Kaplan, S. y Talbot, J. F., (1983), «*Psychological Benefits of a Wilderness Experience, in Behavior and the Natural Environment*» en *Human Behavior and Environment (Advances in Theory and Research)*, vol 6., Altman I and Wohlwill JF, Editors. Springer, Boston.

Park, B. J., *et al.* (2010), «*The physiological effects of Shinrin-yoku (taking in the forest atmosphere or forest bathing): evidence from field experiments in 24 forests across Japan*» en *Environmental health and preventive medicine*, pp. 18-26.

Nielsen, A. y Nilsson, K. (2007), «*Urban forestry for human health and wellbeing*» en *Urban Forestry & Urban Greening - Urban for Urban Green*, pp. 195-197.

Coley, R. L.; Sullivan, W. C. y Kuo, F. E. (1997), «*Where Does Community Grow?: The Social Context Created by Nature in Urban Public Housing*» en *Environment and Behavior*, pp. 468-494.

Thompson, C. W., *et al.*, (2019), «*Enhancing Health Through Access to Nature: How Effective are Interventions in Woodlands in Deprived Urban Communities? A Quasiexperimental Study in Scotland, UK*» en *Sustainability*, pp. 3317-3317.

IUFRO, *International Union of Forest Research Organisations* [julio 2021] <https://www.iufro.org/discover/organization/>

O'Mara, S. (2019), *In Praise of Walking*. Bodley Head, Londres.

Currey, M. (2013), *Daily Rituals: How Artists Work*. Penguin Random House, Nueva York.

Oppezzo, M. y Schwartz, D. L. (2014), «*Give your ideas some legs: The positive effect of walking on creative thinking*» en *Journal of Experimental Psychology: Learning, Memory, and Cognition*, pp. 1142-1152.

Kardan, O., *et al. (2015)*, «*Is the preference of natural versus man-made scenes driven by bottomup processing of the visual features of nature?*» en *Front Psychol*, pp. 471-471.

Conklin, A. I., *et al.*(2014), «*Social relationships and healthful dietary behaviour: evidence from over-50s in the EPIC cohort, UK*» en *Soc Sci Med*, pp. 167-175.

Swerling, G. (2020), «*A million elderly people skipping meals because they find eating alone too loney, charity reveals*» [2019 5 noviembre - 2019 4 agosto] <https://www.telegraph.co.uk/news/2019/11/05/million-elderly-people-skipping-meals-find-eatingalone-lonely/>

Tani, Y., *et al.* (2015), «*Eating alone and depression in older men and women by cohabitation status: The JAGES longitudinal survey*» en *Age Ageing*, pp. 1019-1026.

Hamrick, K. (2020), «*Americans Spend an Average of 37 Minutes a Day Preparing and Serving Food and Cleaning Up*» [2016 nov. 07, 2016 agosto 4] <https://www.ers.usda.gov/amber-waves/2016/november/

americans-spend-an-average-of-37-minutes-a-day-preparing-and-serving-food-and-cleaning-up/>

SeniorLiving.org. (2020), «Senior Living: The Risks of Eating Alone» [2018 abril 19, 2018 ago. 4] https://blog.highgateseniorliving.com/nutrition-for-seniors-table-for-1-the-dangers-of-dining-alone#:~:text=The%20 Dangers%20of%20Eating%20Alone,one%20isn't%20eating%20alone.

Hartman Group. (2020), «*Dinner: The American Mealtime Ritual's Last Stand*» [2018 feb. 12 - 2018 julio 22] <https://www.hartman-group.com/press-releases/1268781429/dinner-the-american-mealtime-rituals-last-stand>

Ball, K., *et al.*, (2010), «*Is healthy behavior contagious: associations of social norms with physical activity and healthy eating*» en *International Journal of Behavioral Nutrition and Physical Activity*, p. 86.

Bevelander, K. E.; Anschütz, D. J. y Engels, R. C. M. E. (2012), «*Social norms in food intake among normal weight and overweight children*» en *Appetite*, pp. 864-872.

Mental Health Ireland. Mealtimes. [13 mayo 2021] <https://www.mentalhealthireland.ie/a-to-z/m/>

Kelly, P., *et al.*, (2018), «*Walking on sunshine: scoping review of the evidence for walking and mental health*» en *Br J Sports Med*, pp. 800-806.

Pickut, B. A., *et al.* (2013), «*Mindfulness based intervention in Parkinson's disease leads to structural brain changes on MRI: a randomized controlled longitudinal trial*» en *Clin Neurol Neurosurg*, pp. 2419-2425.

Donley, S., *et al.* (2019), «*Use and perceived effectiveness of complementary therapies in Parkinson's disease*» en *Parkinsonism Relat Disord*, pp. 46-49.

Tang, Y.-Y., *et al.* (2015), «*Short-term meditation increases blood flow in anterior cingulate cortex and insula*» en *Front Psychol*, p. 212.

Black, D. S. y Slavich, G. M. (2016), «*Mindfulness meditation and the immune system: a systematic review of randomized controlled trials*» en *Ann N Y Acad Sci*, pp. 13-24.

Peng, C. K., *et al.* (2004), «*Heart rate dynamics during three forms of meditation*» en *Int J Cardiol*, pp. 19-27.

Sudsuang, R.; Chentanez, V. y Veluvan, K. (1991), «*Effect of Buddhist meditation on serum cortisol and total protein levels, blood pressure, pulse rate, lung volume and reaction time*» en *Physiol Behav*, pp. 543-548.

Wenneberg, S. R., *et al.* (1997), «*A controlled study of the effects of the Transcendental Meditation program on cardiovascular reactivity and ambulatory blood pressure*» en *Int J Neurosci*, pp. 15-28.

Thích Nhát Hanh (2004), *Taming the Tiger Within: Meditations on Transforming Difficult Emotions.* Riverhead Books, Nueva York.

Conklin, Q. A., *et al.*, «*Meditation, stress processes, and telomere biology*» en *Curr Opin Psychol*, pp. 92-101.

Bower, J. E. e Irwin, M. R. (2016) «*Mind-body therapies and control of inflammatory biology: A descriptive review*» en *Brain Behav Immun*, pp. 1-11.

Tomasulo, D. (2018), *American Snake Pit: Hope, Grit, and Resilience in the Wake of Willowbrook.* Stillhouse Press, Virginia del Norte.

Tomasulo, D. (2020), *Learned Hopefulness: The Power of Positivity to Overcome Depression.* New Harbinger Publications, Oakland, California.

Jeter, P. E., *et al.* (2015), «*Yoga as a therapeutic intervention: a bibliometric analysis of published research studies from 1967 to 2013*» en *The Journal of Alternative and Complementary Medicine*, pp. 586-592.

The Minded Institute (2020), *Yoga in the NHS.* [2020 agosto 5] <https://themindedinstitute.com/yoga-in-healthcare/>

Bonura, K. B. (2011), *The psychological benefits of yoga practice for older adults: Evidence and guidelines.* International Journal of Yoga Therapy, pp. 129-142.

Sherman, K. J., *et al.* (2013), «*Mediators of yoga and stretching for chronic low back pain*» en *Evidence-based Complementary and Alternative Medicine*, 130818. doi:10.1155/2013/130818

Brown, R. P. y Gerbarg, P. L. (2005), «*Sudarshan Kriya Yogic breathing in the treatment of stress, anxiety, and depression: part II—clinical applications and guidelines*» en *J Altern Complement Med*, pp. 711-717.

Moadel, A. B., et al. (2007), «*Randomized controlled trial of yoga among a multiethnic sample of breast cancer patients: effects on quality of life*» en *Journal of Clinical Oncology*, pp. 4387-4395.

Brown, K. W. y Ryan, R. M. (2003), «*The benefits of being present: mindfulness and its role in psychological well-being*» en *J Pers Soc Psychol*, p. 822.

Chiesa, A. y Serretti, A. (2009), «*Mindfulness-based stress reduction for stress management in healthy people: a review and meta-analysis*» en *J Altern Complement Med*, pp. 593-600.

Evans, S., *et al.* (2011), «*Protocol for a randomized controlled study of Iyengar yoga for youth with irritable bowel syndrome*» en *Trials*, pp. 1-19.

Kiecolt-Glaser, J. K., *et al.*, (2010), «*Stress, inflammation, and yoga practice*» en *Psychosom Med*, pp. 113-121.

Purdy, J. (2013), «*Chronic physical illness: a psychophysiological approach for chronic physical illness*» en *YJBM*, pp. 15-28.

Ross, A. y Thomas, S. «*The health benefits of yoga and exercise: a review of comparison studies*» en *J Altern Complement Med*, pp. 3-12.

Black, D. S., *et al.* (2013), «*Yogic meditation reverses NF--B and IRF-related transcriptome dynamics in leukocytes of family dementia caregivers in a randomized controlled trial*» en *Psychoneuroendocrinology*, pp. 348-355.

Prabhakaran, D. y Chandrasekaran, A. M. (2020), «*Yoga for the prevention of cardiovascular disease*» en *Nat Rev Cardiol*.

Wolff, M., *et al.* (2016), «*Impact of a short home-based yoga programme on blood pressure in patients with hypertension: a randomized controlled trial in primary care*» en *J Hum Hypertens*, pp. 599-605.

Thiyagarajan, R., *et al.* (2015), «*Additional benefit of yoga to standard lifestyle modification on blood pressure in prehypertensive subjects: a randomized controlled study*» en *Hypertens Res*, pp. 48-55.

Kaszubowska, L. (2008), «*Telomere shortening and ageing of the immune system*» en *J Physiol Pharmacol*, pp. 169-186.

Hornsby, P. J. (2007), «*Telomerase and the aging process*» en *Exp Gerontol*, pp. 575-581.

Blackburn, E. H.; Greider, C. W y Szostak, J. W. (2006), «*Telomeres and telomerase: the path from maize, Tetrahymena and yeast to human cancer and aging*» en *Nat Med*, pp. 1133-1138.

López-Otín, C., *et al.* (2013), «*The hallmarks of aging*» en *Cell*, pp. 1194-1217.

Jacobs, T. L., *et al.* (2011), «*Intensive meditation training, immune cell telomerase activity, and psychological mediators*» en *Psychoneuroendocrinology*, pp. 664-681.

Lengacher, C. A., *et al.* (2014), «*Influence of mindfulness-based stress reduction (MBSR) on telomerase activity in women with breast cancer (BC)*» en *Biol Res Nurs*, pp. 438-447.

Lavretsky, H., *et al.* (2013), «*A pilot study of yogic meditation for family dementia caregivers with depressive symptoms: effects on mental health, cognition, and telomerase activity*» en *Int J Geriatr Psychiatry*, pp. 57-65.

Krishna, B. H., *et al.* (2015), «*Association of leukocyte telomere length with oxidative stress in yoga practitioners*» en *JCDR*, pp. CC01-CC3.

Tolahunase, M.; Sagar, R. y Dada, R. (2017), «*Impact of Yoga and Meditation on Cellular Aging in Apparently Healthy Individuals: A Prospective, Open-Label Single-Arm Exploratory Study*» en *Oxid Med Cell Longev*, p. 7928981.

Kumar, S. B., *et al.* (2015), «*Telomerase activity and cellular aging might be positively modified by a yoga-based lifestyle intervention*» en *J Altern Complement Med*, pp. 370-372.

CAPÍTULO 7

Soth, A. (2020), «*Elixirs of Immortal Life Were a Deadly Obsession. Ironically Enough*» en *Cabinet of Curiosities* [2018 dic. 28 - 2018 marzo 31] <https://daily.jstor.org/elixir-immortal-life-deadly-obsessions/>

Pettit, H. (2020), «*Mysterious "eternal life" potion discovered inside 2,000-year-old bronze pot in ancient Chinese tomb*» [2019 marzo 4 – marzo 31] <https://www.thesun.ie/tech/3822766/elixir-of-immortality-found-in-ancientchinese-tomb-reveals-deadly-quest-to-cheat-death-by-drinking-lethal-chemicals/>

Yoke, H. P.; Chye, G. T. y Parker, D. (1974), «*Po Chü-i's Poems on Immortality*» en *Harv J Asiat Stud*, pp. 163-186.

Foster, K. R. y Ratnieks, F. L. (2005), «*A new eusocial vertebrate?*» en *Trends Ecol Evol*, pp. 363-364.

Olshansky S. J.; Perry, D.; Miller, R. A.; Butler, R. N. *(2020)*, «*In pursuit of the longevity dividend. What should we be doing to prepare for the unprecedented aging of humanity?*» [2006 feb. 28 - 2006 abril 1] <https://www.thescientist.com/uncategorized/the-longevity-dividend-47757>

van Heemst, D. (2010), «*Insulin, IGF-1 and longevity*» en *Aging Dis*, pp. 147-157.

Beyea, J. A., *et al.* (2006), «*Growth hormone (GH) receptor knockout mice reveal actions of GH in lung development*» en *Proteomics*, pp. 341-348.

de Boer, J., *et al.* (2002), «*Premature aging in mice deficient in DNA repair and transcription*» en *Science*, pp. 1276-1279.

Carstensen, L., (2015), «*The New Age of Much Older Age*» en *Time*.

Bell, F. y Miller, M. (2005), «*Life Tables for the Unites States Social Security Area 1900-2100*» en *Social Security Administration, Office of the Chief Actuary*, SSA Pub. No. 11-11536.

Palmisano, B. T.; Zhu, L. y Stafford, J. M. (2017), «*Role of Estrogens in the Regulation of Liver Lipid Metabolism*» en *Adv Exp Med Biol*, pp. 227-256.

Finch, C. E. (1994), *Longevity, Senescence and the Genome. May 1994.* The University of Chicago Press Books, Chicago.

Olshansky S. J., (2003) «"*Can we justify efforts to slow the rate of aging in humans?*"» en *Presentation before the Annual meeting of the Gerontological Society of America*.

Brody, J. A. y Grant, M. D. (2001), «*Age- associated diseases and conditions: Implications for decreasing late life morbidity*» en *Aging Clinical and Experimental Research*, pp. 64-67.

Olshansky, S. J., (1987), «*Simultaneous/multiple cause-delay (SIMCAD): an epidemiological approach to projecting mortality*» en *J Gerontol*, pp. 358-365.

Olshansky, S. J.; Hayflick, L. y Carnes, B. A. (2002), «*Position statement on human aging*» en *J Gerontol A Biol Sci Med Sci*, pp. B292-B297.

McCrory, C.; Kenny R. A.; *et al.* (2015), «*The lasting legacy of childhood adversity for disease risk in later life*» en *Health Psychol*, pp. 687-696.

World Health Organization (2011), *Global Health and Ageing.* NIH: Bethesda, Maryland.

CAPÍTULO 8

Encyclopaedia Britannica (2020), *Thermae*. [1998 30 marzo - 2011 30 abril] <https://www.britannica.com/technology/thermae>

Gianfaldoni, S., *et al.* (2017), «*History of the Baths and Thermal Medicine*» en *Open Access Maced J Med Sci*, pp. 566-568.

Mooventhan, A. and L. Nivethitha (2014), «*Scientific evidence-based effects of hydrotherapy on various systems of the body*» en *N Am J Med Sci*, pp. 199-209.

Shevchuk, N.A. (2008), «*Hydrotherapy as a possible neuroleptic and sedative treatment*» en *Med Hypotheses*, pp. 230-238.

Leslie, M. (2005), «*How can we use moderate stresses to fortify humans and slow aging?*» en *Sci Aging Knowledge Environ*, pp. nf49.

Shevchuk, N.A. (2008), «*Adapted cold shower as a potential treatment for depression*» en *Medical Hypotheses*, pp. 995-1001.

Arumugam, T. V., *et al.* (2006), «*Hormesis/preconditioning mechanisms, the nervous system and aging*» en *Ageing Res Rev*, pp. 165-78.

Fonager, J., *et al.* (2002), «*Mild stress-induced stimulation of heat-shock protein synthesis and improved functional ability of human fibroblasts undergoing aging in vitro*» en *Exp Gerontol*, pp. 1223-1228.

Iggo, A. e Iggo, B. J. (1971), «*Impulse coding in primate cutaneous thermoreceptors in dynamic thermal conditions*» en *J Physiol (Paris)*, pp. 287-290.

Woodworth, R. S. y Schlosberg, H. (1965), *Experimental psychology [by] Robert S. Woodworth [and] Harold Schlosberg.* Holt, Rinehart and Winston, Nueva York.

Drummond, P. D. (2006), «*Immersion of the hand in ice water releases adrenergic vasoconstrictor tone in the ipsilateral temple*» en *Auton Neurosci*, pp. 70-75.

Jansky, L., *et al.* (1996), «*Change in sympathetic activity, cardiovascular functions and plasma hormone concentrations due to cold water immersion in men*» en *Eur J Appl Physiol Occup Physiol*, pp. 148-152.

Schmidt, R. F., ed. (1978), *Fundamentals of Sensory Physiology.* Springer-Verlag, Nueva York.

Encyclopaedia Britannica (2020), *Brain.* [1998 marzo 21 - 2020 mayo 01] <https://www.britannica.com/science/brain>

Edvinsson, L., *et al.* (1978), «*Effect of exogenous noradrenaline on local cerebral blood flow after osmotic opening of the blood-brain barrier in the rat*» en *J Physiol*, pp. 149-156.

Jedema, H. P., *et al.* (2001), «*Chronic cold exposure potentiates CRH-evoked increases in electrophysiologic activity of locus coeruleus neurons*» en *Biol Psychiatry*, pp. 351-359.

Jedema, H. P. y Grace, A. A. (2003), «*Chronic exposure to cold stress alters electrophysiological properties of locus coeruleus neurons recorded in vitro*» en *Neuropsychopharmacology*, pp. 63-72.

Nisenbaum, L. K., *et al.* (1991), «*Prior exposure to chronic stress results in enhanced synthesis and release of hippocampal norepinephrine in response to a novel stressor*» en *J Neurosci*, pp. 1478-1484.

Robertson, I. H. (2013), «*A noradrenergic theory of cognitive reserve: implications for Alzheimer's disease*» en *Neurobiol Aging*, pp. 298-308.

Wikipedia (2020), *Sympathetic Nervous System*. [2003 15 abril 2020 - mayo 8, 2020]; <https://en.wikipedia.org/wiki/Sympathetic_nervous_system>

Encyclopaedia Britannica (2020), *Autonomic Nervous System*. [1998 ene. 11 – 2019 mayo 01] <https://www.britannica.com/science/autonomic-nervous-system>

Nakamoto, M. (1990), «*Responses of sympathetic nervous system to cold exposure in vibration syndrome subjects and age-matched healthy controls*» en *Int Arch Occup Environ Health*, pp. 177-181.

Vaswani, K. K.; Richard III, C. W. y Tejwani, G. A, (1988), «*Cold swim stress-induced changes in the levels of opioid peptides in the rat CNS and peripheral tissues*» en *Pharmacol Biochem Behav*, pp. 163-8.

Suzuki, K., et al. (2007), «*Responses of the hypothalamic-pituitary-adrenal axis and pain threshold changes in the orofacial region upon cold pressor stimulation in normal volunteers*» en *Arch Oral Biol*, pp. 797-802.

Mizoguchi, H., *et al.* (1997), «*[Met5]enkephalin and delta2-opioid receptors in the spinal cord are involved in the cold water swimming-induced antinociception in the mouse*» en *Life Sci*, pp. PL81-86.

Lagasse, P.; Goldman, L.; Hobson, A.; Norton, S. R. (2000), *Endorphins*, en *The Columbia Encyclopedia*. Columbia University Press.

Encyclopaedia Britannica (2020), *Endorphin*. [1998 5 ene - 2012 mayo 01] <https://www.britannica.com/science/endorphin>

Brenner, I. K., *et al.* (1999), «*Immune changes in humans during cold exposure: effects of prior heating and exercise*» en *J Appl Physiol (1985)*, pp. 699-710.

Eglin, C. M. y Tipton, M. J. (2005), «*Repeated cold showers as a method of habituating humans to the initial responses to cold water immersion*» en *Eur J Appl Physiol*, pp. 624-629.

Castellani, J. W.; Brenner, I. K.; y Rhind, S. G. (2002), «*Cold exposure: human immune responses and intracellular cytokine expression*» en *Med Sci Sports Exerc*, pp. 2013-2020.

Jansky, L., *et al.* (1996), «*Immune system of cold-exposed and cold-adapted humans*» en *Eur J Appl Physiol Occup Physiol*, pp. 445-450.

Sramek, P., *et al.* (2000), «*Human physiological responses to immersion into water of different temperatures*» en *Eur J Appl Physiol*, pp. 436-442.

Buijze, G. A., *et al.* (2016), «*The Effect of Cold Showering on Health and Work: A Randomized Controlled Trial*» en *PLoS One*, p. e0161749.

Knechtle, B., *et al.* (2020), «*Cold Water Swimming-Benefits and Risks: A Narrative Review*» en *Int J Environ Res Public Health*, p. 8984.

Huttunen, P.; Kokko L. y Ylijukuri, V. (2004), «*Winter swimming improves general wellbeing*» en *Int J Circumpolar Health*, pp. 140-144.

McCullough, L. y Arora, S. (2004), «*Diagnosis and treatment of hypothermia*» en *Am Fam Physician*, pp. 2325-2332.

Encyclopaedia Britannica (2020), *Human Nervous System* [1998 abril 09, 2020 abril 30, 202 <https://www.britannica.com/science/human-nervous-system>

Nutt, D. J. (2002), «*The neuropharmacology of serotonin and noradrenaline in depression*» en *Int Clin Psychopharmacol*, pp. S1-12.

Encyclopaedia Britannica (2019), *Hypothalamus* [1998 ene 10, 2019 mayo 01, 2019]; <https://www.britannica.com/science/hypothalamus>

Holloszy, J. O. y Smith, E. K. (1986), «*Longevity of cold-exposed rats: a reevaluation of the "rate-of-living theory"*» en *J Appl Physiol (1985)*, pp. 1656-1660.

Tikuisis, P., (2003), «*Heat balance precedes stabilization of body temperatures during cold water immersion*» en *J Appl Physiol (1985)*, pp. 89-96.

Van Tulleken, C., *et al.* (2018), «*Open water swimming as a treatment for major depressive disorder*» en *BMJ Case Reports*, p. bcr-2018-225007.

Imai, Y., *et al.* (1998), «*Acute myocardial infarction induced by alternating exposure to heat in a sauna and rapid cooling in cold water*» en *Cardiology*, pp. 299-301.

Manolis, A. S., *et al.* (2019), «*Winter Swimming: Body Hardening and Cardiorespiratory Protection Via Sustainable Acclimation*» en *Curr Sports Med Rep*, pp. 401-415.

Doufas, A. G. y Sessler D. I. (2004), «*Physiology and clinical relevance of induced hypothermia*» en *Neurocrit Care*, pp. 489-498.

Dyhre-Petersen, N. y Gazerani, P. (2019), «*Presence and characteristics of senile pruritus among Danish elderly living in nursing homes*» en *Future Sci OA*, p. FSO399.

Roy, A., *et al.* (1987), «*Plasma norepinephrine responses to cold challenge in depressed patients and normal controls*» en *Psychiatry Res*, pp. 161-168.

Dempsey, S., *et al.* (2018), «*Coastal blue space and depression in older adults*» en *Health Place*, pp. 110-117.

Poulain, M.; Herm, A. y Pes, G. (2013), «*The Blue Zones: areas of exceptional longevity around the world*» en *Vienna Yearb Popul Res*, pp. 87-108.

Volker, S. y Kistemann, T. (2013), «*Reprint of: "I'm always entirely happy when I'm here!" Urban blue enhancing human health and well-being in Cologne and Dusseldorf, Germany*» en *Soc Sci Med*, pp. 141-152.

Mackerron, G. y Mourato, S. (2013), «*Happiness is Greater in Natural Environments*» en *Global Environmental Change*, pp. 992–1000.

Nutsford, D., *et al.* (2016), «*Residential exposure to visible blue space (but not green space) associated with lower psychological distress in a capital city*» en *Health Place*, pp. 70-78.

Finlay, J., *et al.* (2015), «*Therapeutic landscapes and wellbeing in later life: Impacts of blue and green spaces for older adults*» en *Health Place*, pp. 97-106.

Foley, R. (2015), «*Swimming in Ireland: Immersions in therapeutic blue space*» en *Health Place*, pp. 218-225.

Foley, R. (2017), «*Swimming as an accretive practice in healthy blue space*» en *Emot Space Socy*, pp. 43-51.

CAPÍTULO 9

Grippo, R. M., *et al.* (2020), «*Dopamine Signaling in the Suprachiasmatic Nucleus Enables Weight Gain Associated with Hedonic Feeding*» en *Curr Biol*, pp. 196-208.

Duggal, N. A., (2018) «*Reversing the immune ageing clock: lifestyle modifications and pharmacological interventions*» en *Biogerontology*, pp. 481-496.

Montgomery, M. K.; Hulbert, A. J. y Buttemer, W. A. (2011), «*The long life of birds: the rat-pigeon comparison revisited*» en *PLoS One*, e24138.

Leahy, S.; Nolan, A.; O'Connell, J.; Kenny, R. A. (2014), «*Obesity in an ageing society: implications for health, physical function and health service utilisation*» en *The Irish Longitudinal Study on Ageing (TILDA)* <https://www.doi.org/10.38018/TildaRe.2014-01>

Liu, X., *et al.* (2017), «*Resting heart rate and risk of metabolic syndrome in adults: a dose-response meta-analysis of observational studies*» en *Acta Diabetol*, pp. 223-235.

Zhang, S. Y., *et al.* (2016), «*Overweight, resting heart rate and prediabetes/ diabetes: A population-based prospective cohort study among Inner Mongolians in China*» en *Scientific Reports*, p. 23939.

Velickovic, K., *et al.* (2019), «*Caffeine exposure induces browning features in adipose tissue in vitro and in vivo*» en *Scientific Reports*, p. 9104.

Virtanen, K.A., *et al.*, (2009), «*Functional brown adipose tissue in healthy adults*» en *N Engl J Med*, pp. 1518-1525.

Cohen, P. y Spiegelman, B. M. (2015), «*Brown and Beige Fat: Molecular Parts of a Thermogenic Machine*» en *Diabetes*, pp. 2346-2351.

Lam, Y. Y. y Ravussin, E. (2016) «*Analysis of energy metabolism in humans: A review of methodologies*» en *Mol Metab*, pp. 1057-1071.

Unno, K., *et al.* (2020), «*Green Tea Catechins Trigger Immediate-Early Genes in the Hippocampus and Prevent Cognitive Decline and Lifespan Shortening*» en *Molecules*, p. 1484.

Sass, C. (2020), *What Is the "Blue Zone" Diet? A Nutritionist Explains the Eating Plan That May Help You Live Longer and Healthier* [2019 ene. 28 - 2020 abril 3] <https://www.health.com/nutrition/blue-zone-diet>

Martínez-González, M. A.; Gea, A. y Ruiz-Canela, M. (2019), «*The Mediterranean Diet and Cardiovascular Health*» en *Circ Res*, pp. 779-798.

Dinu, M., *et al.* (2018), «*Mediterranean diet and multiple health outcomes: an umbrella review of meta-analyses of observational studies and randomised trials*» en *Eur J Clin Nutr*, pp. 30-43.

Dorling, J. L.; Martin, C. K. y Redman, L. M. (2020), «*Calorie restriction for enhanced longevity: The role of novel dietary strategies in the present obesogenic environment*» en *Ageing Res Rev*, p. 101038.

Sutton, E.F., *et al.* (2018), «*Early time-restricted feeding improves insulin sensitivity, blood pressure, and oxidative stress even without weight loss in men with prediabetes.* Cell Metab, pp. 1212-1221.

Calixto, A. (2015), «*Life without Food and the Implications for Neurodegeneration*» en *Adv Genet*, pp. 53-74.

Mattson, M. P.; Longo, V. D. y Harvie, M. (2017), «*Impact of intermittent fasting on health and disease processes*» en *Ageing Res Rev*, pp. 46-58.

Lean, M.E.J., *et al.* (2018), «*Primary care-led weight management for remission of type 2 diabetes (DiRECT): an open-label, cluster-randomised trial*» en *The Lancet*, pp. 541-551.

de Cabo, R. y Mattson, M. P. (2019), «*Effects of Intermittent Fasting on Health, Aging, and Disease*» en *N Engl J Med*, pp. 2541-2551.

Lee, I. H. (2019), «*Mechanisms and disease implications of sirtuin-mediated autophagic regulation*» en *Exp Mol Med*, pp. 1-11.

de la Lastra, C. A. y Villegas, I. (2005), «*Resveratrol as an anti-inflammatory and anti-aging agent: mechanisms and clinical implications*» en *Mol Nutr Food Res*, pp. 405-430.

Niedernhofer, L. J. y Robbins, P. D. (2018), «*Senotherapeutics for healthy ageing*» en *Nat Rev Drug Discov*, p. 377.

Glossmann, H. H. y Lutz, O. M. D. (2019), «*Metformin and Aging: A Review*» en *Gerontology*, pp. 581-590.

Son, H.-J., *et al.* (2014), «*Metformin attenuates experimental autoimmune arthritis through reciprocal regulation of Th17/Treg balance and osteoclastogenesis*» en *Mediators Inflamm*, p. 973986.

Martin-Montalvo, A., *et al.* (2013), «*Metformin improves healthspan and lifespan in mice*» en *Nat Commun*, p. 2192.

Campbell, J. M., *et al.* (2017), «*Metformin reduces all-cause mortality and diseases of ageing independent of its effect on diabetes control: A systematic review and meta-analysis*» en *Ageing Res Rev*, pp. 31-44.

Saisho, Y., (2015) «*Metformin and Inflammation: Its Potential Beyond Glucose-lowering Effect*» en *Endocr Metab Immune Disord Drug Targets*, pp. 196-205.

Samaras, K., *et al.* (2020), «*SAT-LB115 Metformin-Use Is Associated With Slowed Cognitive Decline and Reduced Incident Dementia in Older Adults With Type 2 Diabetes Mellitus: The Sydney Memory and Ageing Study*» en *Diabetes Care*, pp. 2691-2701.

Kurotani, K., *et al.* (2016), «*Quality of diet and mortality among Japanese men and women: Japan Public Health Center based prospective study*» en *BMJ*, Londres. i1209.

Mori, N.; Armada, F. y Willcox, D. C. (2012), «*Walking to school in Japan and childhood obesity prevention: new lessons from an old policy*» en *Am J Public Health*, pp. 2068-73.

Miller, L. y Lu, W (2021), *These Are the World's Healthiest Nations*. [2019 24 feb. - 2019 ene.] https://www.bloomberg.com/europe

Ruxton, C., *et al.*, (2007), «*The health benefits of omega-3 polyunsaturated fatty acids: a review of the evidence*» en *J Hum Nutr Diet*, pp. 275-285.

Link, R. (2020), *15 Incredibly Heart-Healthy Foods* en *Nutrition* [2018 marzo 5 - 2018 abril 3] <https://www.healthline.com/nutrition/heart-healthy-foods>

Djousse, L., et al., *Fish consumption, omega-3 fatty acids and risk of heart failure: a meta-analysis*. Clin Nutr, 2012. **31**(6): 846-53.

Zheng, J., *et al.* (2012), «*Fish consumption and CHD mortality: an updated meta-analysis of seventeen cohort studies*» en *Public Health Nutr*, pp. 725-737.

Chowdhury, R., *et al.* (2012), «*Association between fish consumption, long chain omega 3 fatty acids, and risk of cerebrovascular disease: systematic review and meta-analysis*» en *BMJ*, e6698.

Buscemi, S., *et al.* (2014), «*Habitual fish intake and clinically silent carotid atherosclerosis*» en *Nutr J*, p. 2.

Tong, T. Y. N., *et al.* (2019), «*Risks of ischaemic heart disease and stroke in meat eaters, fish eaters, and vegetarians over 18 years of follow-up: results from the prospective EPIC-Oxford study*» en *BMJ*, p. 14897.

Mendivil, C. O., (2021), «*Dietary Fish, Fish Nutrients, and Immune Function: A Review*» en *Front Nutr*, p. 617652.

McCann, J. C. y Ames, B. N. «*Is docosahexaenoic acid, an n-3 long-chain polyunsaturated fatty acid, required for development of normal brain function? An overview of evidence from cognitive and behavioral tests in humans and animals*» en *Am J Clin Nutr*, pp. 281-295.

Roques, S., *et al.* (2020), «*Metabolomics and fish nutrition: a review in the context of sustainable feed development*» en *Rev Aquac*, pp. 261-282.

Raji, C. A., *et al.* (2014), «*Regular fish consumption and age-related brain gray matter loss*» en *Am J Prev Med*, pp. 444-451.

Grosso, G., *et al.* (2014), «*Omega-3 fatty acids and depression: scientific evidence and biological mechanisms*» en *Oxid Med Cell Longev*, p. 313570.

Sarris, J.; Mischoulon, D. y Schweitzer, I. (2012), «*Omega-3 for bipolar disorder: meta-analyses of use in mania and bipolar depression*» en *J Clin Psychiatry*, p. 81-86.

Peet, M. y Horrobin, D. F. (2002) «*A dose-ranging study of the effects of ethyleicosapentaenoate in patients with ongoing depression despite apparently adequate treatment with standard drugs*» en *Arch Gen Psychiatry*, pp. 913-919.

Lin, P. Y. y Su, K. P. (2007), «*A meta-analytic review of double-blind, placebo-controlled trials of antidepressant efficacy of omega-3 fatty acids*» en *J Clin Psychiatry*, pp. 1056-1061.

Hallahan, B., *et al.* (2007), «*Omega-3 fatty acid supplementation in patients with recurrent self-harm. Single-centre double-blind randomised controlled trial*» en *Br J Psychiatry*, pp. 118-122.

Leech, J. (2020), *10 Reasons Why Good Sleep Is Important* en *Nutrition* [2020 feb, 24 -abril, 3] <https://www.healthline.com/nutrition/10-reasons-why-good-sleep-is-important>

Hansen, A. L., *et al.* (2014), «*Fish consumption, sleep, daily functioning, and heart rate variability*» en *J Clin Sleep Med*, pp. 567-575.

Johnston, B. C., *et al.* (2019), «*Unprocessed Red Meat and Processed Meat Consumption: Dietary Guideline Recommendations From the Nutritional Recommendations (NutriRECS) Consortium*» en *Ann Intern Med*, pp. 756-764.

Laird, E.; Kenny, R. A.; *et al.* (2014), «*Vitamin D deficiency is associated with inflammation in older Irish adults*» en *J Clin Endocrinol Metab*, pp. 1807-1815.

Laird, E.; Kenny, R. A.; *et al.* (2010), «*Vitamin D and bone health: potential mechanisms*» en *Nutrients*, pp. 693-724.

Vanherwegen, A. S.; Gysemans, C. y Mathieu, C. (2017), «*Regulation of Immune Function by Vitamin D and Its Use in Diseases of Immunity*» en *Endocrinol Metab Clin North Am*, pp. 1061-1094.

Bacchetta, J., *et al.* (2014), «*Antibacterial responses by peritoneal macrophages are enhanced following vitamin D supplementation*» en *PLoS One*, e116530.

Sloka, S., *et al.* (2011), «*Predominance of Th2 polarization by vitamin D through a STAT6-dependent mechanism*» en *J Neuroinflammation*, p. 56.

Rhodes, J. M.; Kenny, R. A.; *et al.* (2021), «*Perspective: Vitamin D deficiency and COVID-19 severity – plausibly linked by latitude, ethnicity, impacts on cytokines, ACE2 and thrombosis*» en *J Intern Med*, pp. 97-115.

Rhodes, J.; Kenny, R. A., *et al.*, (2020), «*COVID-19 mortality increases with northerly latitude after adjustment for age suggesting a link with ultraviolet and vitamin D*» en *BMJ Nutr Prev Health*, pp. 118-120.

Rhodes, J. M.; Kenny, R. A.; et al. (2020), «*Letter: low population mortality from COVID-19 in countries south of latitude 35° North supports vitamin D as a factor determining severity. Authors' reply*» en *Aliment Pharmacol Ther*, pp. 412-413.

Martineau, A. R., *et al.* (2019), «*Vitamin D supplementation to prevent acute respiratory infections: individual participant data meta-analysis*» en *Health Technol Assess*, pp. 1-44.

Ferrucci, L. y Fabbri, E. (2018) «*Inflammageing: chronic inflammation in ageing, cardiovascular disease, and frailty*» en *Nat Rev Cardiol*, pp. 505-522.

Di Rosa, M., *et al.* (2011), «*Vitamin D3: a helpful immuno-modulator*» en *Immunology*, pp. 123-39.

Huang, C., *et al.* (2020), «*Clinical features of patients infected with 2019 novel coronavirus in Wuhan, China*» en *Lancet*, pp. 497-506.

Christen, W. G., *et al.* (2008), «Vitamin E and age-related cataract in a randomized trial of women» en *Ophthalmology*, pp. 822-829.

Christen, W. G., *et al.* (2010), «*Vitamin E and age-related macular degeneration in a randomized trial of women*» en *Ophthalmology*, pp. 1163-1168.

Christen, W. G., *et al.* (2010), «*Age-related cataract in a randomized trial of vitamins E and C in men*» en *Arch Ophthalmol*, pp. 1397-405.

National Center for Health Statistics (NCHS) (2020), *National Health and Nutrition Examination Survey US* [2009 14 agosto - 2020 agosto 27] <https://www.cdc.gov/nchs/nhanes/index.htm>

Mursu, J., *et al.*, (2011), «*Dietary supplements and mortality rate in older women: the Iowa Women's Health Study*» en *Arch Intern Med*, pp. 1625-1633.

Song, Y., *et al.*, (2009), «*Effects of vitamins C and E and beta-carotene on the risk of type 2 diabetes in women at high risk of cardiovascular disease: a randomized controlled trial*» en *Am J Clin Nutr*, pp. 429-437.

Lee, I. M., *et al.* (2005), «*Vitamin E in the primary prevention of cardiovascular disease and cancer: the Women's Health Study: a randomized controlled trial*» en *JAMA*, pp. 56-65.

Cook, N. R., *et al.* (2007), «*A randomized factorial trial of vitamins C and E and beta carotene in the secondary prevention of cardiovascular events in women: results from the Women's Antioxidant Cardiovascular Study*» en *Arch Intern Med*, pp. 1610-1618.

Gaziano, J. M., *et al.* (2009), «*Vitamins E and C in the prevention of prostate and total cancer in men: the Physicians' Health Study II randomized controlled trial*» en *JAMA*, pp. 52-62.

Sesso, H. D., *et al.* (2008), «*Vitamins E and C in the prevention of cardiovascular disease in men: the Physicians' Health Study II randomized controlled trial*» en *JAMA*, pp. 2123-2133.

Sesso, H. D., *et al.* (2012), «*Multivitamins in the Prevention of Cardiovascular Disease in Men: The Physicians' Health Study II Randomized Controlled Trial*» en *JAMA*, pp. 1751-1760.

Lippman, S. M., *et al.* (2009), «*Effect of selenium and vitamin E on risk of prostate cancer and other cancers: the Selenium and Vitamin E Cancer Prevention Trial (SELECT)* » en *JAMA,* pp. 39-51.

Klein, E. A., *et al.* (2011), «*Vitamin E and the risk of prostate cancer: the Selenium and Vitamin E Cancer Prevention Trial (SELECT)*» en *JAMA*, pp. 1549-1556.

Crowe, F. L., *et al.* (2011), «*Fruit and vegetable intake and mortality from ischaemic heart disease: results from the European Prospective Investigation into Cancer and Nutrition (EPIC)-Heart study*» en *Eur Heart J*, pp. 1235-1243.

Jerome-Morais, A.; Diamond, A. M. y Wright, M. E. (2011), «*Dietary supplements and human health: for better or for worse?*» en *Mol Nutr Food Res*, pp. 122-135.

Halliwell, B. (2013), «*The antioxidant paradox: less paradoxical now?*» en *Br J Clin Pharmacol*, pp. 637-644.

Goodman, M., *et al.*, (2011) «*Clinical trials of antioxidants as cancer prevention agents: past, present, and future*» en *Free Radic Biol Med*, pp. 1068-1084.

U.S. *Food and Drug Administration. What You Need To Know About Dietary Supplements.* [2017 29 noviembre abril 6, 2020.] https://www.fda.gov/consumers/consumer-updates/fda-101-dietary-supplements

Young, E. (2014), *I contain multitudes. The microbes within us and a grander view of life*, Ecco, HarperCollinsPublishers: Nueva York.

Enders, G. (2015), *Gut: The inside story of our body's most underrated organ.* Greystone Books, Alemania.

de Vrieze, J. (2014), «*Gut Instinct*» en *Science*, pp. 241-243.

Spector, T. (2015), *The Diet Myth: The Real Science Behind What We Eat.* W&N.

Knight, R. (2015), *Follow Your Gut: How the Ecosystem in Your Gut Determines Your Health, Mood and More.* Simon & Schuster /TED.

Davis, N. (2020), *The human microbiome: why our microbes could be key to our health.* [2018 26 marzo abril 6, 2020] <https://www.theguardian.com/news/2018/mar/26/the-human-microbiome-why-our-microbes-could-be-key-to-our-health>

s/a (2019) *Mood, Food and the New Science of the Gut-Brain Connection.* National Geographic.

Sandhu, K. V., *et al.* (2017), «*Feeding the microbiota-gut–brain axis: diet, microbiome, and neuropsychiatry*» en *Transl Res*, pp. 223-244.

Valdes, A. M., *et al.* (2018), «*Role of the gut microbiota in nutrition and health*» en *BMJ*, p. k2179.

Saxelby, C. (2020), *Top 100 polyphenols. What are they and why are they important?* En *Superfoods* [2011 junio 15] <https://foodwatch.com.au/blog/super-foods/item/top-100-polyphenols-what-are-they-and-why-are-they-important.html>

Saxelby, C. (2020) *Nutrition for Life.* Hardie Grant Books. 192.

Biagi, E., *et al.* (2016), «*Gut Microbiota and Extreme Longevity*» en *Curr Biol*, pp. 1480-1485.

Haran, J. P., *et al.* (2018), «*The nursing home elder microbiome stability and associations with age, frailty, nutrition and physical location*» en *J Med Microbiol*, pp. 40-51.

Piggott, D. A. y Tuddenham, S. (2020), «*The gut microbiome and frailty. Translational Research*» pp. 23-43.

Chassaing, B., *et al.* (2017), «*Dietary emulsifiers directly alter human microbiota composition and gene expression ex vivo potentiating intestinal inflammation*» en *Gut*, pp. 1414-1427.

Vo, T. D.; Lynch, B. S. y Roberts, A. (2019), «*Dietary Exposures to Common Emulsifiers and Their Impact on the Gut Microbiota: Is There a Cause for Concern?*» en *Comprehensive Reviews in Food Science and Food Safety*, pp. 31-47.

Tsai, Y.-L., *et al.* (2019), «*Probiotics, prebiotics and amelioration of diseases*» en *J Biomed Sci*, p. 3.

Quigley, E. M. M. (2019), «*Prebiotics and Probiotics in Digestive Health*» en *Clin Gastroenterol Hepatol*, pp. 333-344.

National Health Service (NHS) (2020) *Probiotics* [2018 27 noviembre - 2018 junio 15] <https://www.nhs.uk/conditions/probiotics/>

Eiseman, B., *et al.* (1958), «*Fecal enema as an adjunct in the treatment of pseudomembranous enterocolitis*» en *Surgery*, pp. 854-859.

CAPÍTULO 10

Lindau, S. T., *et al.* (2007), «*A study of sexuality and health among older adults in the United States*» en *N Engl J Med*, pp. 762-774.

Quintana, D. S., *et al.* (2019), «*Oxytocin pathway gene networks in the human brain*» en *Nat Commun*, p. 668.

Kosfeld, M., *et al.* (2005), «*Oxytocin increases trust in humans*» en *Nature*, pp. 673-676.

Mikolajczak, M., *et al.* (2010), «*Oxytocin not only increases trust when money is at stake, but also when confidential information is in the balance*» en *Biological Psychology*, pp. 182-184.

Smith, L., *et al.* (2019), «*Sexual Activity is Associated with Greater Enjoyment of Life in Older Adults*» en *J Sex Med*, pp. 11-18.

Lee, D. M., *et al.* (2016), «*Sexual Health and Well-being Among Older Men and Women in England: Findings from the English Longitudinal Study of Ageing*» en *Arch Sex Behav*, pp. 133-144.

Schick, V., *et al.* (2010), «*Sexual behaviors, condom use, and sexual health of Americans over 50: implications for sexual health promotion for older adults*» en *J Sex Med*, pp. 315-329.

Lindau, S. T. y Gavrilova, N, (2010), «*Sex, health, and years of sexually active life gained due to good health: evidence from two US population based cross sectional surveys of ageing*» en *BMJ*, p. c810.

Dunn, K. M.; Croft, P. R. y Hackett, G. I. (1999), «*Association of sexual problems with social, psychological, and physical problems in men and women: a cross sectional population survey*» en *J Epidemiol Community Health*, pp. 144-148.

Laumann, E. O., *et al.* (2005), «*Sexual problems among women and men aged 40-80 y: prevalence and correlates identified in the Global Study of Sexual Attitudes and Behaviors*» en *Int J Impot Res*, pp. 39-57.

Orr, J.; Layte, R.; y O'Leary, N. (2019), «*Sexual Activity and Relationship Quality in Middle and Older Age: Findings From The Irish Longitudinal Study on Ageing (TILDA)*» en *J Gerontol B Psychol Sci Soc Sci*, pp. 287-297.

Laumann, E. O., *et al.* (1994), «*The Social Organization of Sexuality. Sexual Practices in the United States*» en *The University of Chicago Press Books*, p. 750.

Byers, E. S. (2005), «*Relationship satisfaction and sexual satisfaction: a longitudinal study of individuals in long-term relationships*» en *J Sex Res*, pp. 113-118.

Fisher, W. A., *et al.* (2015), «*Individual and Partner Correlates of Sexual Satisfaction and Relationship Happiness in Midlife Couples: Dyadic Analysis of the International Survey of Relationships*» en *Arch Sex Behav*, pp. 1609-1620.

Wright, H. y Jenks, R.A. (2016), «*Sex on the brain! Associations between sexual activity and cognitive function in older age*» en *Age Ageing*, pp. 313-317.

Maunder, L.; Schoemaker, D. y Pruessner, J. C. (2017), «*Frequency of Penile-Vaginal Intercourse is Associated with Verbal Recognition Performance in Adult Women*» en *Arch Sex Behav*, pp. 441-453.

Gillespie, B. J. (2017), «*Sexual Synchronicity and Communication Among Partnered Older Adults*» en *J Sex Marital Ther*, pp. 441-455.

Plein, L. M. y Rittner, H. L. (2018), «*Opioids and the immune system - friend or foe*» en *Br J Pharmacol*, pp. 2717-2725.

Brecher, E. M. (1970), *The Journal of Sex Research*, pp. 247-250.

Frappier, J., *et al.* (2013), «*Energy Expenditure during Sexual Activity in Young Healthy Couples*» en *Plos One*, p. e79342.

Gott, M.; Hinchliff, S. y Galena, E. (2004), «*General practitioner attitudes to discussing sexual health issues with older people*» en *Soc Sci Med*, pp. 2093-2103.

Malta, S., *et al.* (2018), «*Do you talk to your older patients about sexual health? Health practitioners' knowledge of, and attitudes towards, management of sexual health among older Australians*» en *Aust J Gen Pract*, pp. 807-811.

Heiman, J. R., *et al.* (2011), «*Sexual satisfaction and relationship happiness in midlife and older couples in five countries*» en *Arch Sex Behav*, pp. 741-753.

Ambler, D. R.; Bieber, E. J. y Diamond, M. P. (2012), «*Sexual function in elderly women: a review of current literature*» en *Rev Obstet Gynecol*, pp. 16-27.

Muller, B., *et al.* (2014), «*Sexuality and affection among elderly German men and women in long-term relationships: results of a prospective population-based study*» en *PLoS One*, p. e111404.

Wright, H.; Jenks, R. y Demeyere, N. (2017), «*Frequent Sexual Activity Predicts Specific Cognitive Abilities in Older Adults*» en *J Gerontol B Psychol Sci Soc Sci*, pp. 47-51.

Wright, H.; Jenks, R. A. y Lee, D. M. (2020), «*Sexual Expression and Cognitive Function: Gender-Divergent Associations in Older Adults*» en *Arch Sex Behav*, pp. 941-951.

Leuner, B.; Glasper, E. R. y Gould, E. (2010), «*Sexual experience promotes adult neurogenesis in the hippocampus despite an initial elevation in stress hormones*» en *PLOS One*, p. e11597.

Glasper, E. R. y Gould, E. (2013), «*Sexual experience restores age-related decline in adult neurogenesis and hippocampal function*» en *Hippocampus*, pp. 303-312.

Spalding, K. L., *et al.* (2013), «*Dynamics of hippocampal neurogenesis in adult humans*» en *Cell*, pp. 1219-1227.

Allen, M. S. (2018), «*Sexual Activity and Cognitive Decline in Older Adults*» en *Arch Sex Behav*, pp. 1711-1719.

Yoquinto, L. (2020, *Sex Life Becomes More Satisfying for Women After 40* [2013 mayo, 30 - abril 8] <https://www.livescience.com/36073-women-sex-life-age.html>

Raz, R., (2011), «*Urinary tract infection in postmenopausal women*» en *Korean J Urol*, pp. 801-808.

von Sydow, K. (1995), «*Unconventional sexual relationships: data about German women ages 50 to 91 years*» en *Arch Sex Behav*, pp. 271-290.

Trompeter, S. E.; Bettencourt, R. y Barrett-Connor, E. (2012), «*Sexual activity and satisfaction in healthy community-dwelling older women*» en *Am J Med*, pp. 37-43.

Schaefer, A. (2020), *12 Surprising Facts About Erections* [2015 diciembre 4 - 2017 abril 8] <https://www.healthline.com/health/erectile-dysfunction/surprising-facts#1>

Ferguson, S. (s/a) *Everything You Need to Know About Penis Health* [2019 marzo 26] <https://www.healthline.com/health/penis-health>

York, S. y Nicholls, E. (2020), *All About the Male Sex Drive* [2017 octubre 10 - 2019. abril 8] <https://www.healthline.com/health/mens-health/sex-drive>

Cheng, J. Y. W., *et al.* (2007), «*Alcohol consumption and erectile dysfunction: meta-analysis of population-based studies*» en *Int J Impot Res*, pp. 343-352.

Healthline Editorial Team (2020), *A List of Blood Pressure Medications* [2019 abril 7 – 2020 abril 8] <https://www.healthline.com/health/high-blood-pressure-hypertension>

CAPÍTULO 11

Morris, J. N. y Crawford, M. D. (1958), «*Coronary heart disease and physical activity of work; evidence of a national necropsy survey*» en *BMJ*, pp. 1485-1496.

Nocon, M., *et al.* (2008), «*Association of physical activity with all-cause and cardiovascular mortality: a systematic review and meta-analysis*» en *Eur J Cardiovasc Prev Rehabil*, pp. 239-246.

Teychenne, M.; Ball, K. y Salmon, J. (2008), «*Physical activity and likelihood of depression in adults: a review*» en *Prev Med*, pp. 397-411.

Conn, V. S. (2010), «*Depressive symptom outcomes of physical activity interventions: meta-analysis findings*» en *Ann Behav Med*, pp. 128-138.

Reed, J. y Ones, D. (2006), «*The effect of acute aerobic exercise on positive activated affect: A meta-analysis*» en *Psychol Sport Exerc*, pp. 477-514.

Puetz, T. W.; O'Connor, P. J. y Dishman, R. K. (2006), «*Effects of chronic exercise on feelings of energy and fatigue: a quantitative synthesis*» en *Psychol Bull*, pp. 866-876.

Coelho, F. G. d. M., *et al.* (2013), «*Physical exercise modulates peripheral levels of brain-derived neurotrophic factor (BDNF): A systematic review of experimental studies in the elderly*» en *Arch Gerontol Geriatr*, pp. 10-15.

Erickson, K. I., *et al.* (2011), «*Exercise training increases size of hippocampus and improves memory*» en *Proc Natl Acad Sci USA*, pp. 3017-3022.

Shepherd, I. F, y Hamilton, G. V. (1905), «*The effects of exercise upon the retardation in conditions of depression*» en *Am J Psychiatry*, pp. 239-256.

Deslandes, A., *et al.* (2009), «*Exercise and mental health: many reasons to move*» en *Neuropsychobiology*, pp. 191-198.

Daley, A. (2008), «*Exercise and depression: a review of reviews*» en *J Clin Psychol Med Settings*, pp. 140-147.

Martinsen, E. W. (2008), «*Physical activity in the prevention and treatment of anxiety and depression*» en *Nord J Psychiatry*, pp. 25-29.

López-Torres Hidalgo, J., *et al.* (2019), «*Effectiveness of physical exercise in the treatment of depression in older adults as an alternative to antidepressant drugs in primary care*» en *BMC Psychiatry*, 19, 21.

Hamer, M.; Lavoie, K. L. y Bacon, S. L. (2014), «*Taking up physical activity in later life and healthy ageing: the English longitudinal study of ageing*» en *Br J Sports Med*, pp. 239-243.

Mammen, G. y Faulkner, G. «*Physical activity and the prevention of depression: a systematic review of prospective studies*» en *Am J Prev Med*, pp. 649-657.

Donoghue, O.; O'Connell, M, y Kenny, R. A, (2016), «*Walking to wellbeing: physical activity, social participation and psychological health in Irish adults aged 50 years and older*», Dublin: *The Irish longitudinal study on ageing (TILDA)*.

Hillman, C. H.; Erickson, K. I. y Kramer, A. F. (2008), «*Be smart, exercise your heart: exercise effects on brain and cognition*» en *Nat Rev Neurosci*, pp. 58-65.

van Praag, H., *et al.* (2005), «*Exercise enhances learning and hippocampal neurogenesis in aged mice*» en *J Neurosci*, pp. 8680-8685.

Cotman, C. W. y Berchtold, N. C. (2002), «*Exercise: a behavioral intervention to enhance brain health and plasticity*» en *Trends Neurosci*, pp. 295-301.

Creer, D. J., *et al.* (2010), «*Running enhances spatial pattern separation in mice*» en *Proc Natl Acad Sci USA*, pp. 2367-2372.

Vaynman, S.; Ying, Z. y Gomez-Pinilla, F. (2004) «*Hippocampal BDNF mediates the efficacy of exercise on synaptic plasticity and cognition*» en *Eur J Neurosci*, pp. 2580-2590.

Li, Y., *et al.* (2008), «*TrkB regulates hippocampal neurogenesis and governs sensitivity to antidepressive treatment*» en *Neuron*, pp. 399-412.

Colcombe, S. J., *et al.* (2008c), «*Aerobic exercise training increases brain volume in aging humans*» en *J Gerontol A Biol Sci Med Sci*, pp. 1166-1170.

Colcombe, S. J., *et al.* (2004), «*Cardiovascular fitness, cortical plasticity, and aging*» en *Proc Natl Acad Sci USA*, pp. 3316-3321.

Rosano, C., *et al.* (2010), «*Psychomotor speed and functional brain MRI 2 years after completing a physical activity treatment*» en *J Gerontol A Biol Sci Med Sci*, pp. 639-647.

Erickson, K. I., *et al.* (2019), «*Physical activity predicts gray matter volume in late adulthood: the Cardiovascular Health Study*» en *Neurology*, pp. 1415-1422.

Erickson, K. I., *et al.* (2009), «*Aerobic fitness is associated with hippocampal volume in elderly humans*» en *Hippocampus*, pp. 1030-1039.

Honea, R. A., *et al.* (2009), «*Cardiorespiratory fitness and preserved medial temporal lobe volume in Alzheimer disease*» en *Alzheimer Dis Assoc Disord*, pp. 188-197.

Pereira, A. C., *et al.* (2007), «*An in vivo correlate of exercise-induced neurogenesis in the adult dentate gyrus*» en *Proc Natl Acad Sci USA*, pp. 5638-5643.

Burdette, J. H., *et al.* (2010), «*Using network science to evaluate exercise-associated brain changes in older adults*» en *Front Aging Neurosci*, pp. 23-23.

Moon, H. Y., *et al.* (2016), «*Running-Induced Systemic Cathepsin B Secretion Is Associated with Memory Function*» en *Cell Metab*, pp. 332-340.

Fernandes, R. M., *et al.* (2018), «*The Effects of Moderate Physical Exercise on Adult Cognition: A Systematic Review*» en *Front Physiol*, p. 667.

van den Berg, V. *et al.* (2016), «*Physical Activity in the School Setting: Cognitive Performance Is Not Affected by Three Different Types of Acute Exercise*» en *Front Psychol*, p. 723.

Best, J. R., *et al.* (2017), «*Larger Lateral Prefrontal Cortex Volume Predicts Better Exercise Adherence Among Older Women: Evidence From Two Exercise Training Studies*» en *J Gerontol A Biol Sci Med Sci*, pp. 804-810.

Tsai, C. L., *et al.* (2014), «*Impact of acute aerobic exercise and cardiorespiratory fitness on visuospatial attention performance and serum BDNF levels*» en *Psychoneuroendocrinology*, pp. 121-131.

Olson, R. L., *et al.* (2016), «*Neurophysiological and behavioral correlates of cognitive control during low and moderate intensity exercise*» en *Neuroimage*, pp. 171-180.

Alty J.; Farrow, M.; Lawler, K. (2020), «*Exercise and dementia prevention*» en *Pract Neurol*, pp. 234-240.

Collins, A., *et al.* (2009), «*Exercise improves cognitive responses to psychological stress through enhancement of epigenetic mechanisms and gene expression in the dentate gyrus*» en *PLoS One*, p. e4330.

Choi, S. H., *et al.* (2018), «*Combined adult neurogenesis and BDNF mimic exercise effects on cognition in an Alzheimer's mouse model*» en *Science*, p. eaan8821.

Maejima, H., *et al.* (2018), «*Exercise and low-level GABAA receptor inhibition modulate locomotor activity and the expression of BDNF accompanied by changes in epigenetic regulation in the hippocampus*» en *Neurosci Lett*, pp. 18-23.

Ghilotti, F., *et al.* (2019), «*Obesity and risk of infections: results from men and women in the Swedish National March Cohort*» en *Int J Epidemiol*, pp. 1783-1794.

Ross, R. y Bradshaw, A. J. (2009), «*The future of obesity reduction: beyond weight loss*» en *Nat Rev Endocrinol*, pp. 319-25.

Lowder, T.; Padgett, D. A. y Woods, J. A. (2005), «*Moderate exercise protects mice from death due to influenza virus*» en *Brain Behav Immun*, pp. 377-380.

Simonnet, A., *et al.* (2020), «*High Prevalence of Obesity in Severe Acute Respiratory Syndrome Coronavirus-2 (SARS-CoV-2) Requiring Invasive Mechanical Ventilation*» en *Obesity (Silver Spring)*, pp. 1195-1199.

Sattar, N.; McInnes, I. B. y McMurray, J. J. V. (2020), «*Obesity Is a Risk Factor for Severe COVID-19 Infection*» *Circulation*, pp. 4-6.

Centers for Disease Control and Prevention (2020), *People of Any Age with Underlying Medical Conditions* [2020 25 junio - 2020 17 julio] <https://www.cdc.gov/coronavirus/2019-ncov/need-extra-precautions/people-with-medical-conditions.html>

Gulcelik, N. E., *et al.* (2013), «*Adipocytokines and aging: adiponectin and leptin*» en *Minerva Endocrinol*, pp. 203-210.

Vieira-Potter, V. J., *Inflammation and macrophage modulation in adipose tissues. Cell Microbiol, 2014.* **16**(10): p. 1484-1492.

Gleeson, M., *et al.* (2011), «*The anti-inflammatory effects of exercise: mechanisms and implications for the prevention and treatment of disease*» en *Nat Rev Immunol*, pp. 607-615.

Bartlett, D. B., *et al.* (2016), «*Habitual physical activity is associated with the maintenance of neutrophil migratory dynamics in healthy older adults*» en *Brain Behav Immun*, pp. 12-20.

Timmerman, K. L., *et al.* (2008), «*Exercise training-induced lowering of inflammatory (CD14+CD16+) monocytes: a role in the anti-inflammatory influence of exercise?*» en *J Leukoc Biol*, pp. 1271-1278.

Duggal, N. A., *et al.* (2018), «*Major features of immunesenescence, including reduced thymic output, are ameliorated by high levels of physical activity in adulthood*» en *Aging Cell*, p. e12750.

Shimizu, K., *et al.*, (2008), «*Effect of moderate exercise training on T-helper cell subpopulations in elderly people*» en *Exerc Immunol Rev*, pp. 24-37.

Suchanek, O., *et al.* (2010), «*Intensive physical activity increases peripheral blood dendritic cells*» en *Cell Immunol*, pp. 40-45.

Arner, P., *et al.* (2019), «*Adipose lipid turnover and long-term changes in body weight*» en *Nat Med*, pp. 1385-1389.

Ciabattini, A., *et al.* (2018), «*Vaccination in the elderly: The challenge of immune changes with aging*» en *Semin Immunol*, pp. 83-94.

Osterholm, M. T., *et al.* (2012), «*Efficacy and effectiveness of influenza vaccines: a systematic review and meta-analysis*» en *Lancet Infect Dis*, pp. 36-44.

Jefferson, T., *et al.* (2005), «*Efficacy and effectiveness of influenza vaccines in elderly people: a systematic review*» en *Lancet*, pp. 1165-1174.

Siegrist, C. A. y Aspinall, R. (2009), «*B-cell responses to vaccination at the extremes of age*» en *Nat Rev Immunol*, pp. 185-194.

Kohut, M. L., *et al.* (2004), «*Moderate exercise improves antibody response to influenza immunization in older adults*» en *Vaccine*, pp. 2298-2306.

Long, J. E., *et al.* (2012), «*Vaccination response following aerobic exercise: can a brisk walk enhance antibody response to pneumococcal and influenza vaccinations?*» en *Brain Behav Immun*, pp. 680-687.

Shepherd, S. O., *et al.* (2015), «*Low-Volume High-Intensity Interval Training in a Gym Setting Improves Cardio-Metabolic and Psychological Health*» en *PLoS One*, p. e0139056.

World Health Organization (2020), *Global recommendations on physical activity for health* [2010, mayo 6] <https://www.who.int/dietphysicalactivity/publications/9789241599979/en/>

UK Active. Inactive Brits spend twice as long on toilet per week as they do exercising (2020) [2017, 24 septiembre - 2017 mayo 7] <https://www.ukactive.com/events/inactive-brits-spend-twice-as-long-on-toilet-per-week-as-they-do-exercising/>

Tessier, A. J. y Chevalier, S. (2018), «*An Update on Protein, Leucine, Omega-3 Fatty Acids, and Vitamin D in the Prevention and Treatment of Sarcopenia and Functional Decline*» en *Nutrients*, p. 1099.

Miller, K. J., *et al.* (2020), «*Comparative effectiveness of three exercise types to treat clinical depression in older adults: A systematic review and network meta-analysis of randomised controlled trials*» en *Ageing Res Rev*, p. 100999.

Harris, T., *et al.* (2019), «*Effect of pedometer-based walking interventions on long-term health outcomes: Prospective 4-year follow-up of two randomised controlled trials using routine primary care data*» en *PLoS Med.*, p. e1002836.

S/A.(2021), *GreyMatters. Stand Up For Your Brain.* [2019 - 13 mayo] https://greymattersjournal.com/stand-up-for-your-brain/

Jung, J.-Y.; Cho, H.-Y. y Kang, C.-K., (2020), «*Brain activity during a working memory task in different postures: an EEG study*» *Ergonomics*, pp. 1359-1370.

Maasakkers, C.; Kenny R. A., *et al.* (2021), «*Hemodynamic and structural brain measures in high and low sedentary older adults*» en *J. Cereb. Blood Flow Metab.* pp.. 2607-2616.

Davidsen, P. K., *et al.* (1985), «*High responders to resistance exercise training demonstrate differential regulation of skeletal muscle microRNA expression*» en *J Appl Physiol* pp. 309-317.

Marzetti, E., *et al.*, (2017), «*Sarcopenia: an overview*» en *Aging Clin Exp Res*, pp. 11-17.

Cruz-Jentoft, A. J., *et al.*, (2019), «*Sarcopenia: revised European consensus on definition and diagnosis*» en *Age Ageing*, pp. 16-31.

Vellas, B., *et al.* (2018), «*Implications of ICD-10 for Sarcopenia Clinical Practice and Clinical Trials: Report by the International Conference on Frailty and Sarcopenia Research Task Force*» en *J Frailty Aging*, pp. 2-9.

McLean, R. R. y Kiel, D. P. (2015), «*Developing Consensus Criteria for Sarcopenia: An Update. J Bone Miner Res*» pp. 588-592.

Limpawattana, P.; Kotruchin, P. y Pongchaiyakul, C. (2015), «*Sarcopenia in Asia*» Osteoporosis Sarcopenia.

Nascimento, C. M., *et al.* (2019), «*Sarcopenia, frailty and their prevention by exercise*» en *Free Radic Biol Med*, pp. 42-49.

Siparsky, P. N.; Kirkendall, D. T. y Garrett, W. E. (2014), «*Jr., Muscle changes in aging: understanding sarcopenia*» en *Sports Health*, pp. 36-40.

Morley, J. E. (2016), «*Frailty and Sarcopenia: The New Geriatric Giants*» en *Rev Invest Clin*, pp. 59-67.

Frederiksen, H., *et al.* (2020), «*Hand grip strength: a phenotype suitable for identifying genetic variants affecting mid- and late-life physical functioning*» en *Genet Epidemiol*, pp. 110-122.

Kalinkovich, A. y Livshits, G. (2017), «*Sarcopenic obesity or obese sarcopenia: A cross talk between age-associated adipose tissue and skeletal muscle inflammation as a main mechanism of the pathogenesis*» en *Ageing Res Rev*, pp. 200-221.

Fragala, M. S., *et al.* (2019), «*Resistance Training for Older Adults: Position Statement From the National Strength and Conditioning Association*» en *J Strength Cond Res*, pp. 2019-2052.

Melton, L. J., 3rd, *et. al.*, «*Epidemiology of sarcopenia*» en *J Am Geriatr Soc*, pp. 625-630.

Gallagher, D., *et al.*, (1985), «*Appendicular skeletal muscle mass: effects of age, gender, and ethnicity*» en *J Appl Physiol* pp. 229-239.

Janssen, I., *et al.* (1985), «*Skeletal muscle mass and distribution in 468 men and women aged 18-88 yr*» en *J Appl Physiol*, pp. 81-88.

Frontera, W. R., *et al.* «*Aging of skeletal muscle: a 12-yr longitudinal study*» en *J Appl Physiol*, pp. 1321-1326.

Goodpaster, B. H., *et al.* (2006), «*The loss of skeletal muscle strength, mass, and quality in older adults: the health, aging and body composition study*» en *J Gerontol A Biol Sci Med Sci*, pp. 1059-1064.

Johnston, A. P.; De Lisio, M, y Parise, G. (2008), «*Resistance training, sarcopenia, and the mitochondrial theory of aging*» en *Appl Physiol Nutr Metab*, pp. 191-199.

McGrath, R. P., *et al.* (2017), «*Muscle Strength Is Protective Against Osteoporosis in an Ethnically Diverse Sample of Adults*» en *J Strength Cond Res*, pp. 2586-2589.

McLean, R. R., *et al.*, (2014), «*Criteria for clinically relevant weakness and low lean mass and their longitudinal association with incident mobility impairment and mortality: the foundation for the National Institutes of Health (FNIH) sarcopenia project*» en *J Gerontol A Biol Sci Med Sci*, pp. 576-583.

Peterson, M. D., *et al.*, (2016) «*Muscle Weakness Thresholds for Prediction of Diabetes in Adults*» en *Sports Med*, pp. 619-628.

Dalsky, G. P., *et al.* (1988), «*Weight-bearing exercise training and lumbar bone mineral content in postmenopausal women*» en *Ann Intern Med*, pp. 824-828.

Nelson, M. E., *et al.* (1994), «*Effects of high-intensity strength training on multiple risk factors for osteoporotic fractures. A randomized controlled trial*» en *JAMA*, pp. 1909-1914.

Westcott, W. L., (2012), «*Resistance training is medicine: effects of strength training on health*» en *Curr Sports Med Rep*, pp. 209-216.

Shaw, C. S.; Clark, J. y Wagenmakers, A. J. (2010), «*The effect of exercise and nutrition on intramuscular fat metabolism and insulin sensitivity*» en *Annu Rev Nutr*, pp. 13-34.

Bweir, S., *et al.* (2009), «*Resistance exercise training lowers HbA1c more than aerobic training in adults with type 2 diabetes*» en *Diabetol Metab Syndr*, p. 27.

National Center for Health Statistics (NCHS) (2016), *National Health Interview Survey, 2015. Centers for Disease Control and Prevention* (CDC): Hyattsville, Maryland.

Burton, E., *et al.* (2017), «*Motivators and Barriers for Older People Participating in Resistance Training: A Systematic Review*» en *J Aging Phys Act*, pp. 311-324.

Bunout, B., *et al.* (2004), «*Effects of nutritional supplementation and resistance training on muscle strength in free living elders. Results of one year follow*» en *J Nutr Health Aging*, pp. 68-75.

Pahor, M., *et al.* (2006), «*Effects of a physical activity intervention on measures of physical performance: Results of the lifestyle interventions and independence for Elders Pilot (LIFE-P) study*» en *J Gerontol A Biol Sci Med Sci*, pp. 1157-1165.

Latham, N. K., *et al.* (2014), «*Effect of a home-based exercise program on functional recovery following rehabilitation after hip fracture: a randomized clinical trial*» en *JAMA*, pp. 700-708.

Papa, E. V.; Dong, X. y Hassan, M. (2017), «*Resistance training for activity limitations in older adults with skeletal muscle function deficits: a systematic review*» en *Clin Interv Aging*, pp. 955-961.

Kimball, S. R. y Jefferson, L. S. (2002), «*Control of protein synthesis by amino acid availability*» en *Curr Opin Clin Nutr Metab Care*, pp. 63-67.

Dardevet, D., *et al.* (2000), «*Stimulation of in vitro rat muscle protein synthesis by leucine decreases with age*» en *J Nutr*, pp. 2630-2635.

Hasten, D. L., *et al.* (2000), «*Resistance exercise acutely increases MHC and mixed muscle protein synthesis rates in 78-84 and 23-32 yr olds*» en *Am J Physiol Endocrinol Metab*, pp. E620-E626.

Balagopal, P., *et al.* (1997), «*Effects of aging on in vivo synthesis of skeletal muscle myosin heavy-chain and sarcoplasmic protein in humans*» en *Am J Physiol*, pp. E790-800.

Robinson, S.; Cooper, C. y Aihie Sayer, A. (2012), «*Nutrition and Sarcopenia: A Review of the Evidence and Implications for Preventive Strategies*» en *J Aging Res*, p. 10801.

Chung, E., *et al.* (2018), «*Potential roles of vitamin E in age-related changes in skeletal muscle health*» en *Nutr Res*, pp. 23-36.

Créditos de las imágenes

Página 23:
Gráfico de barras extraído de:
Belsky, D.W., Caspi, A., Houts, R., Cohen, H.J., Corcoran, D.L., Danese, A., Harrington, H., Israel, S., Levine, M.E., Schaefer, J.D. and Sugden, K, Quantification of biological aging in young adults. PNAS 112(30); issued July 28th 2015 page 4105, Figure 2.

Página 40:
Fotografías de las monjas reproducidas por cortesía del archivo de las Hermanas Educadoras de Notre Dame, Milwaukee, Wisconsin (School Sisters of Notre Dame North American Archives, Milwuakee, Wisconsin).

Página 58:
Imagen del cromosoma reproducido por cortesía de 123rf.com

Página 114:
Imagen de la cabeza y el cerebro humano reproducido por cortesía de 123rf.com

Página 149:
Imagen de la célula reproducida por cortesía de 123rf.com

Página 177:
Fotografías del envejecimiento de los monos reproducidas con permiso de la Asociación Estadounidense para el Avance de la Ciencia (American Association for the Advancement of Science).